臨床必備操作指引

# 肘關節
# 物理治療實務

改善**棒球肘等運動傷害**的理學療法

**編輯** 坂田淳
日本豐田紀念醫院
復健科醫師

**審定** 吳欣穎

**翻譯** 李依珊

# 總編輯序

手肘權威莫瑞（Bernard F. Morrey）曾說過，肘關節是個「不受眷顧的關節」（unfortunate joint）。他在治療肘關節方面功績卓越，筆者至今依舊記得聆聽他在日本學會舉辦的演講時，全場起立鼓掌的盛況。此外，身為肘關節外科泰斗的伊藤惠康醫師將其豐富的臨床經驗統整於著作《肘關節外科之實務》中，替肘關節疾病的外科治療方面帶來了光明。肘關節可謂是精密機械，其構造之精巧與運動之複雜令施行治療的治療師們煩惱不已。另一方面，透過深入理解肘關節，便可井然有序地規劃物理治療。

再者，討論肘關節物理治療時，有將手肘視為肩膀的延伸、視為手傷治療一部分的觀點。即使已有以肩膀、手肘，或者手部、手肘為主題的物理治療專業書籍，卻未曾見過以手肘為主，再將肩膀、手部兩者統整在一起的書籍。編輯本書時，目標在於藉由考慮前面幾點構成內容，充分融入肘關節物理治療必要之見解，完成嶄新的一冊。

本書中肘關節機能的部分由筆者執筆，另拜託專攻上肢疾病的日本代表性治療師們論述肘關節相關實證、遠端及近端關節機能產生之影響、以及動力鏈產生之影響。筆者的專業既為運動方面，以往也治療過眾多棒球肘患者，內容較為偏頗，還望各位見諒。然而筆者也相信，本書與其他物理治療實務系列叢書相同，從機能損傷切入，收錄了眾多物理治療技術，可應用於其他多數肘關節疾病上。若能因為本書的出版，增加對不受眷顧的肘關節懷有興趣的治療師，使未來的患者——尤其為棒球肘所苦的選手們多少展露笑顏，那便是萬幸了。

最後，筆者想向全心全力提供幫助的Medical View公司小松朋寬先生、眾多讓筆者引用圖表及實證的研究者們、以及至今由筆者進行復健的棒球少年們為首，眾多的患者們致上感激之意。

2020年1月

坂田　淳

# 執筆者一覽

■ 總編輯

坂田　淳　　　豐田紀念醫院 復健科

■ 執筆者（刊載順序）

坂田　淳　　　豐田紀念醫院 復健科

鈴木龍大　　　醫療法人 MSMC 綠診所 復健科

宇良田大悟　　慶友骨科醫院 復健科

松井知之　　　洛和會京都運動醫療科學研究所

鈴木　智　　　船橋骨科醫院 物理治療管理部

內田智也　　　藤田骨科 運動醫學診所

■ 企劃協助

石井慎一郎　　國際醫療福祉大學研究所 保健醫療學專攻 福祉支援工學範疇 教授

村木孝行　　　東北大學醫院 復健部 主任

# 目次

評估一覽 ……………………………………………………………………… x


Ⅰ章　肘關節物理治療之概要

**1**　肘關節物理治療之思路 ………………………… 坂田　淳　2
前言 ……………………………………………………… 2
肘關節疾病之機能損傷 ………………………………… 2
源自其他部位的影響 …………………………………… 3
依病況、病期不同之處置 ……………………………… 4
結語 ……………………………………………………… 4

**2**　肘關節之機能解剖與生物力學 ………………… 鈴木龍大　5
肘關節與前臂之機能解剖 ……………………………… 5
肘關節與前臂之生物力學 ……………………………… 18


Ⅱ章　病況、病期別之處置

**1**　肘關節病況、病期別處置（風險管理）之重點
………………………………………………………… 坂田　淳　26
病況之基本知識 ………………………………………… 26
病況別處置之重點 ……………………………………… 30
病期別處置之重點 ……………………………………… 32


Ⅲ章　機能損傷別之處置

**A**　以局部為中心之評估與物理治療

**1**　肘關節伸直機能損傷 ……………………… 坂田　淳　40
前言 ……………………………………………………… 40
肘關節伸直時的異常動作 ……………………………… 40

肘關節伸直機能損傷之評估 ……………………………………… 43

肘關節伸直機能損傷之治療 ……………………………………… 48

**2 肘關節外翻制動機能損傷** ………………………… 坂田　淳　55

前言 ………………………………………………………………… 55

肘關節外翻制動機能與低下 ……………………………………… 55

肘關節外翻制動機能之評估 ……………………………………… 62

肘關節外翻制動機能之治療 ……………………………………… 67

**3 前臂旋轉機能損傷** ……………………………………… 坂田　淳　75

前言 ………………………………………………………………… 75

前臂旋轉機能損傷 ………………………………………………… 75

前臂旋轉機能損傷之評估 ………………………………………… 78

前臂旋轉機能損傷之治療 ………………………………………… 80

**B　受其他部位影響之評估與物理治療**

**1 腕關節、手指抓握機能低下對肘關節之影響**
……………………………………………………… 宇良田大悟　84

前言 ………………………………………………………………… 84

基礎知識 …………………………………………………………… 84

腕關節、手指抓握機能損傷之評估 ……………………………… 90

腕關節、手指抓握機能損傷之治療 ……………………………… 93

**2 肩複合關節、胸廓活動度障礙對肘關節之影響**
………………………………………………………… 松井知之　100

前言 ………………………………………………………………… 100

基礎知識 …………………………………………………………… 100

評估 ………………………………………………………………… 102

治療 ………………………………………………………………… 106

**3** 肩複合關節、軀幹穩定機能損傷對肘關節之影響

⋯⋯⋯⋯⋯⋯⋯⋯⋯⋯⋯⋯⋯⋯⋯⋯⋯⋯⋯ 鈴木　智 112

前言 ⋯⋯⋯⋯⋯⋯⋯⋯⋯⋯⋯⋯⋯⋯⋯⋯⋯⋯⋯⋯⋯⋯ 112

肩複合關節損傷對肘關節之影響 ⋯⋯⋯⋯⋯⋯⋯⋯⋯ 113

軀幹穩定機能損傷對肘關節之影響 ⋯⋯⋯⋯⋯⋯⋯ 116

肩複合關節方面之實際評估 ⋯⋯⋯⋯⋯⋯⋯⋯⋯⋯⋯ 117

軀幹穩定機能損傷方面之實際評估 ⋯⋯⋯⋯⋯⋯⋯ 121

針對肩複合關節、軀幹穩定機能損傷之治療實務 ⋯ 124

**4** 動力鏈缺損對肘關節之影響 ⋯⋯⋯⋯⋯⋯ 內田智也 131

前言 ⋯⋯⋯⋯⋯⋯⋯⋯⋯⋯⋯⋯⋯⋯⋯⋯⋯⋯⋯⋯⋯⋯ 131

基礎知識 ⋯⋯⋯⋯⋯⋯⋯⋯⋯⋯⋯⋯⋯⋯⋯⋯⋯⋯⋯ 132

下肢關節機能之評估 ⋯⋯⋯⋯⋯⋯⋯⋯⋯⋯⋯⋯⋯ 142

針對動力鏈缺損之治療 ⋯⋯⋯⋯⋯⋯⋯⋯⋯⋯⋯⋯ 148

**IV章** **機能損傷別病例研究**

**A** **以局部為中心之評估與物理治療**

**1** 肘關節伸直機能損傷 ⋯⋯⋯⋯⋯⋯⋯⋯⋯ 坂田　淳 156

患者資訊 ⋯⋯⋯⋯⋯⋯⋯⋯⋯⋯⋯⋯⋯⋯⋯⋯⋯⋯⋯ 156

物理治療評估 ⋯⋯⋯⋯⋯⋯⋯⋯⋯⋯⋯⋯⋯⋯⋯⋯⋯ 157

治療及其效果 ⋯⋯⋯⋯⋯⋯⋯⋯⋯⋯⋯⋯⋯⋯⋯⋯⋯ 158

總結 ⋯⋯⋯⋯⋯⋯⋯⋯⋯⋯⋯⋯⋯⋯⋯⋯⋯⋯⋯⋯⋯ 160

**2** 肘關節外翻制動機能損傷 ⋯⋯⋯⋯⋯⋯⋯ 坂田　淳 161

患者資訊 ⋯⋯⋯⋯⋯⋯⋯⋯⋯⋯⋯⋯⋯⋯⋯⋯⋯⋯⋯ 161

物理治療評估 ⋯⋯⋯⋯⋯⋯⋯⋯⋯⋯⋯⋯⋯⋯⋯⋯⋯ 162

治療及其效果 ⋯⋯⋯⋯⋯⋯⋯⋯⋯⋯⋯⋯⋯⋯⋯⋯⋯ 165

總結 ⋯⋯⋯⋯⋯⋯⋯⋯⋯⋯⋯⋯⋯⋯⋯⋯⋯⋯⋯⋯⋯ 167

**3 前臂旋轉機能損傷** ·························· 坂田 淳 168

患者資訊 ·················································· 168

物理治療評估 ··········································· 169

治療及其效果 ··········································· 171

總結 ······················································ 173

## B 受其他部位影響之評估與物理治療

**1 腕關節、手指抓握機能低下對肘關節之影響①**

··························· 宇良田大悟 174

患者資訊 ·················································· 174

物理治療評估 ··········································· 176

治療及其效果 ··········································· 179

總結 ······················································ 184

**2 腕關節、手指抓握機能低下對肘關節之影響②**

·························· 坂田 淳 185

患者資訊 ·················································· 185

物理治療評估 ··········································· 185

治療及其效果 ··········································· 188

總結 ······················································ 189

**3 肩複合關節、胸廓活動度障礙對肘關節之影響**

··························· 松井知之 190

患者資訊 ·················································· 190

物理治療評估 ··········································· 190

治療及其效果 ··········································· 193

總結 ······················································ 194

**4 肩複合關節、軀幹穩定機能損傷對肘關節之影響**

  ……………………………………………………鈴木　智　195

　患者資訊 ……………………………………… 195

　物理治療評估 ……………………………… 196

　治療及其效果 ……………………………… 204

　總結 ………………………………………… 210

**5 動力鏈缺損對肘關節之影響**

  ……………………………………………………內田智也　211

　患者資訊 ……………………………………… 211

　物理治療評估 ……………………………… 212

　治療及其效果 ……………………………… 214

　總結 ………………………………………… 217

　■索引 ……………………………………… 220

# 評估一覽

| 部位 | 機能 | 評估 | 方法 |
|------|------|------|------|
| 手肘 | 肘關節伸直機能 | 肘關節伸直時的橈骨頭後方可動性 | III -A-1- 圖 9（p46） |
| | | 肘關節伸直時的尺骨外翻 | III -A-1- 圖 10（p46） |
| | | 肱三頭肌內側頭的收縮 | III -A-1- 圖 12（p47） |
| | 肘關節外翻制動機能 | 肘關節外翻排列、肘關節內餘音假影（RDA） | III -A-2- 圖 10・圖 3（p65・p57） |
| | | 強制肘關節外翻（終末感覺、關節內 RDA） | III -A-2- 圖 11a・圖 12（p66） |
| | | 肱橈關節面吻合度 | III -A-2- 圖 11b（p66） |
| | | 屈指淺肌（FDS）、尺側屈腕肌（FCU）、旋前圓肌收縮時的關節內餘音假影 | III -A-2- 圖 13（p67） |
| | 前臂旋轉機能 | 前臂旋後位的前臂、腕關節旋前排列 | III -A-3- 圖 4（p78） |
| | | 前臂旋前位的尺骨頭浮起 | III -A-3- 圖 5（p78） |
| | | 前臂旋前後時的橈骨頭運動 | III -A-3- 圖 6（p79） |
| 腕關節、手部 | 腕關節穩定機能 | 腕關節背屈、橈側偏移可動性 | III -B-1- 圖 14・圖 15（p92） |
| | | 腕關節背屈阻力測試 | III -B-1- 圖 12（p91） |
| | 手指抓握機能 | 小魚際肌群萎縮 | III -B-1- 圖 5（p88） |
| | | 腕骨橫弓 | III -B-1- 圖 13（p92） |
| | | 尺側抓握力（無名指、小指近端指間關節 PIP 屈曲阻力測試） | III -B-1- 圖 10（p91） |
| | | 小指拇指對掌 | III -B-1- 圖 16（p93） |

| 部位 | 機能 | 評估 | 方法 |
|---|---|---|---|
| 肩複合關節、軀幹 | 肩複合關節、胸廓可動性機能 | 複合外展測試（CAT）、水平屈曲測試（HFT） | Ⅲ-B-3-圖6a・b（p118） |
| | | 闊背肌緊繃 | Ⅲ-B-3-圖7（p118） |
| | | 肩關節90°外展位內轉、外轉活動度（肩胛骨固定下、全身即時調整法IBC） | Ⅲ-B-3-圖6c（p118）<br>Ⅲ-B-2-表3・圖7（p105） |
| | | 軀幹側彎、旋轉活動度（上肢下垂位、上舉位） | Ⅳ-B-4-圖5（p199） |
| | | 側邊伸取測試 | Ⅲ-B-3-圖15（p124） |
| | 肩複合關節穩定機能 | 棘上肌肌力＋肩胛骨無、有固定 | Ⅲ-B-3-圖8b・圖10（p119・120） |
| | | 棘下肌肌力＋肩胛骨無、有固定 | Ⅲ-B-3-圖8a・圖10（p119・120） |
| | | 小圓肌肌力＋肩胛骨無、有固定 | Ⅲ-B-3-圖8c・圖10（p119・120） |
| | | 肩胛下肌肌力＋肩胛骨無、有固定 | Ⅲ-B-3-圖9・圖10（p119・120） |
| | | 斜方肌下側機能 | Ⅲ-B-3-圖11（p121）<br>Ⅲ-A-1-圖8a（p45） |
| | | 前鋸肌機能 | Ⅲ-A-1-圖8b（p45） |
| | 軀幹穩定機能 | 姿勢（立位） | Ⅲ-B-3-圖12（p122） |
| | | 後鋸肌機能 | Ⅲ-B-2-表3・圖7G（p105） |
| | | 主動直膝抬腿測試ASLR（腹橫肌、多裂肌） | Ⅲ-B-3-圖13（p123） |
| | | 從上方壓迫軀幹測試 | Ⅲ-B-3-圖14（p123） |
| 下肢 | 髖關節可動性 | 髖關節屈曲、內收活動度 | Ⅲ-B-4-圖21a・b（p144） |
| | | 直膝抬腿測試（SLR） | Ⅲ-B-4-圖21c（p144） |
| | 髖關節周圍肌肉機能 | 外轉肌肌力（髖關節伸直位外轉肌力） | Ⅳ-A-3-圖5a（p171） |
| | | 臀小肌肌力（髖關節最大外展位外展肌力） | Ⅳ-A-3-圖5b（p171） |
| | | 內收肌肌力（承重下髖關節內收肌力） | Ⅲ-B-4-圖24（p146） |
| | 下肢肌力、平衡機能 | 姿勢（發力姿勢、過頂深蹲） | Ⅲ-B-4-圖19・圖20（p143） |
| | | 單腳上下測試（SLUD） | Ⅲ-B-4-圖23（p145） |
| | | 外滑測試LST（％下肢長） | Ⅲ-B-4-圖27（p148） |

# I

# 肘關節物理治療之概要

# 1 肘關節物理治療之思路

摘要

■ 肘關節是由肱尺關節、肱橈關節、遠端橈尺關節組成的複合關節，會因為產生肘關節伸直機能損傷、前臂旋轉機能損傷、肘關節外翻制動機能損傷，增加對肘關節周圍組織的機械應力。

■ 位於肘關節近端的肩複合關節、胸廓可動性或固定性低下，會集中施加於肘關節的應力。

■ 位於肘關節遠端的腕關節穩定性或抓握機能低下，尤其與集中施加於肘關節周圍軟組織的應力相關。

■ 運動傷害中，從下肢到軀幹、上肢的動力鏈缺損，會增大施加於肘關節的應力。

## 前言

　　所謂肘關節，是由複數齒輪巧妙組合起來的精密機械。針對肘關節疾病的物理治療重點在於，不將肘關節視為單一關節，而是認知到肘關節為肱尺關節、肱橈關節、遠端橈尺關節所組成的複合關節，再加上肘關節會受到遠端關節的遠端橈尺關節、腕關節，以及近端關節的肩複合關節、胸廓眾多影響。不僅如此，運動傷害中全身的動力鏈缺損會增大施加於肘關節的應力，所以掌握以上幾點很重要。

## 肘關節疾病之機能損傷（圖1）

　　肘關節會在屈曲伸直方向與旋轉方向上運動。上肢的基本姿勢中，前臂會相對於上臂略為外翻（肘關節提物角度carrying angle）。

　　隨著肘關節伸直運動，肱橈關節處橈骨頭會往小頭後方滑動[1]，肱尺關節處則是尺骨外翻[1,2]。肘關節伸直時，若肱橈關節、肱尺關節動作受阻，將引起肘關節各種症狀（肘關節伸直機能損傷）。

　　前臂旋轉運動時，橈骨會繞著連接橈骨頭與尺骨莖突的旋轉軸旋轉。前臂旋前時，近端橈尺關節處橈骨頭會在尺骨的橈骨切跡上旋轉，偏移至掌側，近端橈尺關節的接觸面積便變小了[3]。前臂旋前時，肱橈關節處橈骨頭一邊往前外側偏移，橈骨一邊內翻[3]，相對的，肱尺關節處尺骨則是內收、外翻，往內側偏移[3,4]。如果因為橈骨可動性低下或旋前攣縮，使得牽涉眾多關節的前臂旋轉運動受阻，便會增大施加於肘關節周圍組織的機械應力（前臂旋轉機能損傷）。

　　肘關節內外翻方向的運動會受到靜態及動態的限制。尤其肘關節外翻制動機能，會因為手肘急性創傷後或過肩運動動作反覆的外翻應力而降低（肘關節外翻制動機能損傷）。肘外翻制動機能低下會增大施加於肌肉、韌帶、骨頭、神經在內周邊組織的機械應力，引起許多問題。

有關肘關節伸直機能損傷、前臂旋前機能損傷、肘關節外翻制動機能損傷將在「Ⅲ章－A以局部為中心之評估與物理治療」（p40～）詳細介紹。

## 源自其他部位的影響（圖1）

### ▶源自近端、遠端關節的影響

位於肘關節近端的有包含盂肱關節、肩胛胸廓關節在內的肩複合關節，以及胸廓。肩複合關節、胸廓的機能不全，大致可分為可動性低下與穩定性低下。肩複合關節、胸廓活動度(mobility)障礙在體育運動投擲等需要運用上肢整體、活動度大的動作時，會增大施加於肘關節的應力。此外肩複合關節、胸廓穩定機能損傷會在上肢出力時引起肘關節周圍肌肉過度收縮，或者在上肢承重時集中施加於肘部的應力。

源自遠端關節，尤其腕關節的穩定性低下或抓握機能低下會產生雙關節肌——附著於內上髁的旋前屈肌群或附著於外上髁的伸肌群承重收縮或收縮不全，集中施加於肘關節周邊軟組織的負擔。有關腕關節、手指抓握機能低下，肩複合關節、胸廓活動度障礙，肩複合關節、軀幹穩定機能損傷對肘關節的影響，將在「Ⅲ章－B受其他部位影響之評估與物理治療」（p84～）由其他專業人士統整說明。

### ▶動力鏈缺損（圖1）

使用上肢的身體運動時，有效率地將支撐面承受的運動能量與力量從

圖1　肘關節物理治療中可能引起問題的機能不全示意圖

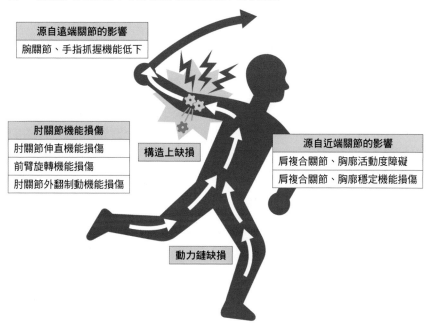

源自遠端關節的影響
腕關節、手指抓握機能低下

肘關節機能損傷
肘關節伸直機能損傷
前臂旋轉機能損傷
肘關節外翻制動機能損傷

構造上缺損

源自近端關節的影響
肩複合關節、胸廓活動度障礙
肩複合關節、胸廓穩定機能損傷

動力鏈缺損

下肢傳遞到軀幹、上肢很重要。其中最後將力量傳往手部時，肘關節負起了決定其運動方向的重責大任。

由於全身動力鏈缺損會增大施加於肘關節的應力，在運動傷害中是個尤其嚴重的問題。有關動力鏈缺損對肘關節影響之實務，將在「動力鏈缺損對肘關節之影響」一項（p131～）詳細說明。

## 依病況、病期不同之處置

有許多肘關節疾病會引起構造上的缺損，認知到需要視病況進行手術是很重要的。另外，也有必要清晰理解損傷組織會引起不同機械應力的知識。肘關節創傷的物理治療實務中最需要留意的，則是肘屈曲攣縮與異位性骨化。尤其急性期時長期固定肘關節會產生肘屈曲攣縮[5]，另一方面，施行伴隨著疼痛的物理治療則會產生異位性骨化[6]。此時初期處置有困難，需要基於長期的預後，依病期進行物理治療。肘慢性創傷的物理治療處置中，日常生活活動（ADL）方面的疼痛控制很重要。由於ADL中多使用上肢，正確掌握疼痛情況、控制疼痛，便可順利進行物理治療。理解病況、病期及處置的重點將於「Ⅱ章－病況、病期別之處置」（p26～）詳細說明。

**ADL：**
activities of daily living

## 結語

本書說明肘關節物理治療中會頻繁遇見的肘關節機能不全，以及成為其原因的遠端、近端關節機能不全、動力鏈，統整相關知識、具體評估方法甚至治療法。「Ⅳ章－機能損傷別病例研究」（p156～）處則介紹了實際於臨床進行的評估、治療流程，希望各位能一併參閱。

**參考文獻**

1) Goto A, et al：In vivo elbow biomechanical analysis during flexion：three-dimensional motion analysis using magnetic resonance imaging. J Shoulder Elbow Surg, 13 (4)：441-447, 2004.

2) Van Roy P, et al：Arthro-kinematics of the elbow：study of the carrying angle. Ergonomics, 48 (11-14)：1645-1656, 2005.

3) Omori S, et al：In vivo three-dimensional elbow biomechanics during forearm rotation. J Shoulder Elbow Surg, 25 (1)：112-119, 2016.

4) Kasten P, et al：Kinematics of the ulna during pronation and supination in a cadaver study：implications for elbow arthroplasty. Clin Biomech (Bristol, Avon), 19 (1)：31-35, 2004.

5) Mehlhoff TL, et al：Simple dislocation of the elbow in the adult. Results after closed treatment. J Bone Joint Surg Am, 70 (2)：244-249, 1988.

6) Michelsson JE, et al：Pathogenesis of experimental heterotopic bone formation following temporary forcible exercising of immobilized limbs. Clin Orthop Relat Res, 265-272, 1983.

# 2 肘關節之機能解剖與生物力學

**摘要**

■ 肘關節與前臂是由肱骨、尺骨、橈骨所組成，包含了肱尺關節、肱橈關節、近端橈尺關節、遠端橈尺關節。

■ 本項統整了作為肘關節疾病物理治療基礎的肘關節與前臂之機能解剖與生物力學相關見解。

■ 機能解剖部分寫到骨頭、韌帶、關節囊的形態及組織特性、肌肉解剖學方面的特徵、機能、矩臂、末梢神經的走向及神經動態。

■ 生物力學部分則寫到肘關節及前臂的運動軸、關節附屬動作及接觸運動學（Contact Kinematics）。

## 肘關節與前臂之機能解剖

### ➤肘關節的骨頭與排列（圖1）

肘關節與前臂是由肱骨、尺骨、橈骨所組成，包含了肱尺關節、肱橈關節、近端橈尺關節、遠端橈尺關節。

#### ●肱骨

肱骨遠端呈扁平狀，其兩側有內上髁及外上髁。肱骨遠端在矢狀面上相對於肱骨長軸呈112～120°朝向前方[1]。肱骨遠端內側有肱骨滑車，遠端外側有肱骨小頭，肱骨小頭矢狀面上的曲率半徑比在橫剖面上還要大，與其說是球體，更接近橢圓[2,3]。肱骨滑車與肱骨小頭的近端有冠

圖1 肘關節的構造

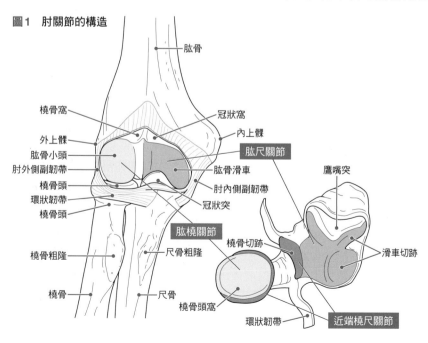

狀窩與橈骨窩，肘關節屈曲時，尺骨冠狀突與橈骨頭會各自鑲嵌進去。肱骨滑車後方有鷹嘴窩，肘關節伸直時尺骨鷹嘴突則會鑲嵌進去。

### ●尺骨

尺骨近端的前方有冠狀突，後方有鷹嘴突，兩者間有滑車切跡。此外，尺骨近端外側有橈骨切跡。尺骨近端相對於尺骨長軸在矢狀面上是4.3～8.0°往前，冠狀面上是7.6～17.7°往內，水平面上是11.1～22.5°往外[4-8]。鷹嘴突前端與冠狀突前端連線相對於尺骨長軸是往上方[1]，女性的角度大於男性[9]。

### ●橈骨

橈骨近端由橈骨頭與橈骨頸組成。橈骨頭為圓柱狀，具有內凹的關節面，其內側有環狀關節面。橈骨頭的形狀從圓形到橢圓形等變化都有[10,11]。橈骨頸相對於橈骨骨幹往外側傾斜163～168°[1,10,12,13]。

### ●關節軟骨

肘關節的關節軟骨非常薄：肱骨滑車平均厚度1.35㎜、橈骨頭平均厚度1.20㎜、尺骨滑車切跡鷹嘴突側平均厚度1.23㎜、尺骨滑車切跡冠狀突側平均厚度0.99㎜[14]，此外，滑車溝前方為0.90～1.32㎜、後方為0.78㎜，前方的關節軟骨比後方的厚[15,16]。肱骨小頭的外側前方為1.49㎜、外側中間為1.54㎜、外側後方為1.06㎜、內側前方為1.63㎜、內側中間為1.47㎜、內側後方為0.87㎜，肱骨小頭前方到中間的關節軟骨比後方的厚[15]。根據測量橈骨頭、肱骨小頭軟骨韌性的報告，橈骨頭中央與肱骨小頭內側沒有差別，肱骨小頭外側的韌性則較低[17]。

### ➤肘關節韌帶

肘關節內側有肘內側副韌帶（UCL），外側有肘外側副韌帶（LCL）複合體存在，作為肘關節靜態穩定結構發揮機能。

### ●肘內側副韌帶（UCL）

肘內側副韌帶是由前斜向纖維（AOL）、後斜向纖維（POL）、橫向纖維所組成)[18]（圖2）。肘內側副韌帶解剖學方面的特性如表1所示。

前斜向纖維起於內上髁的前下方，止於尺骨冠狀突到遠端的位置[20,21]。以往AOL被認為單獨且直接附著於尺骨冠狀突處，不過實際上附著的截面積寬廣，且其延伸的前端逐漸變細[22]。再加上近年來提倡將旋前圓肌、屈指淺肌（FDS）、尺側屈腕肌（FCU）、肱肌的共同筋膜視為襯墊AOL的組織（圖3)[24]，作為負責動態穩定的組織備受矚目。POL起於AOL附著處後方，逐漸成扇狀展開，最後止於橫向纖維的深層[21]。POL是應變（strain）比AOL大、彈性比AOL差的組織（圖4)[25]。

UCL：
ulnar collateral ligament

LCL：
lateral collateral ligament

AOL：
anterior oblique ligament

POL：
posterior oblique ligament

FDS：
flexor digitorum superficialis

FCU：
flexor carpi ulnaris

圖2 UCL

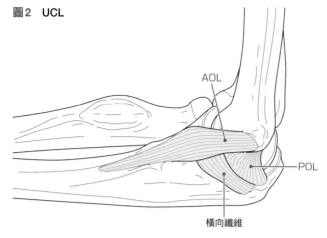

（根據文獻19製圖）

表1 AOL之形態與組織特性

| | | 韌帶長（mm） | 止端長（mm） | 寬度（中間）（mm） | 寬度（遠端）（mm） | 起端面積（mm²） | 止端面積（mm²） |
|---|---|---|---|---|---|---|---|
| Morrey, et al | 1985 | 27.1 | | 4.7 | | | |
| Regan, et al | 1991 | 21.1 | | 7.6 | | | |
| Timmerman, et al | 1994 | | | 6 | | | |
| Floris, et al | 1998 | | | 5.8 | | | |
| Beckett, et al | 2000 | 26.7 | | | | | |
| Eygendaal, et al | 2002 | 26 | | 5 | | | |
| Gurbuz, et al | 2005 | 21.1 | | 12.7 | | | |
| Dugas, et al | 2007 | | | 6.8 | 9.2 | 45.5 | 127.8 |
| Farrow, et al | 2011 | 53.9 | 29.2 | | | | |
| Frangiamore, et al | 2018 | 21.5 | | | | 17 | 66.4 |
| Camp, et al | 2018 | | 29.7 | | | 32.3 | 187.6 |

圖3 UCL剖面

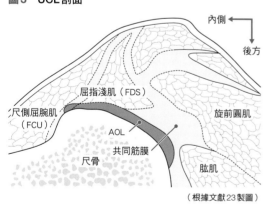

（根據文獻23製圖）

圖4 AOL・POL之斷裂強度

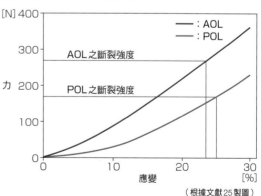

（根據文獻25製圖）

　　隨著肘關節屈曲伸直運動，肘內側副韌帶（UCL）的長度變化隨纖維而異，不過其中前斜向纖維（AOL）處存在著張力不會改變的等長纖維[26]。近年來AOL更進一步被分為前側纖維與後側纖維（圖5）[27]，肘關節從35°到100°屈曲時AOL前側纖維的長度不變，AOL後側纖維與後斜向纖維（POL）則隨著屈曲而拉伸[28]。此外將AOL分為前端部分、中

間部分、後端部分並檢驗其張力，會發現前端部分在伸直時緊繃（運動終端角度尤其明顯），中間部分一直維持著張力，後端部分則在屈曲時緊繃[29,30]，所以AOL中間部分纖維可說是等長纖維（圖6）。

前斜向纖維（AOL）是外翻力矩的主要制動結構之一[31]。AOL損傷會引起外翻不穩定，增加肱尺關節後內側與肱橈關節的接觸壓力[32-36]。另一方面，後斜向纖維（POL）對外翻力矩的制動機能較低，不過POL有

**圖5　AOL前端纖維、後端纖維附著處**

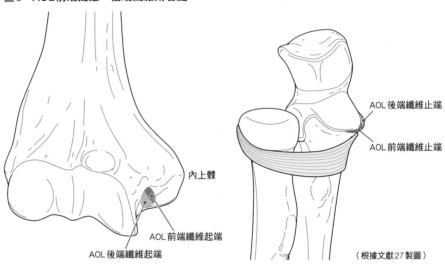

內上髁

AOL後端纖維止端

AOL前端纖維止端

AOL前端纖維起端

AOL後端纖維起端

（根據文獻27製圖）

**圖6　AOL伴隨肘屈曲、伸直的動態**

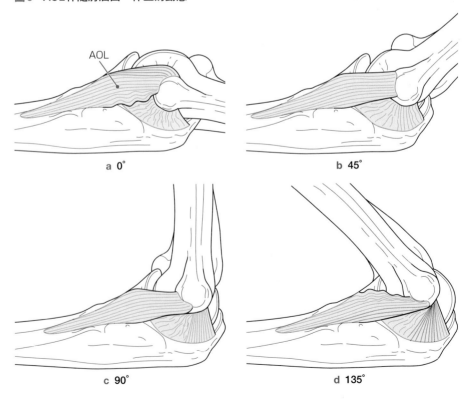

AOL

a 0°

b 45°

c 90°

d 135°

助於後內側方向的旋轉穩定性[37-40]（**圖7**）。

### ●肘外側副韌帶（LCL）複合體

**RCL：**
radial collateral ligament

**LUCL：**
lateral ulnar collateral ligament

　　LCL複合體由環狀韌帶、橈側副韌帶（RCL）、尺外側副韌帶（LUCL）、附屬副韌帶所構成，不過個體也有差異[42,43]（**圖8**）。環狀韌帶像要包裹住橈骨頭一般附著在尺骨的橈骨切跡前後，幫助近端橈尺關節穩定[44,45]。RCL起於外上髁，止於環狀韌帶。LUCL起於外上髁，止於尺骨外側旋後肌嵴[46]。報告指出LUCL並非明顯的韌帶，存在率大約

**圖7　肘部靜態穩定結構**

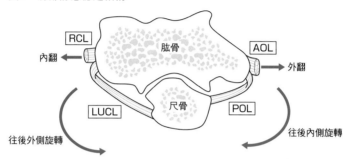

**圖8　LCL複合體的變化版**

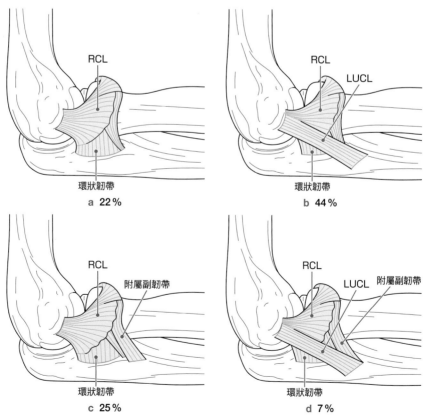

a～d的百分比表示健康者身上各種LCL類型所佔比例。

（根據文獻42製圖）

只有一半[42]，另有文獻傾向將LUCL視為RCL後側分枝[47]。肘關節屈曲時LUCL緊繃、RCL放鬆，相對的，肘關節伸直時RCL緊繃、LUCL放鬆[47]。RCL及LUCL作為肘關節外側的靜態支持結構，有助於內翻及後外側方向的穩定[48-50]（圖7）。

此外，肘外側副韌帶（LCL）複合體跟前斜向韌帶（AOL）相同，與周圍肌肉有協同作用。LCL複合體遠端處有旋後肌大範圍附著，除此之外，橈側副韌帶（RCL）處連結著尺側伸腕肌（ECU），兩者走向並行，尺外側副韌帶（LUCL）處有肘肌附著，手肘終末屈曲位時兩者走向重疊，因此可想見這些韌帶具有動態肘內翻、後外側穩定機能[47]。

### ➤肘關節的關節囊

肘關節的關節囊包覆著肱尺關節、肱橈關節、近端橈尺關節（圖9）[41]。伴隨著肘關節屈曲前方關節囊會鬆弛、後方關節囊會緊繃。比起肘關節屈曲，肘關節伸直時關節囊對外翻力矩及內翻力矩的制動機能貢獻更高[31]。

### ➤前臂骨間膜

前臂骨間膜分為遠端部分、中間部分、近端部分（圖10）。中間部位是由中央索與薄的輔助索所構成，從橈骨朝尺骨遠端行走[51,52]。近端部分由近端斜索與背側輔助斜索構成[53-57]。近端斜索起於尺骨冠狀突前外側、止於橈骨粗隆，背側輔助斜索起於前臂背側尺骨遠端的⅔、止於橈骨骨間緣。遠端部分有遠端斜索，起於尺骨遠端⅙、止於橈骨的尺骨切跡下方[58]。

**圖9　肘關節的關節囊**

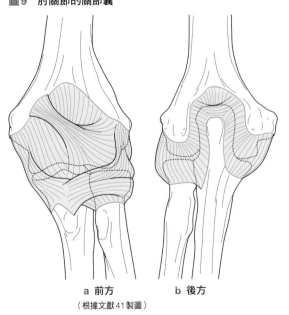

**a　前方**　　**b　後方**
（根據文獻41製圖）

**圖10　前臂骨間膜與負重轉移**

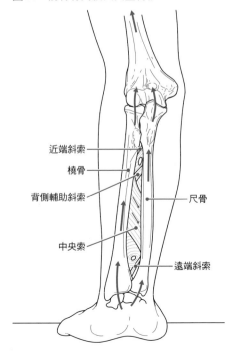

近端斜索
橈骨
背側輔助斜索
尺骨
中央索
遠端斜索

前臂骨間膜會隨著前臂姿勢改變緊繃的纖維，同時限制旋前旋後運動[59]。中央索的彈性比其他纖維高[60]，與輔助索一同在前臂旋後時伸直，近端斜索、背側輔助斜索及遠端斜索則在前臂旋前時伸直[61,62]。

此外上肢承重時，透過腕關節施加於橈骨遠端的部分長軸方向力量，會藉由前臂骨間膜轉移到尺骨近端，分散施加於肱橈關節與肱尺關節關節面的力量（**圖10**）。轉移至橈骨遠端的力量會在前臂旋前時變大，轉移至尺骨遠端的力量則會在前臂旋後時變大[63]。

## ➤肘關節周圍肌肉

### ●肘關節前方肌肉

肘關節前方有肱二頭肌與肱肌。肘關節屈肌群中對屈曲肌力的貢獻是肱肌47%、肱二頭肌34%、肱橈肌19%，其中肱肌是最單純作為肘關節屈肌發揮作用的[64]。

肱肌分為淺頭與深頭（**圖11**），從其解剖學方面的特徵便可知道兩者機能不同[65-67]。淺頭起於肱骨前外側到內側，與部分三角肌連結，尤其外側部分的起端像是覆蓋著肱肌深頭，肱橈肌與橈側伸腕長肌（ECRL）行走其間。淺頭以腱狀組織附著於尺骨粗隆。淺頭的附著處比深頭更遠端，因此具有更強大的肘關節屈曲作用。深頭前內側纖維起於肱骨前方到內側肌間中隔，往下方行走，以肌腱組織（內側尤其是腱狀組織）廣泛附著於尺骨冠狀突中央到內側，藉此作用於肘關節屈曲初期。深頭下外側纖維大範圍起於肱骨外側到外髁上嵴，往前內側方向行走，附著於尺骨冠狀突中央到外側其前方關節囊。深頭下外側纖維在肘關節屈曲

**ECRL：**
extensor carpi radialis longus muscle

**圖11　肱肌解剖圖（省略橈骨頭）**

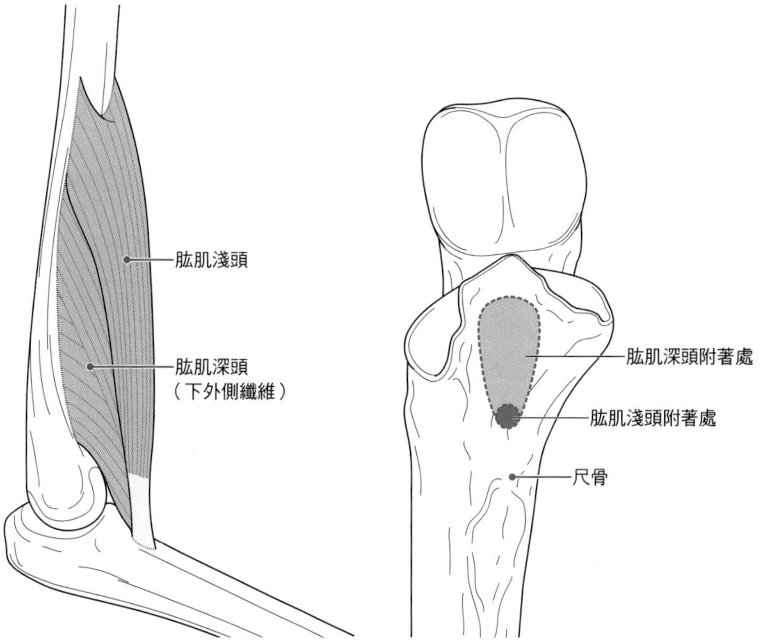
肱肌淺頭
肱肌深頭
（下外側纖維）
肱肌深頭附著處
肱肌淺頭附著處
尺骨
a 外側
b 前方

（根據文獻66製圖）

時，是作為articularis cubitus（肘關節肌）發揮作用，透過牽引前方關節囊幫助避免關節夾擠。

肱二頭肌的長頭起於肩胛骨盂上結節，短頭起於喙突，附著於橈骨粗隆，具有強大的旋後作用。

此外，部分肱二頭肌藉由肱二頭肌腱膜包住通過的正中神經、肱動脈，同時附著於前臂旋前肌群筋膜。

### ●肘關節後方肌肉

肘關節後方有肱三頭肌與肘肌（圖12）。

肱三頭肌內側頭的肌腱表層處直直地附著於鷹嘴突內側端[68]。內側頭深層處與長頭一起附著於深層肌腱的內側肥厚部分，更深層處則直接附著於鷹嘴突中央內側遠端[69,70]。另一方面，肱三頭肌外側頭的肌腱表層處與肱橈肌、前臂伸肌共同肌腱會合，如膝關節外側支持帶一般大範圍附著於肘肌的筋膜與尺骨外側[68,69]。外側頭的深層處附著於深層肌腱的外側[69]。肱三頭肌具有尺骨外翻、外轉的作用[71]，而肌頭在鷹嘴突上的附著處不同，可想見具有不同的機能。正如股外側肌、股內側肌對髕骨的作用，可想見內側頭會將鷹嘴突拉往近端內側，肘關節內翻及外轉時作用，相對的，外側頭則會將鷹嘴突拉往近端外側，肘關節外翻及內轉時作用。肘關節屈曲110°時肱三頭肌的肌肉活動最活躍[72]。長頭與外側頭的肌肉活動會伴隨著肘關節伸直低下，不過內側頭的肌肉活動則是持續著[72]。此外，肩關節上舉時內側頭的肌肉活動會比長頭、外側頭要來得活躍[72]。

圖12　肱三頭肌、肘肌的解剖圖

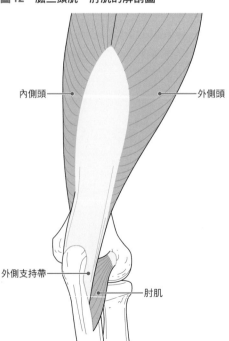

內側頭

外側頭

外側支持帶

肘肌

I

肘關節物理治療之概要

肘肌附著於尺骨後外側及外側關節囊。再者，肘肌起端處與肱三頭肌結合，腹側則與橈側伸腕短肌（ECRB）背側結合，尺外側副韌帶（LUCL）位於兩者之間[73]。肘肌有助於肘關節伸直及後外側旋轉穩定性[74]，前臂旋前位的伸直運動會增加其活動[75]。正如肘肌起端在肱骨外側，行走於橈骨頭後方，同時附著於尺骨近端及後方關節囊，肱肌深頭下外側纖維起端也在肱骨外側，往節前面行走，附著於前方關節囊及尺骨近端。

藉由兩肌肉一起收縮發揮懸吊機能幫助尺骨旋轉時穩定，一方面往外翻方向牽引尺骨[66]。

**ECRB：**
extensor carpi radialis brevis muscle

### ●肘關節內側肌肉

肘關節內側有：旋前圓肌、橈側屈腕肌（FCR）、掌長肌、尺側屈腕肌（FCU）、屈指淺肌（FDS）。旋前圓肌尺骨頭附著於尺骨冠狀突前方及AOL前方關節囊[24]。此外，FCU附著於尺骨冠狀突、FDS附著於尺骨冠狀突內側，各自在前斜向纖維（AOL）尺骨附著處有纖維性的延伸[21]。此外，旋前圓肌、FCU、FDS在內上髁處也有肌肉纖維的附著部位（圖13）[21]。不僅如此，旋前圓肌肱頭與FCR、掌長肌、FDS的肌間中隔形成前方共同肌腱，FCU及FDS的肌間中隔形成後方共同肌腱，也附著在AOL前方及後方，同時附著到內上髁[21,23,24]。前方共同肌腱比後方共同肌腱還要厚，類似AOL組織學上的形態或膠原蛋白纖維的密度[24]。旋前圓肌、FCR、FCU、FDS具有肘關節內翻制動機能[71]。不僅如此，藉由負荷FCU及FDS的肌肉張力，會減少承受外翻力矩時的外翻角度[76,77]、肘內側副韌帶（UCL）的應變[78]、關節間隙的張開距離[79]，因此可想見肘內側肌群中對動態肘外翻穩定性的貢獻度也很高。

**FCR：**
flexor carpi radialis

**圖13　肘內側肌肉的解剖圖**

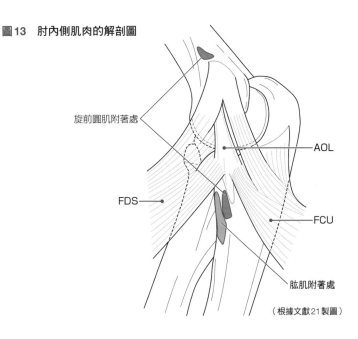

旋前圓肌附著處

AOL

FDS

FCU

肱肌附著處

（根據文獻21製圖）

## ●肘關節外側的肌肉

　　肘關節外側有：肱橈肌、橈側伸腕長肌（ECRL）、橈側伸腕短肌（ECRB）、伸指總肌、伸小指肌、尺側伸腕肌（ECU）、旋後肌（圖14）。肱橈肌及ECRL起於肱骨外髁上嵴，附著處的成分幾乎都是肌肉[81-83]。ECRB起於肱骨外上髁前方傾斜部分（外上髁尖端的前方到遠端），附著處的成分幾乎都是肌腱[82,83]。伸指總肌的附著點分為食指、中指、無名指、小指，各有不同[80]：食指的在ECRB肌腱後方、中指的在ECRB肌腱後方到ECRB肱骨附著處近端外側、無名指與小指的則附著於伸小指肌與ECU的腱劃[80]。伸指總肌、伸小指肌、ECU的附著處成分由肌肉與肌腱所組成[83]。

　　旋後肌與關節囊結合，附著於橈側伸腕短肌（ECRB）肱骨著骨點的遠端後方[83]。ECRB前方的關節囊薄，獨立於ECRB肌腱，而ECRB後方的關節囊則與環狀韌帶、旋後肌結合[83]。橈側伸腕肌、伸指總肌、伸小指肌、尺側伸腕肌（ECU）不僅有背屈腕關節的作用，在抓握動作中，也會為了維持腕關節背屈位屈指肌群的肌肉張力而活動，尤其橈側伸腕肌從抓握動作初期起就會活動[84]。此外，抓握的同時前臂一邊旋前、旋後運動中，橈側伸腕肌不僅在旋後運動時會為了固定手部活動，旋前運動時也會[85]。ECRB、伸指總肌、伸小指肌、ECU為共同肌腱，並與肘外側副韌帶（LCL）複合體、關節囊一起影響肘關節穩定性[86-88]。

**圖14　肘外側肌肉的解剖圖**

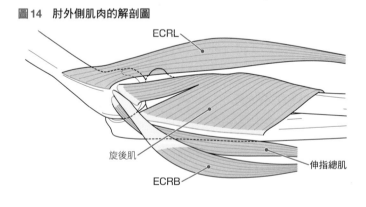

ECRL

旋後肌

ECRB

伸指總肌

（根據文獻80製圖）

**圖15　尺神經的走向**

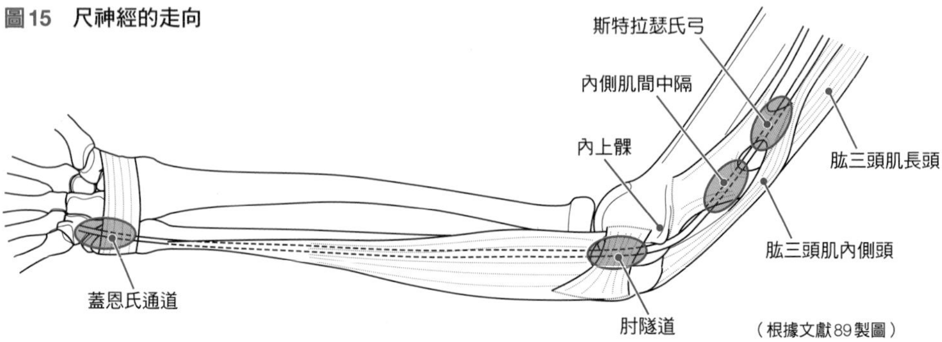

斯特拉瑟氏弓

內側肌間中隔

內上髁

肱三頭肌長頭

肱三頭肌內側頭

蓋恩氏通道

肘隧道

（根據文獻89製圖）

### ➤末梢神經

尺神經是由C7到T1節神經構成的臂神經叢內側神經束分枝。尺神經在上臂近端處行走於上臂前方腔室，在上臂中央處貫穿內側肌間中隔，進入後方腔室。之後通過斯特拉瑟氏弓（肱二頭肌溝Struther's arcade）、肘隧道、尺側屈腕肌（FCU）與屈指淺肌（FDS）的深層、蓋恩氏通道（尺隧道Guyon canal）、抵達手部（圖15）。尺神經會因為手指伸直、腕關節背屈、腕關節橈側偏移、肘關節屈曲、肘關節外翻、肩關節外展而拉伸[90-93]，特別是在像是斯特拉瑟氏弓這樣的部位，拉伸幅度會很大[94]。此外，比蓋恩氏通道更近端處的尺神經會因為手指伸展、腕關節背屈、腕關節橈側偏移、前臂旋前而往遠端位移，又會因為肘關節屈曲、肩關節外展而往近端位移[93]。另一方面，比肘隧道更近端處的尺神經會因為手指伸直、腕關節背屈、腕關節橈側偏移、前臂旋前、肘關節屈曲而往遠端位移，又會因為肩關節外展而往近端位移[93-95]。尺神經絞扼部位的肘隧道在肘關節屈曲90°時截面積最大，隨著肘關節屈曲

**圖16　肘隧道處肘關節屈曲時尺神經脫位範例**

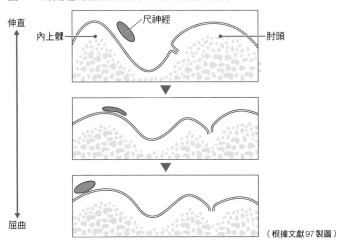

伸直

內上髁　　尺神經　　　　　肘頭

屈曲

（根據文獻97製圖）

**圖17　正中神經的走向**

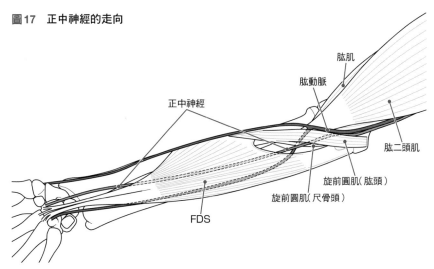

肱肌

肱動脈

正中神經

肱二頭肌

旋前圓肌（肱頭）

旋前圓肌（尺骨頭）

FDS

角度增加，截面積逐漸減少[96]，此時尺神經會一邊扁平化一邊靠近內上髁，有時會跑到內上髁上方，或是超過內上髁（圖16）[97]。

正中神經是由C5到T1節神經構成的臂神經叢外側神經束及內側神經束分枝。正中神經在上臂處行走於肱二頭肌的尺側、肱肌表層，在肘關節前面行走於肱二頭肌肌腱內側、肱二頭肌前臂筋膜的深層、旋前圓肌肱頭及屈指淺肌（FDS）的深層，通過腕隧道抵達手部（圖17）。正中神經會因為手指伸直、腕關節背屈、前臂旋後、肘關節伸直、肩關節外展而拉伸[98-100]。此外，正中神經會因為腕關節背屈往遠端位移，因為肩關節外展往近端位移，因為肘關節伸直在上臂處往遠端位移且在前臂處往近端位移[98]。被視為正中神經絞扼部位的腕隧道容積會隨著腕關節的姿勢變化，腕隧道近端部分與遠端部分處容積在腕關節背屈時會變最小，而中央部分容積則在掌屈時最小[101]。腕隧道中的正中神經截面積在腕關節正中位置時最大，背屈位及掌屈位時則減少[102,103]。

橈神經是由C5到T1節神經構成的臂神經叢後神經束分枝。橈神經通過肱骨與大圓肌、肱骨三頭肌長頭的間隙，通過肱三頭肌外側頭與內側頭深層的橈神經溝，貫穿外側肌間中隔，進入前方腔室。橈神經在橈隧道內分成淺枝與深枝（後骨間神經）。橈神經淺枝通過肱橈肌及橈側伸腕肌的深層，通過外展拇長肌、伸拇短肌及伸肌支持帶的表層抵達手部（圖18）。後骨間神經則通過旋後肌前緣的佛羅氏弓（Frohse's arcade）、旋後肌深層往遠端行走（圖18）。橈神經會因為肩關節輕度外展、伸直、內旋、肘關節伸直、前臂旋前、腕關節尺側偏移、掌屈、手指屈曲而拉伸[104,105]。橈神經在腕關節近端處會因為手指屈曲、腕關節掌屈、尺側偏移而往遠端位移，會因為肩關節外展、前臂旋前而往近端位移。另一方面，肘關節近端處會因為腕關節掌屈、尺側偏移、前臂旋前而往遠端位移，會因為肩關節外展而往近端位移[105]。

圖18 橈神經的走向

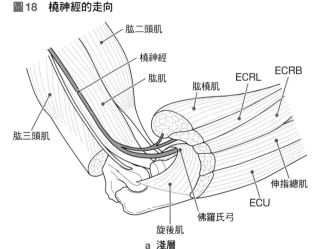

a 淺層

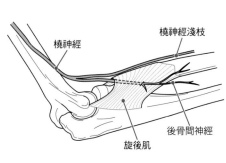

b 深層

**圖 19　肱尺關節解剖學方面的運動軸**

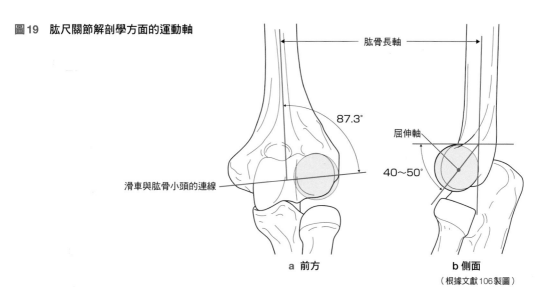

肱骨長軸

87.3°

滑車與肱骨小頭的連線

屈伸軸

40～50°

**a　前方**　　　　　　　**b　側面**

（根據文獻106製圖）

**圖 20　肱尺關節的運動學方面的屈伸軸**

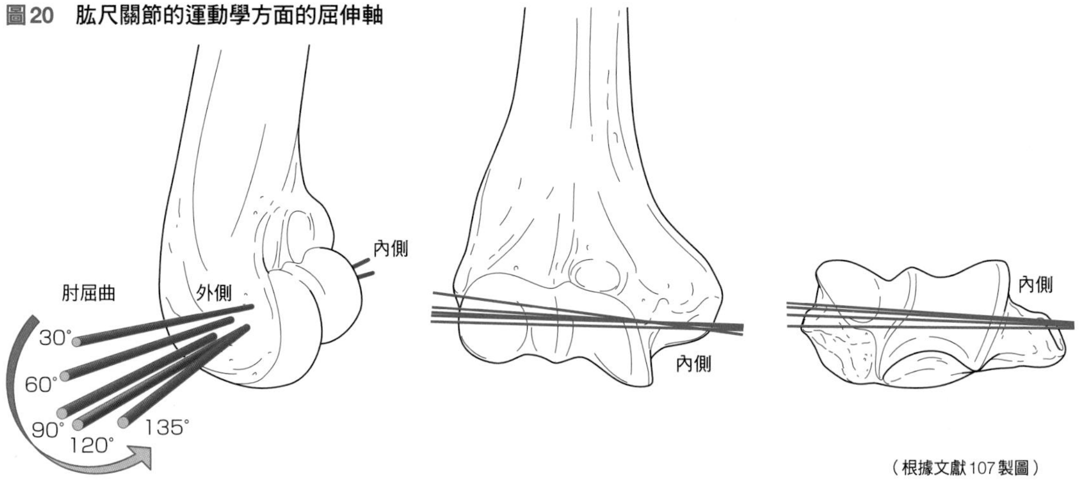

內側

外側

肘屈曲

30°

60°

90°

120°

135°

內側

內側

（根據文獻107製圖）

**圖 21　肘關節屈曲時的肱橈關節**

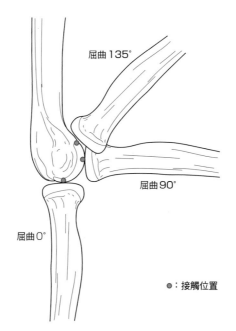

屈曲 135°

屈曲 90°

屈曲 0°

●：接觸位置

（根據文獻107製圖）

# 肘關節與前臂之生物力學

## ➤肘關節的生物力學

　　肱尺關節由肱骨滑車及尺骨滑車切跡構成，進行屈曲伸直運動。肱尺關節解剖學方面的運動軸（滑車溝與肱骨小頭的連線）在冠狀面上與肱骨長軸呈87.3°，在矢狀面上與肱骨長軸內外上髁連線呈45～50°（圖19）[106]。肱尺關節的運動學方面的屈伸軸在水平面上平均傾斜11.02°（5.67～17.23°），在冠狀面上平均傾斜11.95°（7.8～19.4°），伴隨著肘關節屈曲會往逆時針方向位移（圖20）[107]。

　　隨著肘關節屈伸運動，肱尺關節處會產生外翻、內轉[37,108]。另一方面，在肱骨小頭及橈骨頭構成的肱橈關節處，橈骨頭隨著肱尺關節伸直，會滑過肱骨小頭上方往背側（後方）去，隨著肱尺關節屈曲，則會滑往腹側（前方）（圖21）[107]。

　　肘關節存在著生理方面的外翻角（carrying angle），年齡、性別、肘關節角度皆會產生影響。隨著年齡增加，成人之後肘外翻角會固定或有減少的傾向[109-111]。此外，女性的肘外翻角會比男性的大[112]，伴隨著肘關節屈曲減少[107]。

　　肘關節或前臂的姿勢、軸向力會影響肘關節的接觸運動學。隨著肘關節屈曲，肱橈關節的接觸面積與接觸壓力減少，肱尺關節的接觸面積則增加[113-115]。此外，隨著前臂旋前，肱橈關節的接觸面積會增加，不過

圖22　旋前時的肱橈、肱尺關節面

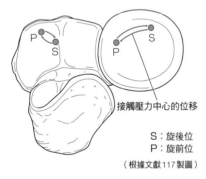

接觸壓力中心的位移

S：旋後位
P：旋前位

（根據文獻117製圖）

圖23　前臂的運動軸

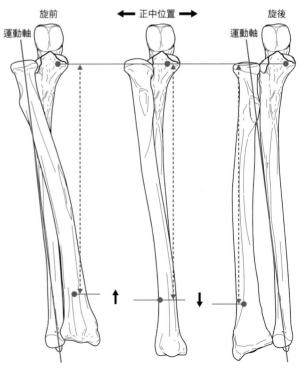

旋前　　←　正中位置　→　　旋後
運動軸　　　　　　　　　　運動軸

肱尺關節的接觸面積則固定不變[116]。旋前時，尺骨滑車切跡上的接觸壓力中心會往前內側位移，橈骨頭上的接觸壓力中心則會往後內側位移（圖22）[117]。上肢承重時，前臂旋前位時的肱橈關節接觸壓力會比旋後位的增加[118,119]。另一方面，肱尺關節接觸壓力不會因為前臂的姿勢而改變。

**圖24　前臂旋前時的關節附屬動作**

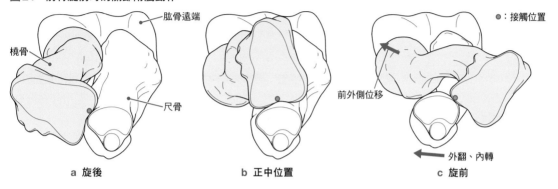

| 肱骨遠端
| 橈骨
| 尺骨

a 旋後　　　　　　　　b 正中位置　　　　　　　c 旋前

●：接觸位置

前外側位移

外翻、內轉

### ▶前臂的生物力學

　　近端橈尺關節由尺骨橈骨切跡與橈骨頭環狀關節面構成，遠端橈尺關節由尺骨頭與橈骨尺骨切跡構成，兩者一起進行前臂的旋前、旋後運動。前臂旋前、旋後的運動軸通過橈骨頭與尺骨頭[120,121]，旋前時，橈骨會相對於尺骨往近端位移，旋後時則往遠端位移[122,123]（圖23）。

　　隨著前臂旋前、旋後運動，在肱尺關節、肱橈關節、近端橈尺關節、遠端橈尺關節處會產生關節附屬動作（圖24）。隨著前臂旋前，在肱尺關節處的尺骨會內轉、外翻[124]；在近端橈尺關節處的橈骨頭會往前方（腹側）加上外側位移[116,125,126]；在遠端橈尺關節處的尺骨頭則往後方（背側）位移[121,127]。前臂旋前、旋後活動度會隨著肘關節角度而異。肘關節伸直位時旋前活動度大，屈曲位時旋後活動度大[128,129]。

　　接著提提遠端橈尺關節與近端橈尺關節的接觸運動學，遠端橈尺關節與近端橈尺關節的接觸壓力及接觸面積會隨著肘關節角度改變，伸直時比屈曲時大[129]。接觸面積與遠端、近端橈尺關節相同，旋後時比旋前時大[130,131]。此外，隨著前臂旋前，近端橈尺關節處尺骨橈骨切跡上的接觸位置會往掌側位移，遠端橈尺關節處橈骨尺骨切跡上的接觸位置則往背側位移[132]（圖24）。

参考文献

1) Goldfarb CA, et al : Elbow radiographic anatomy : measurement techniques and normative data. J Shoulder Elbow Surg, 21 (9) : 1236-1246, 2012.

2) Shiba R, et al : Geometry of the humeroulnar joint. J Orthop Res, 6 (6) : 897-906, 1988.

3) Sabo MT, et al : A morphological analysis of the humeral capitellum with an interest in prosthesis design. J Shoulder Elbow Surg, 20 (6) : 880-884, 2011.

4) Windisch G, et al : The anatomy of the proximal ulna. J Shoulder Elbow Surg, 16 (5) : 661-666, 2007.

5) Brownhill JR, et al : Morphologic analysis of the proximal ulna with special interest in elbow implant sizing and alignment. J Shoulder Elbow Surg, 18 (1) : 27-32, 2009.

6) Puchwein P, et al : Three-dimensional morphometry of the proximal ulna : a comparison to currently used anatomically preshaped ulna plates. J Shoulder Elbow Surg, 21 (8) : 1018-1023, 2012.

7) Yong WJ, et al : Morphometric analysis of the proximal ulna using three-dimensional computed tomography and computer-aided design : varus, dorsal, and torsion angulation. Surg Radiol Anat, 36 (8) : 763-768, 2014.

8) Beser CG, et al : Redefining the proximal ulna anatomy. Surg Radiol Anat, 36 (10) : 1023-1031, 2014.

9) Purkait R : Measurements of ulna--a new method for determination of sex. J Forensic Sci, 46 (4) : 924-927, 2001.

10) Captier G, et al : Biometry of the radial head : biomechanical implications in pronation and supination. Surg Radiol Anat, 24 (5) : 295-301, 2002.

11) Gupta C, et al : A morphological and morphometric study of proximal and distal ends of dry radii with its clinical implications. Biomed J, 38 (4) : 323-328, 2015.

12) Van Riet RP, et al : Anatomical considerations of the radius. Clin Anat, 17 (7) : 564-569, 2004.

13) Koslowsky TC, et al : Morphometric parameters of the radial head : an anatomical study. Surg Radiol Anat, 29 (3) : 225-230, 2007.

14) Graichen H, et al : Validation of high-resolution water-excitation magnetic resonance imaging for quantitative assessment of thin cartilage layers. Osteoarthritis Cartilage, 8 (2) : 106-114, 2000.

15) Schub DL, et al : Mapping of cartilage depth in the knee and elbow for use in osteochondral autograft procedures. Am J Sports Med, 41 (4) : 903-907, 2013.

16) Giannicola G, et al : Cartilage thickness of distal humerus and its relationships with bone dimensions : magnetic resonance imaging bilateral study in healthy elbows. J Shoulder Elbow Surg, 26 (5) : e128-e136, 2017.

17) Schenck RC Jr, et al : A biomechanical analysis of articular cartilage of the human elbow and a potential relationship to osteochondritis dissecans. Clin Orthop Relat Res, (299) : 305-312, 1994.

18) Safran MR, et al : Soft-tissue stabilizers of the elbow. J Shoulder Elbow Surg, 14 (1 Suppl S) : 179S-185S, 2005.

19) Labott JR, et al : Understanding the medial ulnar collateral ligament of the elbow : Review of native ligament anatomy and function. World J Orthop, 9 (6) : 78-84, 2018.

20) Farrow LD, et al : Quantitative analysis of the medial ulnar collateral ligament ulnar footprint and its relationship to the ulnar sublime tubercle. Am J Sports Med, 39 (9) : 1936-1941, 2011.

21) Frangiamore SJ, et al : Qualitative and Quantitative Analyses of the Dynamic and Static Stabilizers of the Medial Elbow : An Anatomic Study. Am J Sports Med, 46 (3) : 687-694, 2018.

22) Camp CL, et al : Quantitative Anatomic Analysis of the Medial Ulnar Collateral Ligament Complex of the Elbow. Orthop J Sports Med, 6 (3) : 2325967118762751, 2018.

23) Hoshika S, et al : Medial elbow anatomy : A paradigm shift for UCL injury prevention and management. Clin Anat, 32 (3) : 379-389, 2019.

24) Otoshi K, et al : The proximal origins of the flexor-pronator muscles and their role in the dynamic stabilization of the elbow joint : an anatomical study. Surg Radiol Anat, 36 (3) : 289-294, 2014.

25) Regan WD, et al : Biomechanical study of ligaments around the elbow joint. Clin Orthop Relat Res, (271) : 170-179, 1991.

26) Callaway GH, et al : Biomechanical evaluation of the medial collateral ligament of the elbow. J Bone Joint Surg Am, 79 (8) : 1223-1231, 1997.

27) Yoshida M, et al : Anterior and posterior bands of the anterior bundle in the elbow ulnar collateral ligament : ultrasound anatomy. J Shoulder Elbow Surg, 26 (10) : 1803-1809, 2017.

28) Jackson TJ, et al : Biomechanical differences of the anterior and posterior bands of the ulnar collateral ligament of the elbow. Knee Surg Sports Traumatol Arthrosc, 24 (7) : 2319-2323, 2014.

29) Miyake J, et al : In vivo and 3-dimensional functional anatomy of the anterior bundle of the medial collateral ligament of the elbow. J Shoulder Elbow Surg, 21 (8) : 1006-1012, 2012.

30) Ochi N, et al : Anatomic relation between the medial collateral ligament of the elbow and the humero-ulnar joint axis. J Shoulder Elbow Surg, 8 (1) : 6-10, 1999.

31) Morrey BF, et al : Articular and ligamentous contributions to the stability of the elbow joint. Am J Sports Med, 11 (5) : 315-319, 1983.

32) Ahmad CS, et al : Elbow medial ulnar collateral ligament insufficiency alters posteromedial olecranon contact. Am J Sports Med, 32 (7) : 1607-1612, 2004.

33) Osbahr DC, et al : Ulnohumeral chondral and ligamentous overload : biomechanical correlation for posteromedial chondromalacia of the elbow in throwing athletes. Am J Sports Med, 38 (12) : 2535-2541, 2010.

34) Duggan JP Jr, et al : The impact of ulnar collateral ligament tear and reconstruction on contact pressures in the lateral compartment of the elbow. J Shoulder Elbow Surg, 20 (2) : 226-233, 2011.

35) Anand P, et al : Impact of Ulnar Collateral Ligament Tear on Posteromedial Elbow Biomechanics. Orthopedics, 38 (7) : e547-551, 2015.

36) Hassan SE, et al : Effect of distal ulnar collateral ligament tear pattern on contact forces and valgus stability in the posteromedial compartment of the elbow. Am J Sports Med, 43 (2) : 447-452, 2015.

37) Pollock JW, et al : Effect of the posterior bundle of the medial collateral ligament on elbow stability. J Hand Surg Am, 34 (1) : 116-123, 2009.

38) Golan EJ, et al : Isolated ligamentous injury can cause posteromedial elbow instability : a cadaveric study. J Shoulder Elbow Surg, 25 (12) : 2019-2024, 2016.

39) Sard A, et al : The posterior bundle of the elbow medial collateral ligament : biomechanical study and proposal for a new reconstruction surgical technique. Musculoskelet Surg, 101 (Suppl 2) : 181-186, 2017.

40) Hwang JT, et al : The role of the posterior bundle of the medial collateral ligament in posteromedial rotatory instability of the elbow. Bone Joint J, 100-b (8) : 1060-1065, 2018.

41) Cavalheiro CS, et al : Anatomical study on the innervation of the elbow capsule. Rev Bras Ortop, 50 (6) : 673-679, 2015.

42) Beckett KS, et al : Variations in the normal anatomy of the collateral ligaments of the human elbow joint. J Anat, 197 Pt 3 : 507-511, 2000.

43) Cohen MS, et al : Rotatory instability of the elbow. The anatomy and role of the lateral stabilizers. J Bone Joint Surg Am, 79 (2) : 225-233, 1997.

44) Anderson A, et al : Role of the interosseous membrane and annular ligament in stabilizing the proximal radial head. J Shoulder Elbow Surg, 24 (12) : 1926-1933, 2015.

45) Hayami N, et al : Biomechanical study of isolated radial head dislocation. BMC Musculoskelet Disord, 18 (1) : 470, 2017.

46) O'Driscoll SW, et al : Posterolateral rotatory instability of the elbow. J Bone Joint Surg Am, 73 (3) : 440-446, 1991.

47) Hackl M, et al : Functional anatomy of the lateral collateral ligament of the elbow. Arch Orthop Trauma Surg, 136 (7) : 1031-1037, 2016.

48) Dargel J, et al : Reconstruction of the lateral ulnar collateral ligament of the elbow : a comparative biomechanical study. Knee Surg Sports Traumatol Arthrosc, 25 (3) : 943-948, 2017.

49) Dunning CE, et al : Ligamentous stabilizers against posterolateral rotatory instability of the elbow. J Bone Joint Surg Am, 83-A (12) : 1823-1828, 2001.

50) Rahman M, et al : Lateral collateral ligament deficiency of the elbow joint : A modeling approach. J Orthop Res, 34 (9) : 1645-1655, 2016.

51) Hotchkiss RN, et al : An anatomic and mechanical study of the interosseous membrane of the forearm : pathomechanics of proximal migration of the radius. J Hand Surg Am, 14 (2 Pt 1) : 256-261, 1989.

52) Skahen JR 3rd, et al : The interosseous membrane of the forearm : anatomy and function. J Hand Surg Am, 22 (6) : 981-985, 1997.

53) Martin BF : The oblique cord of the forearm. J Anat, 92 (4) : 609-615, 1958.

54) Mori K : Experimental study on rotation of the forearm--functional anatomy of the interosseous membrane. Nihon Seikeigeka Gakkai Zasshi, 59 (6) : 611-622, 1985.

55) Nakamura T, et al : Functional Anatomy of the Interosseous Membrane of the Forearm - Dynamic Changes During Rotation. Hand Surg, 4 (1) : 67-73, 1999.

56) Patel BA, et al : Form and function of the oblique cord (chorda obliqua) in anthropoid primates. Primates, 46 (1) : 47-57, 2005.

57) Tubbs RS, et al : The oblique cord of the forearm in man. Clin Anat, 20 (4) : 411-415, 2007.

58) Noda K, et al : Interosseous membrane of the forearm : an anatomical study of ligament attachment locations. J Hand Surg Am, 34 (3) : 415-422, 2009.

59) Gutowski CJ, et al : Interosseous Ligament and Transverse Forearm Stability : A Biomechanical Cadaver Study. J Hand Surg Am, 42 (2) : 87-95, 2017.

60) Pfaeffle HJ, et al : Tensile properties of the interosseous membrane of the human forearm. J Orthop Res, 14 (5) : 842-845, 1996.

I

肘關節物理治療之概要

61) Moritomo H, et al : Interosseous membrane of the forearm : length change of ligaments during forearm rotation. J Hand Surg Am, 34 (4) : 685-691, 2009.

62) Farr LD, et al : Anatomy and biomechanics of the forearm interosseous membrane. J Hand Surg Am, 40 (6) : 1145-1151, 2015.

63) Shaaban H, et al : The load-bearing characteristics of the forearm : pattern of axial and bending force transmitted through ulna and radius. J Hand Surg Br, 31 (3) : 274-279, 2006.

64) Kawakami Y, et al : Specific tension of elbow flexor and extensor muscles based on magnetic resonance imaging. Eur J Appl Physiol Occup Physiol, 68 (2) : 139-147, 1994.

65) Ilayperuma I, et al : Re-visiting the brachialis muscle : morphology, morphometry, gender diversity, and innervation. Surg Radiol Anat, 41 (4) : 393-400, 2019.

66) Leonello DT, et al : Brachialis muscle anatomy. A study in cadavers. J Bone Joint Surg Am, 89 (6) : 1293-1297, 2007.

67) Ma JF, et al : Brachialis insertion measurement : an anatomic cadaver study for plate fixation of the coronoid process fracture. Clin Anat, 24 (2) : 179-182, 2011.

68) Keener JD, et al : Insertional anatomy of the triceps brachii tendon. J Shoulder Elbow Surg, 19 (3) : 399-405, 2010.

69) Windisch G, et al : The triceps brachii muscle and its insertion on the olecranon. Med Sci Monit, 12 (8) : BR290-294, 2006.

70) Belentani C, et al : Triceps brachii tendon : anatomic-MR imaging study in cadavers with histologic correlation. Skeletal Radiol, 38 (2) : 171-175, 2009.

71) An KN, et al : Muscles across the elbow joint : a biomechanical analysis. J Biomech, 14 (10) : 659-669, 1981.

72) Kholinne E, et al : The different role of each head of the triceps brachii muscle in elbow extension. Acta Orthop Traumatol Turc, 52 (3) : 201-205, 2018.

73) Molinier F, et al : The anconeus, an active lateral ligament of the elbow : new anatomical arguments. Surg Radiol Anat, 33 (7) : 617-621, 2011.

74) Pereira BP : Revisiting the anatomy and biomechanics of the anconeus muscle and its role in elbow stability. Ann Anat, 195 (4) : 365-370, 2013.

75) Bergin MJ, et al : Functional differences between anatomical regions of the anconeus muscle in humans. J Electromyogr Kinesiol, 23 (6) : 1391-1397, 2013.

76) Park MC, et al : Dynamic contributions of the flexor-pronator mass to elbow valgus stability. J Bone Joint Surg Am, 86 (10) : 2268-2274, 2004.

77) Udall JH, et al : Effects of flexor-pronator muscle loading on valgus stability of the elbow with an intact, stretched, and resected medial ulnar collateral ligament. J Shoulder Elbow Surg, 18 (5) : 773-778, 2009.

78) Lin F, et al : Muscle contribution to elbow joint valgus stability. J Shoulder Elbow Surg, 16 (6) : 795-802, 2007.

79) Otoshi K, et al : Ultrasonographic assessment of the flexor pronator muscles as a dynamic stabilizer of the elbow against valgus force. Fukushima J Med Sci, 60 (2) : 123-128, 2014.

80) Shirato R, et al : Effect of simultaneous stretching of the wrist and finger extensors for lateral epicondylitis : a gross anatomical study of the tendinous origins of the extensor carpi radialis brevis and extensor digitorum communis. J Orthop Sci, 20 (6) : 1005-1011, 2015.

81) Bunata RE, et al : Anatomic factors related to the cause of tennis elbow. J Bone Joint Surg Am, 89 (9) : 1955-1963, 2007.

82) Cohen MS, et al : Lateral epicondylitis : anatomic relationships of the extensor tendon origins and implications for arthroscopic treatment. J Shoulder Elbow Surg, 17 (6) : 954-960, 2008.

83) Nimura A, et al : Joint capsule attachment to the extensor carpi radialis brevis origin : an anatomical study with possible implications regarding the etiology of lateral epicondylitis. J Hand Surg Am, 39 (2) : 219-225, 2014.

84) Radonjic D, et al : Kinesiology of the wrist. Am J Phys Med, 50 (2) : 57-71, 1971.

85) O'Sullivan LW, et al : Upper-limb surface electro-myography at maximum supination and pronation torques : the effect of elbow and forearm angle. J Electromyogr Kinesiol, 12 (4) : 275-285, 2002.

86) Camp CL, et al : The Sonographic Posterolateral Rotatory Stress Test for Elbow Instability : A Cadaveric Validation Study. PM R, 9 (3) : 275-282, 2017.

87) Edwards DS, et al : The contribution of the posterolateral capsule to elbow joint stability : a cadaveric biomechanical investigation. J Shoulder Elbow Surg, 27 (7) : 1178-1184, 2018.

88) Manocha RH, et al : Optimizing the rehabilitation of elbow lateral collateral ligament injuries : a biomechanical study. J Shoulder Elbow Surg, 26 (4) : 596-603, 2017.

89) Davidge KM, et al : The "hierarchical" Scratch Collapse Test for identifying multilevel ulnar nerve compression. Hand (N Y), 10 (3) : 388-395, 2015.

90) Aoki M, et al : Strain on the ulnar nerve at the elbow and wrist during throwing motion. J Bone Joint Surg Am, 87 (11) : 2508-2514, 2005.

91) Mahan MA, et al : Altered ulnar nerve kinematic behavior in a cadaver model of entrapment. Neurosurgery, 76 (6) : 747-755, 2015.

92) Mihata T, et al : Ulnar collateral ligament insufficiency affects cubital tunnel syndrome during throwing motion : a cadaveric biomechanical study. J Shoulder Elbow Surg, 28 (9) : 1758-1763, 2019.

93) Wright TW, et al : Ulnar nerve excursion and strain at the elbow and wrist associated with upper extremity motion. J Hand Surg Am, 26 (4) : 655-662, 2001.

94) Novak CB, et al : Laxity of the ulnar nerve during elbow flexion and extension. J Hand Surg Am, 37 (6) : 1163-1167, 2012.

95) Dilley A, et al : An in vivo investigation of ulnar nerve sliding during upper limb movements. Clin Biomech (Bristol, Avon) , 22 (7) : 774-779, 2007.

96) James J, et al : Morphology of the cubital tunnel : an anatomical and biomechanical study with implications for treatment of ulnar nerve compression. J Hand Surg Am, 36 (12) : 1988-1995, 2011.

97) Michelin P, et al : Ultrasound biomechanical anatomy of the soft structures in relation to the ulnar nerve in the cubital tunnel of the elbow. Surg Radiol Anat, 39 (11) : 1215-1221, 2017.

98) Dilley A, et al : Quantitative in vivo studies of median nerve sliding in response to wrist, elbow, shoulder and neck movements. Clin Biomech (Bristol, Avon) , 18 (10) : 899-907, 2003.

99) Dilley A, et al : Longitudinal sliding of the median nerve in patients with non-specific arm pain. Man Ther, 13 (6) : 536-543, 2008.

100) Echigo A, et al : The excursion of the median nerve during nerve gliding exercise : an observation with high-resolution ultrasonography. J Hand Ther, 21 (3) : 221-227; quiz 228, 2008.

101) Mogk JP, et al : Wrist and carpal tunnel size and shape measurements : effects of posture. Clin Biomech (Bristol, Avon) , 23 (9) : 1112-1120, 2008.

102) Kuo MH, et al : Static wrist position associated with least median nerve compression : sonographic evaluation. Am J Phys Med Rehabil, 80 (4) : 256-260, 2001.

103) Loh PY, et al : Effect of wrist angle on median nerve appearance at the proximal carpal tunnel. PLoS One, 10 (2) : e0117930, 2015.

104) Manvell JJ, et al : Improving the radial nerve neurodynamic test : An observation of tension of the radial, median and ulnar nerves during upper limb positioning. Man Ther, 20 (6) : 790-796, 2015.

105) Wright TW, et al : Radial nerve excursion and strain at the elbow and wrist associated with upper-extremity motion. J Hand Surg Am, 30 (5) : 990-996, 2005.

106) Brownhill JR, et al : Morphologic analysis of the distal humerus with special interest in elbow implant sizing and alignment. J Shoulder Elbow Surg, 16 (3 Suppl) : S126-132, 2007.

107) Goto A, et al : In vivo elbow biomechanical analysis during flexion : three-dimensional motion analysis using magnetic resonance imaging. J Shoulder Elbow Surg, 13 (4) : 441-447, 2004.

108) Ferreira LM, et al : Development of an active elbow flexion simulator to evaluate joint kinematics with the humerus in the horizontal position. J Biomech, 43 (11) : 2114-2119, 2010.

109) Paraskevas G, et al : Study of the carrying angle of the human elbow joint in full extension : a morphometric analysis. Surg Radiol Anat, 26 (1) : 19-23, 2004.

110) Balasubramanian P, et a : Carrying angle in children : a normative study. J Pediatr Orthop B, 15 (1) : 37-40, 2006.

111) Golden DW, et al : Elbow range of motion and clinical carrying angle in a healthy pediatric population. J Pediatr Orthop B, 16 (2) : 144-149, 2007.

112) Van Roy P, et al : Arthro-kinematics of the elbow : study of the carrying angle. Ergonomics, 48 (11-14) : 1645-1656, 2005.

113) Willing R, et al : In vitro assessment of the contact mechanics of reverse-engineered distal humeral hemiarthroplasty prostheses. Clin Biomech (Bristol, Avon) , 29 (9) : 990-996, 2014.

114) Willing R, et al : Contact mechanics of reverse engineered distal humeral hemiarthroplasty implants. J Biomech, 48 (15) : 4037-4042, 2015.

115) Sun Y, et al : Comparison of the biomechanics of radial head prostheses with dynamic loading in the radiocapitellar joint. J Hand Surg Eur Vol, 44 (4) : 408-413, 2019.

116) Omori S, et al : In vivo three-dimensional elbow biomechanics during forearm rotation. J Shoulder Elbow Surg, 25 (1) : 112-119, 2016.

117) Hwang JT, et al : Axial load transmission through the elbow during forearm rotation. J Shoulder Elbow Surg, 27 (3) : 530-537, 2018.

118) Diab M, et al : The biomechanical effect of radial shortening on the radiocapitellar articulation. J Bone Joint Surg Br, 87 (6) : 879-883, 2005.

119) Morrey BF, et al : Force transmission through the radial head. J Bone Joint Surg Am, 70 (2) : 250-256,

I

肘關節物理治療之概要

1988.

120) Tay SC, et al : In-vivo kinematic analysis of forearm rotation using helical axis analysis. Clin Biomech (Bristol, Avon) , 25 (7) : 655-659, 2010.

121) Matsuki KO, et al : In vivo 3D kinematics of normal forearms : analysis of dynamic forearm rotation. Clin Biomech (Bristol, Avon) , 25 (10) : 979-983, 2010.

122) Fu E, et al : Elbow position affects distal radioulnar joint kinematics. J Hand Surg Am, 34 (7) : 1261-1268, 2009.

123) Quigley RJ, et al : The proximal and distal position of the radius relative to the ulna through a full range of elbow flexion and forearm rotation. J Hand Surg Eur Vol, 39 (5) : 535-540, 2014.

124) Kasten P, et al : Kinematics of the ulna during pronation and supination in a cadaver study : implications for elbow arthroplasty. Clin Biomech (Bristol, Avon) , 19 (1) : 31-35, 2004.

125) Baeyens JP, et al : In vivo 3D arthrokinematics of the proximal and distal radioulnar joints during active pronation and supination. Clin Biomech (Bristol, Avon) , 21 Suppl 1 : S9-12, 2006.

126) Shannon HL, et al : The effect of radial head implant shape on radiocapitellar kinematics during in vitro forearm rotation. J Shoulder Elbow Surg, 24 (2) : 258-264, 2015.

127) Boutin RD, et al : Real-time magnetic resonance imaging (MRI) during active wrist motion--initial observations. PLoS One, 8 (12) : e84004, 2013.

128) Shaaban H, et al : The effect of elbow position on the range of supination and pronation of the forearm. J Hand Surg Eur Vol, 33 (1) : 3-8, 2008.

129) Malone PS, et al : The Effect of Elbow Extension on the Biomechanics of the Osseoligamentous Structures of the Forearm. J Hand Surg Am, 40 (9) : 1776-1784, 2015.

130) Kim HJ, et al : Influence of forearm rotation on proximal radioulnar joint congruency and translational motion using computed tomography and computer-aided design technologies. J Hand Surg Am, 36 (5) : 811-815, 2011.

131) Shaaban H, et al : Contact area inside the distal radioulnar joint : effect of axial loading and position of the forearm. Clin Biomech (Bristol, Avon) ,22 (3) : 313-318, 2007.

132) Chen YR, et al : In vivo gliding and contact characteristics of the sigmoid notch and the ulna in forearm rotation. J Hand Surg Am, 38 (8) : 1513-1519, 2013.

# II

## 病況、病期別之處置

# 1 肘關節病況、病期別處置（風險管理）之重點

**摘要**

■ 理解肘關節脫臼、外上髁炎、棒球肘、神經損傷這些肘部代表性疾病的病況很重要。

■ 急性期物理治療處置時，要從治癒組織的觀點進行復健。

■ 慢性期物理治療處置時，要進行疼痛管理同時積極介入，用心地階段性回歸。

## 病況之基本知識

### ➤肘關節脫臼

UCL：
ulnar collateral
ligament

LCL：
lateral collateral
ligament

　　肘關節脫臼大多是因為肘關節伸直時，往長軸、肘關節外翻、前臂旋後方向施加了力量。這時內側損傷，肘內側副韌帶（UCL）之外，前方關節囊或旋前圓肌也有很大機率受損，有時肘外側副韌帶（LCL）也會受傷[1]。

　　根據解析肘關節脫臼機轉的研究[2]，壓力種類以軸向壓力、肘關節外翻方向最多（約90％），幾乎所有例子的軀幹都會往受傷側的反方向旋轉，前臂相對於上臂就會過度旋後。此外，肘關節後向脫臼的發生機轉可透過其姿勢分成4類：類型Ⅰ，在「肩關節屈曲、外展、肘關節伸直、前臂旋前」下的軸向壓力、肘關節外翻（圖1，53％），常見於摔角或足球；類型Ⅱ，在「肩關節伸直、外展、肘關節伸直、前臂旋後」下的軸向壓力、肘關節外翻（25％），常見於滑雪時受傷；類型Ⅲ，在「肩關節最大屈曲、外展、肘關節伸直、前臂旋前」下的軸向壓力、肘關節外翻（5％），舉重運動員全都是這個類型；類型Ⅳ，在「肩關節屈曲、外展、肘關節屈曲」下的肘關節內翻（6％）。

圖1　肘關節脫臼代表性的受傷機轉

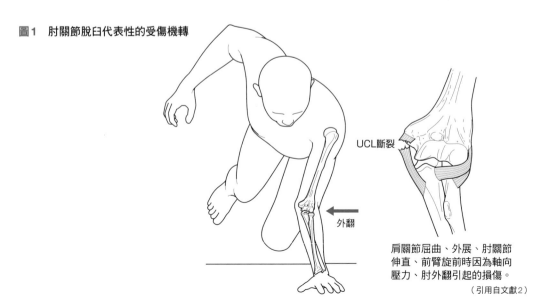

UCL斷裂

外翻

肩關節屈曲、外展、肘關節
伸直、前臂旋前時因為軸向
壓力、肘外翻引起的損傷。

（引用自文獻2）

另一方面，就O'Driscoll主張的損傷形態來看，肘關節輕度屈曲位下手撐在身體前方，有時手肘會往後外側脫臼[3]。再加上身體軸向壓力方向位於前臂內側，以前臂旋後位撐住，使得肱骨內轉的同時橈骨頭往前方滑動，手肘被強制旋後、外翻，便會往後外方脫臼。損傷起於外側，依肘外側副韌帶（LCL）、前方關節囊、肘內側副韌帶（UCL）的順序造成傷害（圖2也有詳細階段圖示）。臨床上接觸肘關節脫臼的機會並不多，因此是值得留意的病況。

治療的第1選擇是保守治療，侵入性治療的適應症很有限。具體來說，脫臼有大範圍軟組織損傷，復位後須維持向心性30～45°以上的伸直限制（extension block）的不穩定肘關節脫臼，就必須採用侵入性治療[4]。冠狀突或橈骨頭骨折移位嚴重者也可選擇侵入性治療。伴隨骨折的肘關節脫臼處容易產生異位性骨化，必須多加注意[5]。

### ➤外上髁炎

肱骨外上髁炎從一般人到運動選手都會發病，被認為是起於肱骨外上髁的伸腕肌及伸指肌群中，尤其橈側伸腕短肌（ECRB）的著骨點炎[6]。著骨點周圍可見到容易形成症狀要因、包含豐富血管、神經組織、滑膜組織在內的滑液囊及脂肪結締組織等。在著骨點施加應力，可想見會受到周遭組織發炎波及而產生疼痛。除了由於過度抓握動作等使ECRB過度收縮拉扯著骨點的應力，還有伴隨過度使用上肢等反覆肘關節動作施加於著骨點的剪切應力、肱橈關節機能低下會引起肱橈關節側的肌腱損傷[7]。治療基本上是保守治療，如果症狀延續3～6個月的話，則可進行侵入性治療。

**ECRB：**
extensor carpi radialis brevis muscle

**圖2　後向脫臼引起軟組織損傷的機制**

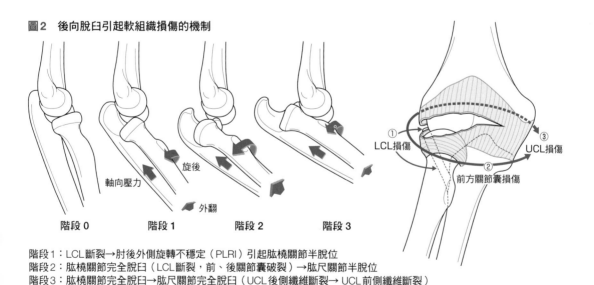

軸向壓力　旋後　外翻

階段0　　階段1　　階段2　　階段3

①LCL損傷　②前方關節囊損傷　③UCL損傷

階段1：LCL斷裂→肘後外側旋轉不穩定（PLRI）引起肱橈關節半脫位
階段2：肱橈關節完全脫臼（LCL斷裂，前、後關節囊破裂）→肱尺關節半脫位
階段3：肱橈關節完全脫臼→肱尺關節完全脫臼（UCL後側纖維斷裂→UCL前側纖維斷裂）

PLRI：posterolateral rotatory instability

（引用自文獻3）

### ➤棒球肘

棒球肘依據部位可分為肘內側損傷、外側損傷、後方損傷，且骨骺線閉鎖前與閉鎖後的病況相異。骨骺線閉鎖前的棒球選手身上可見到的肘關節損傷有：內上髁下端損傷、肱骨小頭軟骨炎、鷹嘴突骨骺線損傷。骨骺線閉鎖後可見到的肘關節損傷有：肘內側副韌帶（UCL）損傷、後內側夾擠損傷（包含鷹嘴突疲勞性骨折）、退化性肘關節炎等等。應力種類主要是投球時產生施加於肘關節的外翻應力（圖3），肩關節最大外轉（MER）前瞬間的外翻應力最大[8]，不過近年來球離手後的外翻力矩增加也備受矚目[9]。一旦產生肘外翻應力拉伸UCL，會產生內上髁下端部分形態異常（骨骺線閉鎖前）或UCL損傷（主要是骨骺線閉鎖後），肘外翻制動機能便低下[10,11]。肘外翻制動機能不僅會引起肘內側損傷，也會引起肘外側損傷或後方損傷。942名棒球肘的患者（審註：應指作者臨床經驗）中，肘內側損傷在MER時最疼痛，相對的，肘外側損傷、後方損傷則在球離手時最疼痛（圖4）。球離手時前臂會急速旋前[12]，因此屬於肘外側損傷的肱骨小頭剝離性軟骨炎中，除了肘外翻應力增加施加於肱骨小頭的擠壓應力，前臂旋前機能損傷引起橈骨頭異常動作也可能產生施加於肱骨小頭的剪切應力。此外，肘後方的問題在於肘關節劇烈伸直的加速期時，增加外部的伸直、外翻力矩，可想見會產生肘後內側夾擠（外翻伸直負荷過度症候群valgus extension overload syndrome）。不僅如此，近年來顯示出一旦外翻制動機能低下，即使在肘關節屈曲位外翻時鷹嘴突前端也會往內側偏移，與肱骨滑車內側關節面產生摩擦（雨刷效應windshield-wiper effect）的可能性[13,14]。屈曲角度大的揮臂期時也會產生後內側夾擠，可能使得滑車內側部分軟骨損傷或形成鷹嘴突骨刺，是應該著眼的病況。

基本上棒球肘可選擇保守治療，然而對疾病惡化中的肱骨小頭剝離性軟骨炎或UCL完全損傷等呈現強烈不穩定的患者、可見明顯到骨折線的鷹嘴突疲勞性骨折及其復發患者則要研議進行早期手術治療。

**MER：**
maximum external
rotation

### 圖3　投球時施加於肘關節的機械應力

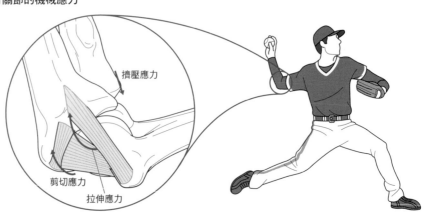

擠壓應力

剪切應力

拉伸應力

外翻應力在肘內側產生拉伸應力，在外側產生擠壓應力，在後側產生剪切應力。

圖4　棒球肘疼痛出現的情況（n＝942）

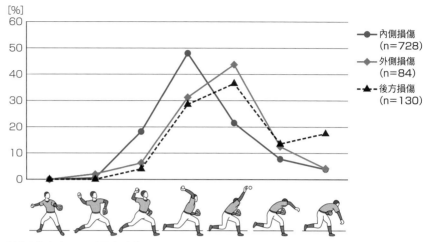

肘內側損傷在MER時最為疼痛，外側損傷、後方損傷則在球離手時最為疼痛。

### ▶神經損傷（尺、橈、正中神經）

　　尺神經在肘內側受到拉伸、摩擦、擠壓應力因而產生的神經損傷稱為肘隧道症候群。此外，尺神經在更近端的斯特拉瑟氏弓（Struther's arcade）處，有時也會受到絞扼。肘隧道症候群的發生要因可分為構造因素及機能因素，構造因素最多的是退化性肘關節炎的骨刺壓迫到尺神經（54.5％），其次是肘內側神經節（8.5％）、肘外翻變形（6.5％）的壓迫[15]。此外，內翻變形使得肱三頭肌內側頭對尺神經的擠壓應力增大也被視為原因之一[16]。機能因素方面，有投球等運動動作時伴隨肩關節外展、肘關節屈曲、外翻的肘隧道壓力增加，以及尺神經的拉伸、摩擦應力。有報告指出，肘關節屈曲時，肘隧道容積會減少55％[17]，肩關節外展、肘關節深屈曲會使得尺神經拉伸13％[18]。除此之外，還有加上肩關節內轉使得尺神經拉伸24.7％的報告[19]。上臂的內轉加上神經的拉伸使得內側肌間中隔緊繃，有可能動態壓迫尺神經[20]。此外，另有報告指出肱三頭肌內側頭的彈響與尺神經脫位等相關[21]，棒球選手身上出現肱三頭肌內側頭往掌側的走向變化也可想見與尺神經有關。沒發現多方面肌力低下的情況下可施行物理治療，但若施行物理治療中出現症狀惡化、感覺低下、手部內在肌萎縮，則施行侵入性治療。

　　正中神經行走於肱肌上方及肱二頭肌尺側，行走於肱二頭肌腱膜下方、旋前圓肌肱骨頭下方、旋前圓肌尺骨頭上方、屈指淺肌（FDS）上方，正中神經在此處受到絞扼的病況稱為旋前肌症候群。另外還有前骨間神經麻痺，不過本書暫且不談。反覆的抓握動作或旋前動作會產生旋前肌症候群[22]，旋前圓肌肥大或FDS起端腱膜肥厚被認為是其原因[23]。旋前肌症候群是相對較少見的損傷，與腕隧道症候群之間的鑑別很重要[24]。腕隧道症候群的斐倫氏測試（Phalen test）結果為陽性，但旋前肌症候群的結果則為陰性，這是鑑別兩者的重點之一[23]。除此之外，旋前

FDS：
flexor digitorum
superficialis

肌症候群在肘關節屈曲及伸直位下進行旋前（旋前圓肌部分）、中指屈曲（FDS部分）、肘屈曲（肱二頭肌腱膜部分）等動作的阻力測試，疼痛及正中神經支配範圍的麻痺會惡化[23]。

沒看到侵入性治療施行基準的相關報告，第一選擇為物理治療，若症狀拖延3～6個月則研議侵入性治療[25]。

橈神經通過橈隧道（外側：肱橈肌、橈側伸腕肌；內側：肱肌、肱二頭肌肌腱；底側：肱橈關節囊、橈骨前面），在肘關節處分岐為感覺枝（淺枝）與運動枝（深枝），橈神經深枝貫穿旋後肌之後稱為後骨間神經。橈神經損傷有：橈神經在橈隧道處受到絞扼的病況（橈隧道症候群）、橈神經淺枝在肱橈肌及橈側伸腕長肌（ECRL）之間受到絞扼的病況（瓦騰堡氏症候群Wartenberg's Syndrome，本書暫不提詳情）、橈神經深枝在旋後肌周圍受到絞扼產生運動麻痺的病況（後骨間神經麻痺，本書暫不提詳情）。Roles等人主張將橈隧道症候群視為頑固性網球肘（resistant tennis elbow）[26]。診斷為外上髁炎的患者中有一定數量為橈隧道症候群[27]，其外上髁遠端3～4㎝處有壓痛[26]，橈隧道症候群可見比外上髁炎更遠端有壓痛，且並未伴隨運動麻痺[28]。特徵在於強制肘關節伸直、前臂旋前、腕關節掌屈下，主訴肘外側部分疼痛[28]。適用侵入性治療的基準並不明確，抗拒物理治療時得以施行[29]。

ECRL：
extensor carpi radialis longus muscle

## 病況別處置之重點

肘關節處存在眾多病況，損傷組織為骨頭、韌帶、肌肉、肌腱、神經，承受各種擠壓、拉伸、剪力、摩擦、扭轉應力便會損傷。急性創傷是由於施加了超過組織破壞強度的單次外力，因而造成組織損傷。慢性創傷是由於反覆施加的負荷，使組織逐漸受損。慢性創傷再加上所謂排列不良及異常動作的關節機能低下，尤其與周圍關節代償或動力鏈缺損大有關係，施加於局部的應力變得集中，組織便受到破壞。

### ▶骨頭

對骨頭施加扭轉應力或擠壓應力，會產生骨折或疲勞性骨折。此外，產生施加於關節表面的摩擦應力，也容易產生軟骨下骨的損傷。再加上關節位移運動增大尤其容易產生摩擦應力，所以獲取適當的關節動作很重要（圖5）。扭轉應力會因為該骨頭近端關節或遠端關節的可動性低下而增加。隨著關節面契合度惡化，接觸面積減少，施加於局部的應力集中，容易產生擠壓應力。

### ▶韌帶

對韌帶而言，減弱伸直應力是最重要的，目標在於改善局部排列，縮短起端－止端的位置關係。此外，使關節動作正常化，注意別讓關節固

定往伸展方向運動。再者近年來，將韌帶或肌腱著骨點視為一體結構的環繞構造（wrap around，圖6）[30]，會與骨頭產生摩擦應力，尤其有必要改善骨頭過度位移運動在內的不良關節動作。

不僅如此，產生疼痛的動作中應該減弱組織在被拉伸方向的關節力矩（外力），努力改善其他關節機能及動力鏈。此外，動作特性無法避免一定程度應力的情況下，也有必要努力提升動態穩定關節肌群的機能。

### ➤肌肉、肌腱

尤其肌腱與韌帶相同，要考慮起端－止端的位置關係、關節動作、著骨點構造（環繞構造：圖6），減低拉伸、摩擦負荷。此外，肌肉及肌腱特別會因為其周圍行走的肌肉（大多是交錯的肌肉）與滑動性低下使其改變走向，有時會產生多餘的張力。再加上，肌肉、肌腱在產生疼痛的動作時，有必要考慮到不讓肌肉過度出力，努力改善協同肌肉的機能、周圍關節機能造成的代償以及動力鏈。

**圖5　剝離性軟骨炎患者前臂旋前、後時的橈骨頭運動**

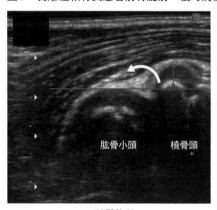

| a 前臂旋前 | b 前臂旋後 |

前臂旋前時，橈骨頭會頂起軟組織，像要跨在肱骨小頭關節面上面一般往掌側近端（影像的左上方）位移。

**圖6　肘外側、內側的環繞構造**

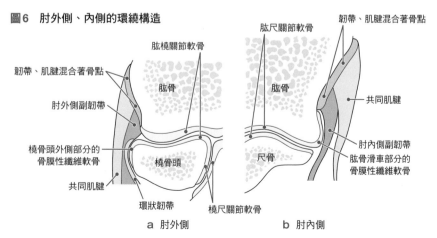

a 肘外側　　　b 肘內側

肌腱、韌帶深層（纖維軟骨鈣化層;calcified fibrocartilage）有與相鄰骨頭表面（骨膜性纖維軟骨;periosteal fibrocartilage）接觸的構造。

### ➤神經

神經處會產生擠壓、伸展、摩擦應力。行走於神經表層的肌肉緊繃或與神經並行的肌肉滑動性低下不僅會增加對神經的擠壓，也是改變神經走向、拉伸神經的原因。此外伴隨關節動作，骨頭過度的平移動作會增加對神經與骨頭的摩擦。不僅如此，上肢神經源自臂神經叢，是到末梢都連結在一起的神經，有必要考慮從頸部、鎖骨下方、肋骨、上臂、前臂、腕關節到手部的整體張力，針對全身排列及肌肉緊繃、滑動性低下的治療技術很重要。

## 病期別處置之重點

物理治療的處置會隨病期而異。急性創傷一般可分為發炎期、增生期、成熟期，以韌帶損傷為例，發炎期是從受傷後約持續1星期，會出現發熱、腫脹（包含血腫）的發炎反應。增生期是從受傷後3天起延續到2星期，此時期開始生成膠原蛋白纖維。之後進入成熟期，藉由膠原蛋白組織發展重塑增加組織強度。急性創傷的物理治療尤其必要理解這個流程，積極利用物理治療促進組織治癒，同時抑制衍生機能損傷的產生，這點很重要。此外在慢性疾病時也要透過用心管理疼痛、控制慢性腫脹，階段性復出體育賽事，便有可能預防症狀慢性化或復發。

### ➤掌握病期

掌握病期重要的是掌握熱度及關節內腫脹。如果出現熱度及腫脹，則判斷為發炎期。確認熱度時要用手背貼在患部，一定要確認左右差異。肘關節內的腫脹是由觸診鷹嘴突外側的腫脹情況來得知（圖7）。要注意肱骨小頭剝離性軟骨炎、鷹嘴突疲勞性骨折等慢性創傷的關節內病變也會造成肘關節內腫脹。若熱度下降、不再會關節內腫脹，則視為增生期，便緩緩施行關節動作，調整膠原蛋白纖維走向。在之後到來的成熟

**圖7 確認肘關節內腫脹**

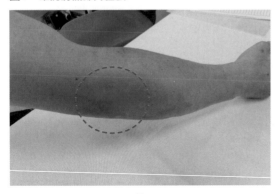
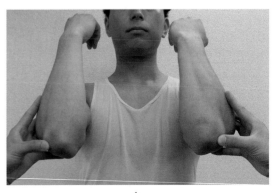

a
關節內腫脹嚴重，鷹嘴突的輪廓消失。

b
肘屈曲位時觸診鷹嘴突外側，確認有無腫脹。

期，要確認組織治癒的進行程度。尤其肘內側副韌帶（UCL）損傷的情況下，會使用超音波在前臂自身重量作為應力的情況下，評估肘內側關節間隙之張開幅度（肘外翻晃動性）。以我們的見解，受傷後5週外翻晃動性減少，受傷後2～3個月大多會達到平原期。隨著韌帶治癒，肘外翻制動機能的改善程度視同於增加對肘關節的負荷的判斷標準，另一方面，慢性創傷或復發患者也有很多不見其改善，必須要先記住這點。

### ➤防止衍生機能損傷

肘關節創傷後的物理治療處置最應該注意是攣縮，再加上由於肘關節腫脹或明顯的伸直受限容易產生肩帶機能低下，上肢支撐性低下會與使用雙手之際的恐懼感、再度受傷的擔憂連結在一起，因此要多加注意。創傷後特別容易發生屈曲攣縮，可分為關節囊纖維化引起的軟組織起因，以及異位性骨化引起的骨性起因[31]。關節囊纖維化與固定時間有關，未伴隨骨折的肘關節脫臼推薦固定1週以上2週以內[32-34]。早期開始訓練活動度的重要性受到提倡[35]，由於早期開始訓練活動度，患部不穩定性或再脫臼的預後不會改變，長期結果變得良好。此外也有報告指出，受傷後早期開始訓練活動度，出現大範圍異位性骨化的情況少[36]。若伴隨骨折，由於以骨頭癒合為目標延長固定時間，因此增加了肘屈曲攣縮的風險。即使有骨折，也希望固定時間在1個月以內。

### ➤急性期物理治療之實務
#### ●發炎期

嘗試透過微弱電流刺激來促進組織痊癒[37]。冰敷有抑制發炎物質過度產生的效果[38]，合併微弱電流刺激可提高組織治癒能力[39]。如圖8a所示，像要夾住損傷組織一般貼上電極，加以微弱電流刺激（頻率1Hz，脈衝寬度200ms，輸出70μA），同時冰敷冷卻患部。也施行高壓間歇式直流電刺激（負電，高頻）來改善浮腫[40]。冷卻的抑制浮腫效果[41]也可期待，包夾鷹嘴突般用高頻（120～200Hz）——使周圍肌肉輕微收縮的程度施加高壓間歇式直流電刺激，同時有如包覆關節般施行冰敷（圖8b）。除此之外，還要利用超音波治療的熱效應（頻率3MHz，工作週期100%，輸出1.2～1.5W/cm），改善肱肌及肱橈肌的柔軟度，預防手肘屈曲攣縮（圖8c）。

#### ●增生期

增生期時延續發炎期進行的物理治療，同時也緩緩進行關節動作，調整膠原蛋白纖維的走向。再者，以減輕殘存的腫脹及肌肉間浮腫為目的冷熱交替泡水。冷熱交替泡水時要使用Coban™自黏彈性繃帶，從腕關節經過肘關節往上壓迫到上臂（圖9a）。此外，低頻高壓間歇式直流電刺激有增加血流的效果[42]，可期待減輕肌肉痙攣。以4Hz左右的低頻對

前臂部分（圖9b）及肘肌（圖9c）施加引起肌肉收縮程度的高壓間歇式直流電刺激，來防止前臂旋前攣縮及肘外後方緊繃。

**圖8 發炎期的物理治療**

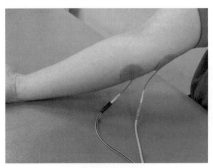

a 治癒患部組織

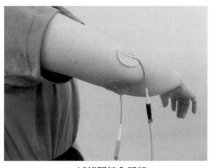

b 減輕關節內腫脹

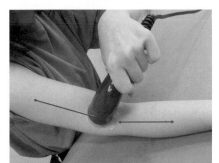

c 防止肘屈曲攣縮

a：在內上髁及尺骨冠狀突貼上電極，冰敷的同時給予微弱電流刺激。
b：包夾鷹嘴突般貼上電極，冰敷的同時給予高壓間歇式直流電刺激。
c：對肱肌及肱橈肌施加超音波刺激（溫熱）。

**圖9 增生期的物理治療**

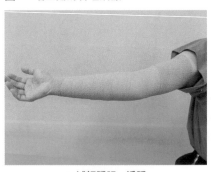

a 減輕腫脹、浮腫

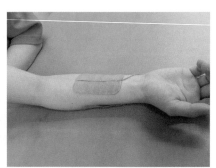

b 防止前臂旋前攣縮

c 防止鷹嘴突後方關節囊沾黏

a：用Coban™自黏彈性繃帶從前臂（⅔重疊）、肘關節（½重疊）到上臂遠端（⅓重疊）往上纏住壓迫，冷熱交替泡水。
b：從前後包夾前臂，施加高壓間歇式直流電刺激。
c：在肘肌貼上電極，施加高壓間歇式直流電刺激。

●**成熟期**

可積極進行活動度運動，然而伴隨疼痛的被動活動度運動會引起異位性骨化，是禁忌症[43]。尤其肱肌－前方關節囊周圍的異位性骨化會形成顯著的活動度限制。有報告指出，異位性骨化的出現率在未伴隨骨折的肘後向脫臼中，包含微小骨化在內有55％[36]，另一方面，也有論文否定了異位性骨化與活動度限制的關聯[44]。無論如何，都有必要評估異位性骨化的症狀、是否與活動度限制相關，決定如何應對。特別是選手主訴上臂容易疲勞、物理治療後活動度未改善，限制逐漸增強的情況下，要確認骨化部位的壓痛或有無運動時疼痛。如果沒出現症狀，也與活動度受限無關，便小心地進行物理治療。如果出現症狀或骨化範圍擴大，要停止伴隨關節動作的運動，替換成以物理治療為主體的靜態復健。以X光影像或超音波檢查觀察過骨化部位周邊的硬化影像之後，可重新開始平常的活動度運動。

➤**慢性期物理治療之實務**

●**疼痛管理**

ADL：
activities of daily living

外上髁炎等慢性疾病中，日常生活活動（ADL）中的疼痛管理將大大影響預後，因此要仔細聆聽患者的疼痛狀況、徹底管理，這很重要。以外上髁炎來說，要小心抓握動作，尤其要極力避免旋前位下的抓握或邊抓握邊旋前旋後運動，以前臂旋後位使用上肢。抓握疼痛方面，發揮握力時的疼痛評估有效。比較疼痛出現時握力與健側握力比例（患健比），以及網球等復出體育賽事時期的結果如**圖10**所示，可推測何時復出。

**圖10　外上髁炎患者的握力發揮與復出體育賽事**

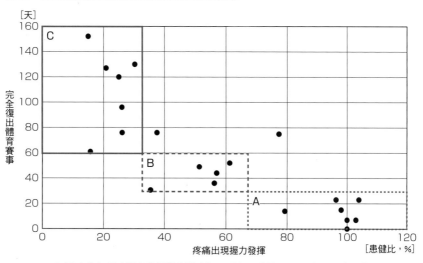

A：如果疼痛出現時握力發揮的患健比為⅔以上，將於30天內復出體育賽事。
B：如果疼痛出現時握力發揮的患健比為⅓以上未滿⅔，將於30～60天內復出體育賽事。
C：如果疼痛出現時握力發揮的患健比為不滿⅓，復出體育賽事須60天以上。

## ●慢性期施行的物理治療

慢性期的物理治療實務中，控制關節內腫脹很重要。肘關節屈曲位下從鷹嘴突外側利用超音波治療的非熱效應（頻率3MHz，工作週期20％，輸出0.5W/cm），使關節內腫脹滯留、促進其吸收（圖11a）。此外，以改善與肘內側副韌帶（UCL）、屈指淺肌（FDS）為首周圍肌肉間的滑動性及促進血流為目的，用低頻加上能引起目標肌肉確實收縮的輸出施行高壓間歇式直流電刺激（圖11b）。接著針對外上髁炎等退化變性的肌腱照射體外震波，努力促進組織修復並抑制疼痛（圖11c）。

## ●階段性復出體育賽事

運動傷害方面，即使患部疼痛消失，如果復出體育賽事期間殘留著肘關節以外的機能不全，施加於肘關節的機械應力會增加，致使復發的可能性很高。努力消除患部疼痛並改善機能的同時，可採用包含改善全身機能不全及動力鏈缺損在內的物理治療。回歸競技要階段性增加負荷，確認手肘疼痛或肘關節機能不全不再出現之後，再往下個階段前進。

以投球為例，如圖12所示，一開始從10m左右的距離到投球數約20～30球的程度，在沒有意識到要控制的情況下就要結束地對牆投球。接著逐漸增加距離、球數、施力情況，以能夠用8成力道投擲間50球為第1目標。之後以位置類型更換課題進行，如果是投手，能遠投直球的話就進入投球練習區。在投球練習區的球數要將總球數減30，此時起也與隊友會合進行投手守備練習。之後從直球起慢慢摻雜變化球，開始向打者投球後復出比賽。

圖11　慢性期的物理治療

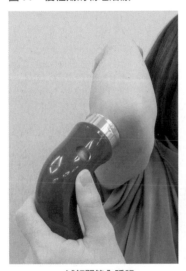

**a　減輕關節內腫脹**
在鷹嘴突外側施加超音波的非熱效應。

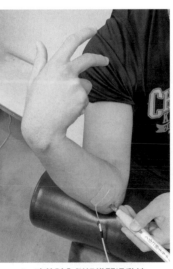

**b　改善肘內側組織間滑動性**
用筆戳肘內側副韌帶的後緣及前緣，給予高壓間歇式直流電刺激促使FDS收縮。

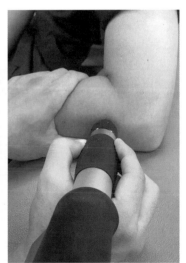

**c　促進ECRB肌腱治癒**
在外上髁遠端1～2cm的壓痛部位處施加體外震波，促進肌腱治癒。

**圖 12　投擲計畫**

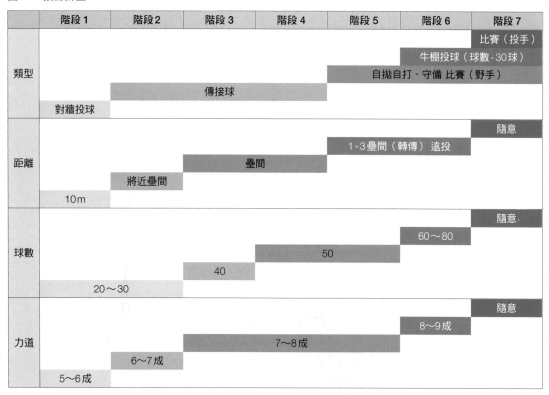

|  | 階段 1 | 階段 2 | 階段 3 | 階段 4 | 階段 5 | 階段 6 | 階段 7 |
|---|---|---|---|---|---|---|---|
| 類型 | 對牆投球 | 傳接球 | | | 自拋自打、守備 比賽（野手） | 牛棚投球（球數-30球） | 比賽（投手） |
| 距離 | 10m | 將近壘間 | 壘間 | | 1-3壘間（轉傳）遠投 | | 隨意 |
| 球數 | 20～30 | | 40 | 50 | | 60～80 | 隨意 |
| 力道 | 5～6成 | 6～7成 | 7～8成 | | | 8～9成 | 隨意 |

**參考文獻**

1) Tyrdal, S et al：Hyperextension of the elbow joint：pathoanatomy and kinematics of ligament injuries. J Shoulder Elbow Surg, 7（3）：272-283, 1998.

2) Schreiber JJ, et al：An online video investigation into the mechanism of elbow dislocation. J Hand Surg Am, 38（3）：488-494, 2013.

3) O'Driscoll SW, et al：Posterolateral rotatory instability of the elbow. J Bone Joint Surg Am, 73（3）：440-446, 1991.

4) O'Driscoll SW, et al：Tardy posterolateral rotatory instability of the elbow due to cubitus varus. J Bone Joint Surg Am, 83（9）：1358-1369, 2001.

5) Evans PJ, et al：Prevention and treatment of elbow stiffness. J Hand Surg Am, 34（4）：769-778, 2009.

6) 日本整形外科学会診療ガイドライン委員会 編：上腕骨外側上顆炎 診療ガイドライン, p15-16, 南江堂, 2006.

7) 坂田　淳：上腕骨外側上顆炎－若年者と中高年者の違い. 理学療法ジャーナル, 53（6）：1569-1576, 2019.

8) Fleisig GS, et al：Kinetics of baseball pitching with implications about injury mechanisms. Am J Sports Med, 23（2）：233-239, 1995.

9) Solomito MJ, et al：Elbow flexion post ball release is associated with the elbow varus deceleration moments in baseball pitching. Sports Biomech：1-10, 2019.

10) Kim NR, et al：Stress ultrasound in baseball players with ulnar collateral ligament injuries：additional value for predicting rehabilitation outcome. J Shoulder Elbow Surg, 26（5）：815-823, 2017.

11) 坂田　淳, ほか：少年野球選手における投球側肘外反弛緩性と内側上顆の形状との関連. 日本臨床スポーツ医学会誌, 23：39-44, 2015.

12) Nissen CW, et al：Adolescent baseball pitching technique：a detailed three-dimensional biomechanical analysis. Med Sci Sports Exerc, 39（8）：1347-1357, 2007.

13) Anand P, et al：Impact of Ulnar Collateral Ligament Tear on Posteromedial Elbow Biomechanics. Orthopedics, 38（7）：e547-551, 2015.

14) Osbahr DC, et al：Ulnohumeral chondral and ligamentous overload：biomechanical correlation for posteromedial chondromalacia of the elbow in throwing athletes. Am J Sports Med, 38（12）：2535-2541, 2010.

15) Sato N, et al：Ulnar neuropathy at the elbow in 413 Japanese patients：An assessment of pathological elbow lesions and neurological severity. J Orthop Sci, 2019.

Ⅱ

病況、病期別之處置

16) Ogino T, et al : Tardy ulnar nerve palsy caused by cubitus varus deformity. J Hand Surg Br, 11 (3) : 352-356, 1986.

17) Apfelberg DB, et al : Dynamic anatomy of the ulnar nerve at the elbow. Plast Reconstr Surg, 51 (1) : 76-81, 1973.

18) Aoki M, et al : Strain on the ulnar nerve at the elbow and wrist during throwing motion. J Bone Joint Surg Am, 87 (11) : 2508-2514, 2005.

19) Ochi K, et al : Shoulder position increases ulnar nerve strain at the elbow of patients with cubital tunnel syndrome. J Shoulder Elbow Surg, 24 (9) : 1380-1385, 2015.

20) Ochi K, et al : Shoulder internal rotation elbow flexion test for diagnosing cubital tunnel syndrome. J Shoulder Elbow Surg, 21 (6) : 777-781, 2012.

21) Kang JH, et al : Ultrasonographic and Electrophysiological Evaluation of Ulnar Nerve Instability and Snapping of the Triceps Medial Head in Healthy Subjects. Am J Phys Med Rehabil, 96 (8) : e141-146, 2017.

22) Hartz CR, et al : The pronator teres syndrome : compressive neuropathy of the median nerve. J Bone Joint Surg Am, 63 (6) : 885-890, 1981.

23) Dang AC, et al : Unusual compression neuropathies of the forearm, part II : median nerve. J Hand Surg Am, 34 (10) : 1915-1920, 2009.

24) Asheghan M, et al : The Prevalence of Pronator Teres among Patients with Carpal Tunnel Syndrome : Cross-sectional Study. Int J Biomed Sci, 12 (3) : 89-94, 2016.

25) Strohl AB, et al : Ulnar Tunnel Syndrome, Radial Tunnel Syndrome, Anterior Interosseous Nerve Syndrome, and Pronator Syndrome. J Am Acad Orthop Surg, 25 (1) : e1-10, 2017.

26) Roles NC, et al : Radial tunnel syndrome : resistant tennis elbow as a nerve entrapment. J Bone Joint Surg Br, 54 (3) : 499-508, 1972.

27) Leppilahti J, et al : Surgical treatment of resistant tennis elbow. A prospective, randomised study comparing decompression of the posterior interosseous nerve and lengthening of the tendon of the extensor carpi radialis brevis muscle. Arch Orthop Trauma Surg, 121 (6) : 329-332, 2001.

28) Dang AC, et al : Unusual compression neuropathies of the forearm, part I : radial nerve. J Hand Surg Am, 34 (10) : 1906-1914, 2009.

29) Huisstede B, et al : Interventions for treating the radial tunnel syndrome : a systematic review of observational studies. J Hand Surg Am, 33 (1) : 72-78, 2008.

30) Milz S, et al : Molecular composition and pathology of entheses on the medial and lateral epicondyles of the humerus : a structural basis for epicondylitis. Ann Rheum Dis, 63 (9) : 1015-1021, 2004.

31) Lindenhovius AL, et al : The posttraumatic stiff elbow : a review of the literature. J Hand Surg Am, 32 (10) : 1605-1623, 2007.

32) Mehlhoff TL, et al : Simple dislocation of the elbow in the adult. Results after closed treatment. J Bone Joint Surg Am, 70 (2) : 244-249, 1988.

33) Protzman RR : Dislocation of the elbow joint. J Bone Joint Surg Am, 60 (4) : 539-541, 1978.

34) Schippinger G, et al : Management of simple elbow dislocations. Does the period of immobilization affect the eventual results? Langenbecks Arch Surg, 384 (3) : 294-297, 1999.

35) Maripuri SN, et al : Simple elbow dislocation among adults : a comparative study of two different methods of treatment. Injury, 38 (11) : 1254-1258, 2007.

36) Iordens GI, et al : Early mobilisation versus plaster immobilisation of simple elbow dislocations : results of the FuncSiE multicentre randomised clinical trial. Br J Sports Med, 51 (6) : 531-538, 2017.

37) Fujiya H, et al : Microcurrent electrical neuromuscular stimulation facilitates regeneration of injured skeletal muscle in mice. J Sports Sci Med, 14 (2) : 297-303, 2015.

38) Kang JI, et al : Effects of microcurrent and cryotherapy on C-reactive protein levels and muscle tone of patients with rotator cuff reconstruction. J Phys Ther Sci, 30 (1) : 37-41, 2018.

39) Yoshida A, et al : Regeneration of Injured Tibialis Anterior Muscle in Mice in Response to Microcurrent Electrical Neuromuscular Stimulation with or without Icing. J St Marianna University, 6 : 159-169, 2015.

40) Taylor K, et al : Effect of high-voltage pulsed current and alternating current on macromolecular leakage in hamster cheek pouch microcirculation. Phys Ther, 77 (12) : 1729-1740, 1997.

41) Dolan MG, et al : Cool-Water Immersion and High-Voltage Electric Stimulation Curb Edema Formation in Rats. J Athl Train, 38 (3) : 225-230, 2003.

42) Heath ME, et al : High-voltage pulsed galvanic stimulation : effects of frequency of current on blood flow in the human calf muscle. Clin Sci (Lond), 82 (6) : 607-613, 1992.

43) Michelsson JE, et al : Pathogenesis of experimental heterotopic bone formation following temporary forcible exercising of immobilized limbs. Clin Orthop Relat Res, (176) : 265-272, 1983.

44) Kesmezacar H, et al : The results of conservatively treated simple elbow dislocations. Acta Orthop Traumatol Turc, 44 (3) : 199-205, 2010.

# III

# 機能損傷別之處置

**A** 以局部為中心之評估與物理治療

**B** 受其他部位影響之評估與物理治療

# 1 肘關節伸直機能損傷

**摘要**
- 肘關節伸直機能損傷是因為肱橈關節處的橈骨可動性低下，或肱尺關節之吻合度不良所引起的。
- 藉由誘導肘關節伸直時橈骨頭或尺骨運動來改善活動度或確認疼痛有無減弱，可鎖定問題。
- 改善肘關節伸直可動性、屈曲可動性之後，可改善肱三頭肌機能。

## 前言

　　日常生活中，據說肘關節需要30°～130°的活動度[1]。肘關節攣縮可分為：關節面吻合度不良或存在游離體等關節內的問題，以及關節囊韌帶或周圍肌肉的短縮、異位性骨化等關節外的問題[2]。肘關節創傷後出現肌纖維母細胞，容易引起肘關節攣縮[3]，為了促進正常的治癒反應，控制疼痛也很重要[4]，因此受傷後從早期就努力改善不會疼痛區域的活動度，可減輕疼痛[5]。此外，受傷後6個月之內是恢復活動度的重要時期[6]，需要著眼於異常動作的物理治療處置。

## 肘關節伸直時的異常動作

　　肘關節伸直時的運動不僅有鉸鏈這種單純的動作，還有改變其運動軸產生的螺旋[7]或渦流（vortical flow）[8]動作（圖1）。肘關節的屈曲－伸直軸內側，內上髁下端部分的軸移動少，相對的，外側則伴隨著伸直動作，會以肱骨小頭為中心順時針（右肘）移動，有如螺旋般變化[9]。肘關節伸直時，關節軸動作大的位於肘關節外側的肱橈關節可動性很重要

**圖1　肘屈曲、伸直動作時的渦流**

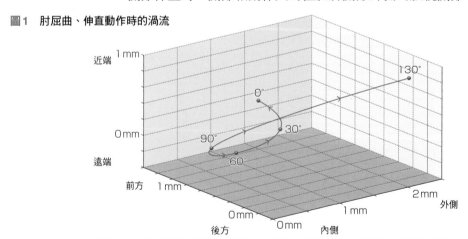

肘關節90°屈曲位起的屈曲時，肘部會往近端、外側位移，相對的，肘關節90°屈曲位起的伸直時，肘部會往近端、後方、外側位移，30°以後會急速往前方位移。　　（引用自文獻8）

肘關節伸直時，橈骨頭會通過肱骨小頭上方往後側下降，略略往內側移動[10]。附著於橈骨粗隆的肱二頭肌緊繃會減少橈骨頭後方可動性（圖2）。此外，前臂旋前攣縮引起的橈骨頭前外側位移（將於「前臂旋前機能損傷」一項（p75～）詳述），也可能減少橈骨頭後內側可動性。

肱尺關節要注意在水平面及冠狀面上的運動。水平面上，以肘關節屈曲90°為界，尺骨在肘伸直時外轉，肘屈曲時也會外轉[9,10]。如果出現肱橈關節的退化性關節炎（OA），肘關節伸直時的尺骨外轉會減少[11]，影響肱橈關節處橈骨頭後方可動性的減少程度（圖2）。尺骨外轉減少引起鷹嘴突前端朝向內側，因而使肱尺關節外側變得狹窄（圖3）。冠狀面上，尺骨在肘伸直時外翻，肘屈曲時內翻[10,12]。肘伸直位下具有外翻作用的肱橈肌[13]緊繃，會誘導肘伸直時的外翻。肘關節伸直時，加上尺骨外翻引起鷹嘴突往內側位移，使肱尺關節內側變得狹窄（圖3）。鷹嘴突與鷹嘴窩的關節面吻合度低下則為肘關節伸直受限的要因。

**OA：**
osteoarthritis

**圖2　肘伸直時橈骨頭後方可動性低下**

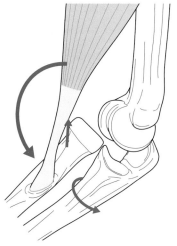

肱二頭肌緊繃引起橈骨後方可動性低下。橈骨後方可動性低下則引起尺骨外轉減少。

**圖3　尺骨排列不良引起肱尺關節面吻合度低下（省略橈骨）**

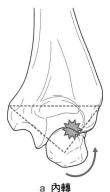

**a 內轉**
尺骨內轉引起鷹嘴突前端朝向內側，使肱尺關節外側變得狹窄。

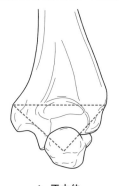

**b 正中位**
正中位下肱尺關節面吻合度高，內上髁、外上髁、鷹嘴突前端形成等腰三角形。

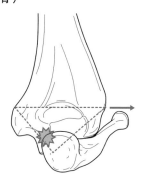

**c 外翻**
尺骨外翻引起鷹嘴突往內側位移，使肱尺關節內側變得狹窄。

肘關節伸直終端角度中，肱尺關節在矢狀面上的運動也很重要。肘關節伸直時，尺骨會經過肱骨滑車上方往後方移動，而在運動終端角度處，尺骨會相對於肱骨往前方位移（圖1）[8]。可想見以鷹嘴突為前端的肱尺關節前方會離開，前方關節囊的柔軟度變得重要。肱肌附著前方關節囊[14,15]。尤其肱肌深頭下外側纖維廣泛起始於上臂外側到外上髁嵴，往前內側方向行走，附著於尺骨冠狀突中央到外側以及前方關節囊上[16]，因此其柔軟度很重要。

肘關節屈曲時，肱橈關節處會一邊接觸橈骨頭中心一邊動作，然而只有在肘關節屈曲終端角度，與肱骨小頭的接觸位置會往橈骨頭前方移動[10]。肘關節屈曲終端角度處橈骨頭往前方旋轉與往後方滑動的動作很重要，需要位於橈骨頭後方的前臂伸肌群及後外側關節囊等肘後外側組織的柔軟度。肱尺關節處如前所述，尺骨在肘屈曲90°以下會外轉、內翻[10]，往外側位移[8]。前臂旋後時也相同，肱尺關節處尺骨會外轉、內翻、往外側位移[17,18]，為了獲得肘關節屈曲活動度，促使前臂旋後變得重要。除此之外，肘關節後方的空間也很重要。肘攣縮時施行侵入性治療鬆動後內側關節囊、肘內側副韌帶（UCL）後斜向纖維（POL）[19]，顯示改善、獲得良好的活動度，因此可想見肘關節後內側組織的柔軟度也很重要。肘部後內側有肱三頭肌內側頭。肱三頭肌內側頭與內側肌間中隔後方相連[20,21]（圖4）。內側肌間中隔前方連接著肱肌深頭前內側纖維[16]，近端也連接著喙肱肌[21]，改善內側肌間中隔柔軟度便與改善肘屈曲活動度有關。

肘關節伸直機能中，肱三頭肌負起了重要責任。正如「肘關節之機能解剖與生物力學」一項（p5〜）所述，肱三頭肌內側頭在淺層處是沿肱骨長軸方向行走，同時附著於鷹嘴突內側端[22]，在深層處則與長頭一起附著於深層肌腱肥厚部內側[23]，相對的，肱三頭肌外側頭的淺層與肱橈肌、前臂伸肌共同肌腱一起大範圍附著於尺骨外側[22]，深層則附著於深層肌腱肥厚部外側[23]，機能上相互對立。除此之外，肱三頭肌內側頭的

UCL：
ulnar collateral ligament

POL：
posterior oblique ligament

圖4　內側肌間中隔周邊解剖圖

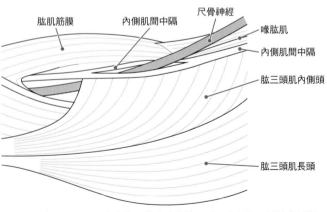

肱肌筋膜　　　內側肌間中隔　　尺骨神經

喙肱肌

內側肌間中隔

肱三頭肌內側頭

肱三頭肌長頭

內側肌間中隔分開了前方的肱肌與後方的肱三頭肌內側頭，近端處則與喙肱肌相連。

肌肉纖維直接附著於鷹嘴突深處[24,25]，伸直終末時具有將鷹嘴突拉往深處的作用。

再者，肱三頭肌的肌肉活動在肘關節屈曲110°時最活躍，隨著肘部伸直，肱三頭肌長頭、外側頭的活動減弱，只有內側頭即使在伸直位時依舊維持其機能[26]。肘關節伸直長期受限會抑制肱三頭肌內側頭的活動，降低鷹嘴突穩定性。肘肌也附著於尺骨後外側及外側關節囊上，有助於肘關節伸直與後外側旋轉穩定性[27]，前臂旋前位下的伸直運動會提高其活動[28]。

## 肘關節伸直機能損傷之評估

### ➤誘發疼痛測試（圖5）

評估強制肘關節伸直（圖5a）、強制屈曲（圖5b）時的肘部疼痛及活動度限制。

接著評估肘關節伸直阻力測試時的疼痛。以肘關節最大伸直位（圖5c）、肘關節110°屈曲位（圖5d）、肩關節最大上舉位、肘關節最大屈曲位（圖5e）進行評估。如果肘關節完全伸直位下疼痛惡化與肱尺關節

**圖5　肘關節伸直、屈曲時的誘發疼痛測試**

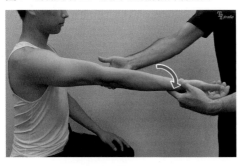
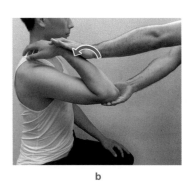

a
評估強制肘關節伸直時的活動度限制及有無疼痛。

b
評估強制肘關節屈曲時的活動度限制及有無疼痛。

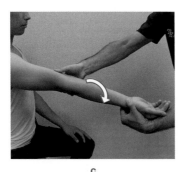
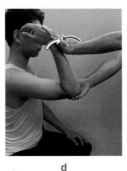
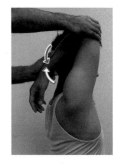

c
肘關節最大伸直下讓肱三頭肌收縮，確認有無疼痛惡化。

d
肘關節110°屈曲位下施行肘關節伸直阻力測試動作，確認有無疼痛惡化。

e
將肩關節抬到最高，在肘關節最大屈曲位下施行肘關節伸直阻力測試動作，確認有無疼痛惡化。

面吻合度不良有關；如果肘關節110°屈曲位下疼痛惡化起因源自肌肉；如果肩關節最大上舉位、肘關節最大屈曲位下疼痛惡化，與肘關節屈曲時肱尺關節面吻合度不良或肱尺關節內壓增加有關。

➤肘關節伸直時的減弱疼痛測試（圖6）

如果出現強制肘關節伸直時的疼痛、活動度限制，或肘關節最大伸直時伸直阻力測試出現疼痛，藉由誘導橈骨頭或尺骨運動，來確認疼痛是否減弱及活動度有無改善。

●**橈骨頭背側推擠測試**（圖6a）

藉由一邊從背側推擠橈骨頭一邊伸直肘部，來確認疼痛是否減弱及活動度有無改善。此外在終端角度讓三頭肌收縮。如果症狀改善，改善橈骨後方可動性低下便很重要。

●**誘導尺骨內翻測試**（圖6b）

藉由一邊誘導尺骨內翻一邊伸直肘關節，來確認疼痛是否減弱及活動度有無改善。此外在終端角度讓三頭肌收縮。如果症狀改善，改善尺骨外翻的增加便很重要。

●**誘導前臂旋後、尺骨外轉測試**（圖6c）

前臂最大旋後，藉由一邊誘導尺骨外轉一邊伸直肘關節，來確認疼痛是否減弱及活動度有無改善。此外在終端角度讓三頭肌收縮。如果症狀改善，改善尺骨外轉的減少便很重要。

圖6　肘關節伸直時的減弱疼痛測試

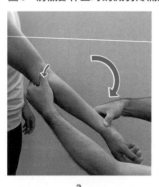 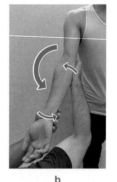 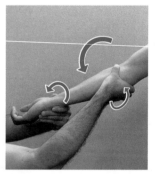

| a | b | c |
|---|---|---|
| 一邊從背側推擠橈骨頭一邊伸直肘部，來確認疼痛是否減弱及活動度有無改善。 | 一邊誘導尺骨內翻一邊伸直肘關節，來確認疼痛是否減弱及活動度有無改善。 | 前臂最大旋後，一邊誘導尺骨近端外轉一邊伸直肘關節，來確認疼痛是否減弱及活動度有無改善。 |

➤肘關節屈曲時的減弱疼痛測試（圖7）

如果出現強制肘關節屈曲時的疼痛、活動度限制，藉由誘導橈骨頭或尺骨運動，來確認疼痛是否減弱及活動度有無改善。

●**橈骨頭背側拉出測試**（圖7a）

藉由一邊從背側拉出橈骨頭一邊推擠橈骨遠端般屈曲，來確認肘關節屈曲時疼痛是否減弱及活動度有無改善。

### ●誘導尺骨外轉測試（圖7b）

藉由一邊誘導尺骨外轉一邊屈曲肘關節，來確認疼痛是否減弱及活動度有無改善。

**圖7　肘關節屈曲時的減弱疼痛測試**

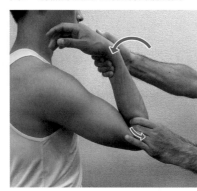
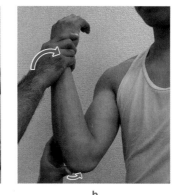

| a | b |
|---|---|
| 一邊將橈骨頭往背側推拉（glide）一邊做肘屈曲，來確認疼痛是否減弱及活動度有無改善。 | 前臂最大旋後，一邊誘導尺骨近端外轉一邊屈曲肘關節，來確認疼痛是否減弱及活動度有無改善。 |

### ➤肘關節伸直阻力測試時的減弱疼痛測試（圖8）

如果肘關節伸直阻力測試時出現疼痛、以及伸直肌力低下，藉由輔助肩胛骨上角（圖8a）及下角（圖8b），來確認疼痛是否減弱及伸直肌力有無改善。如果透過輔助肩胛骨改善了症狀或伸直肌力情況，則改善肩胛胸廓關節機能不全便很重要。

**圖8　肘伸直阻力測試時的減弱疼痛測試**

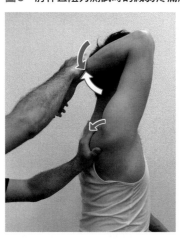
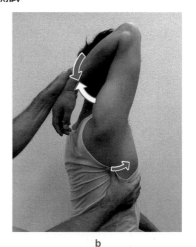

| a | b |
|---|---|
| 以肘關節110°屈曲位或肩關節最大屈曲角度、肘關節最大屈曲位，在誘導肩胛骨上角往內側的狀態下施行肘伸直阻力測試，來確認疼痛是否減弱及伸直肌力有無改善。 | 以肘關節110°屈曲位或肩關節最大上舉位、肘關節最大屈曲位，在誘導肩胛骨下角往外側的狀態下施行肘伸直阻力測試，來確認疼痛是否減弱及伸直肌力有無改善。 |

### ➤評估排列、關節動作

以排列及關節動作來評估減弱疼痛測試中獲得疼痛減弱或活動度改善的有效誘導方向運動是否受到阻礙。

#### ●評估肘關節屈曲－伸直時的肱橈關節動作

觸摸著橈骨頭，以外力進行肘關節伸直運動，確認橈骨頭是否同樣產生往後內側的運動，來評估橈骨頭後方可動性（圖9a）。此外，在屈曲終端角度確認能否從後方觸摸到橈骨頭的左右差異，來確認橈骨頭背側可動性（圖9b）。

**圖9　評估肘關節伸直、屈曲時的橈骨頭**

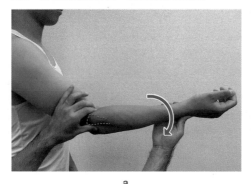 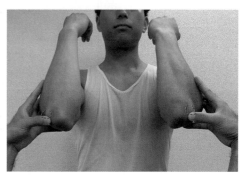

a
抓住橈骨頭，以外力進行肘關節伸直運動，確認橈骨頭的動作。

b
在屈曲終端角度確認能否從後方觸摸到橈骨頭的左右差異。

#### ●評估肘關節屈曲－伸直時的肱尺關節動作

讓肘關節伸直時確認尺骨外翻增加程度是否相同（圖10），尤其可觀察到在終端角度急遽的過度外翻（圖10c）。接著確認肘關節伸直、屈

**圖10　評估肘關節伸直時的尺骨運動**

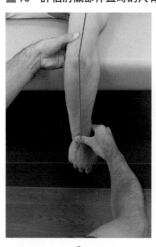 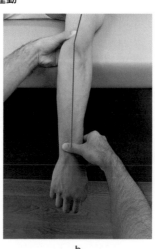 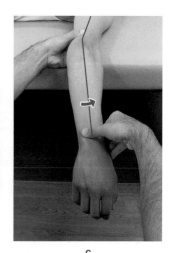

a
患者俯臥在床上，確實抓住患者上臂。

b
以外力伸直手肘，確認是否同樣會尺骨外翻。

c
在終端角度尺骨外翻會急遽增大。

曲時的鷹嘴突軌跡（圖11）。確認鷹嘴突與內上髁、外上髁形成三角形，確認在終末伸直位或屈曲位時鷹嘴突會不會偏向外側（尺骨外轉減少）（圖11c）。

**圖11　評估肘關節伸直、屈曲時的鷹嘴突軌跡**

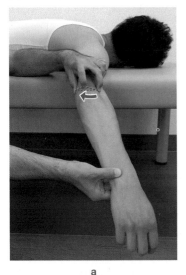 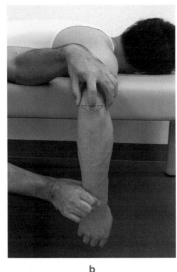 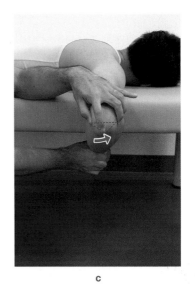

| a | b | c |
|---|---|---|
| 觸摸內上髁、外上髁、鷹嘴突，伸直肘關節的同時伸直鷹嘴突的方向。 | 肘關節90°屈曲位時，內上髁、外上髁、鷹嘴突形成等腰三角形。 | 在肘關節屈曲終端角度尺骨外轉會減少，鷹嘴突朝向外側。 |

●**評估肱三頭肌內側頭機能**

患者肘關節自主伸直，伸直終末時確認肱三頭肌內側頭收縮的左右差異（圖12）。

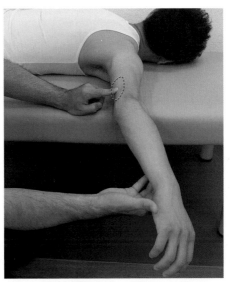

**圖12　評估肘關節伸直終末時的肱三頭肌內側頭機能**　肘關節伸直終末時，確認肱三頭肌內側頭收縮的左右差異。

## 肘關節伸直機能損傷之治療

### ➤改善肘關節伸直活動度

改善肘關節伸直活動度要基於誘發、惡化、減弱疼痛測試的結果，以及實際的關節排列、關節動作的評估，如流程圖（**圖13**）所示，依序進行治療。

**圖13　改善肘關節伸直活動度流程圖**

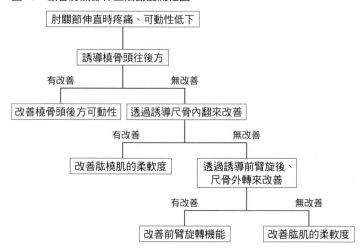

### ●改善橈骨頭後方可動性

要改善肱二頭肌的柔軟度。像要擴大肱二頭肌短頭及長頭間距一般鬆緩，同時往遠端前進（**圖14a**）。此外，也要改善肱肌與肱二頭肌之間的滑動性（**圖14b**）。

**圖14　改善肱二頭肌的柔軟度**

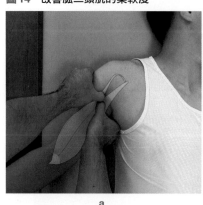

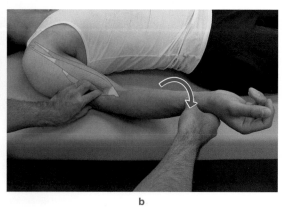

a　手指壓進肱二頭肌短頭與長頭之間，拉開兩肌肉的距離。

b　手指從外側壓進肱二頭肌與肱肌之間，同時讓肘關節屈曲、伸直。

### ●改善肱橈肌的柔軟度

要改善肱橈肌的柔軟度。改善肱橈肌－肱肌之的間滑動性（圖15a），接著將手指壓進肱橈肌前臂部分（圖15b）與旋前圓肌之間（圖15c），藉由手臂旋前旋後來改善柔軟度。如果肱橈肌依舊緊繃，三角肌的緊度會增強外側肌間中隔的緊度，其起端有可能被往近端拉牽。為了減少三角肌到外側肌間中隔的緊繃，要一邊捏住同部位，一邊上下鬆動（圖15d）。

**圖15 改善肱橈肌的柔軟度**

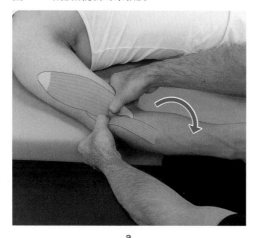

a

手指壓進肱橈肌與肱肌之間，讓肘關節屈曲、伸直。

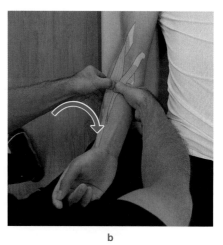

b

像要將肱橈肌前臂部分往外側推擠般與旋前圓肌分離，一邊讓前臂旋前。

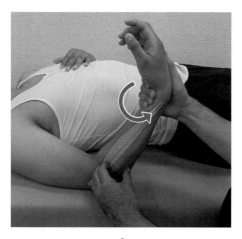

c

手指滑進肱橈肌與前臂伸肌之間，像要拉出前臂伸肌的同時讓前臂旋後。

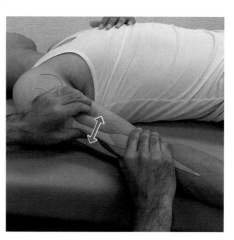

d

從三角肌著骨點到肱橈肌起端，一邊捏住外側肌間中隔，一邊上下鬆動。

## ●改善肱肌的柔軟度

要改善肱肌的柔軟度。首先要改善肱肌與肱二頭肌（圖16a）、或旋前圓肌（圖16b）之間的滑動性。接著透過改善肱肌著骨點的柔軟度來鬆弛前方關節囊（圖16c）。如果肱肌依舊緊繃，喙肱肌的緊度會增強內側肌間中隔的緊繃，肱肌起端有可能被往近端拉牽。為了減少喙肱肌到內側肌間中隔的緊繃，要一邊捏住同部位，一邊上下鬆動（圖16d）。

**圖16　改善肱肌的柔軟度**

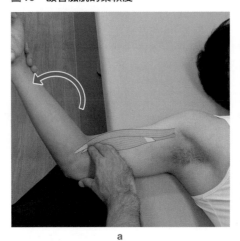

a

手指滑進肱二頭肌下方，抓住肱肌外緣，讓肘關節伸直。

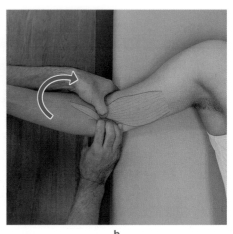

b

手指像要分開肱肌與旋前圓肌一般，讓前臂旋後。

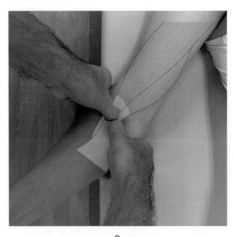

c

將肱二頭肌腱膜往外側分開，觸摸到尺骨冠狀突，像輕輕摩擦著肱肌著骨點。

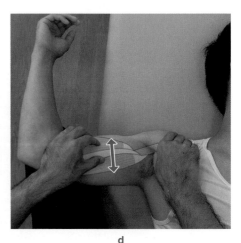

d

一邊抓住喙肱肌，一邊捏住內側肌間中隔上下鬆動。

➤改善肘關節屈曲活動度

改善肘關節屈曲活動度也要基於誘發、惡化、減弱疼痛測試的結果，以及實際的關節排列、關節動作的評估，如圖**17**的流程圖所示依序進行治療（圖**17**）。即使在無法獲得完全肘關節伸直活動度的情況下，藉由著手改善肘關節屈曲活動度，有時可以擴大肱尺關節間隙，改善肘關節伸直活動度。

圖17　改善肘屈曲活動度的流程圖

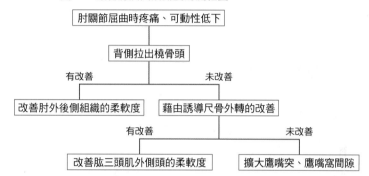

●**改善肘後外側組織的柔軟度**

**ECRB：**
extensor carpi radialis brevis muscle

要改善行走於橈骨頭周圍組織的柔軟度。改善肘肌與前臂伸肌之間的滑動性，擴大橈骨頭後側的間隙（圖**18a**）。此外，要將橈骨頭往背側拉出，改善限制因素的肱二頭肌肌腱（圖**18b**）及橈側伸腕短肌（ECRB，圖**18c**）的柔軟度。

圖18　改善肘後外側組織的柔軟度

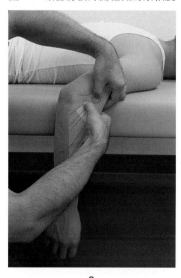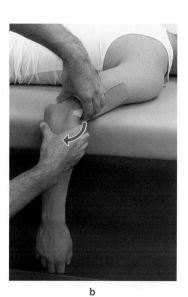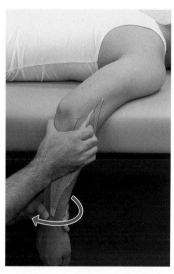

a
手指壓進肘肌與前臂伸肌群之間，要將伸肌拉離肘肌一般。

b
手指壓進肱二頭肌肌腱（橈骨粗隆部分）內側，一邊將橈骨頭拉出背側。

c
手指壓進橈側伸腕長肌與橈側伸腕短肌之間，抓住橈骨頭，讓前臂旋後。

●改善肱三頭肌外側頭的柔軟度

　　要一邊改善肱三頭肌外側頭的柔軟度，一邊讓尺骨外轉（圖19a）。
此外，要鬆動鷹嘴突、拉伸肱三頭肌肌腱（圖19b）。

●擴大鷹嘴突－鷹嘴窩間隙

　　要鬆動鷹嘴突，擴大鷹嘴突與鷹嘴窩之間的間隙（圖20a）。此外，
要改善肱三頭肌內側頭與長頭之間的滑動性（圖20b）。如果終端角度

圖19　改善肱三頭肌外側頭的柔軟度

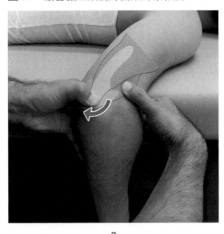

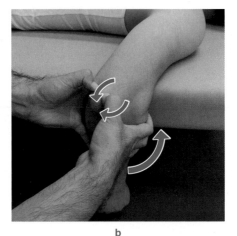

a

一邊手指壓進肱三頭肌外側頭外緣下方，一邊讓
尺骨外轉。

b

一邊拉牽鷹嘴突往下內側，一邊屈曲肘關節，伸
直肱三頭肌肌腱。

圖20　擴大鷹嘴突－鷹嘴窩間隙

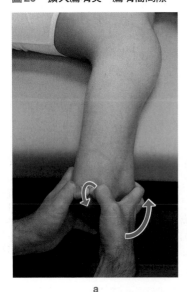

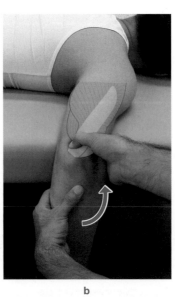

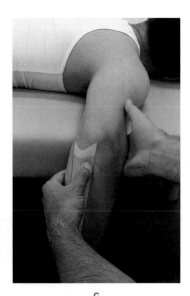

a

手指壓住鷹嘴突，像要離開鷹嘴窩一
般往施作者面前拉，同時屈曲患者肘
關節。

b

手指一邊壓進肱三頭肌內側頭與長頭
之間，一邊屈曲患者肘關節。

c

手指滑進尺骨與FCU之間。

FCU：
flexor carpi ulnaris

仍舊殘留肘屈曲限制，要改善尺側屈腕肌（FCU）與後斜向纖維（POL）間的滑動性（圖20c）。

### ➤改善肱三頭肌的機能

盡可能改善肱尺關節面吻合度之後，努力改善肱三頭肌與肘肌的機能。

首先，為了促使肱三頭肌內側頭收縮，要在前臂旋前位下讓肱三頭肌等長收縮（圖21a）。此外為了促使肘肌收縮，也以前臂旋前位進行運動（圖21b）。在四肢朝地或伏地挺身等承重姿勢下，也要確認肱三頭肌內側頭及肘肌有無收縮（圖21c）。

圖21　動態改善肘關節伸直機能

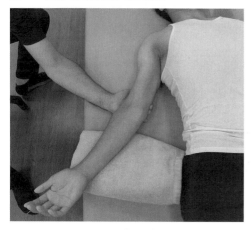

a

肩胛骨維持內收，前臂旋後位，擠壓在前臂近端下墊著的毛巾。

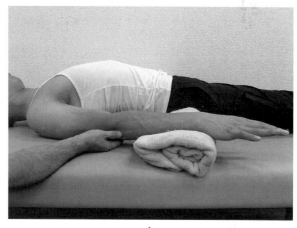

b

肩胛骨維持內收，前臂旋前位，擠壓在前臂近端下墊著的毛巾。

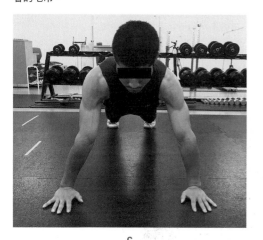

c

伏地挺身等承重姿勢下，讓肘關節伸直到終端角度。

## 參考文獻

1) Morrey BF, et al：A biomechanical study of normal functional elbow motion. J Bone Joint Surg Am, 63 (6)：872-877, 1981.

2) Morrey BF：Post-traumatic contracture of the elbow. Operative treatment, including distraction arthroplasty. J Bone Joint Surg Am, 72 (4)：601-618, 1990.

3) Hildebrand KA：Posttraumatic elbow joint contractures：defining pathologic capsular mechanisms and potential future treatment paradigms. J Hand Surg Am, 38 (11)：2227-2233, 2013.

4) Monument MJ, et al：Posttraumatic elbow contractures：targeting neuroinflammatory fibrogenic mechanisms. J Orthop Sci, 18 (6)：869-877, 2013.

5) de Haan J, et al：Functional treatment versus plaster for simple elbow dislocations (FuncSiE)：a randomized trial. BMC Musculoskelet Disord, 11：263, 2010.

6) Giannicola G, et al：Critical time period for recovery of functional range of motion after surgical treatment of complex elbow instability：prospective study on 76 patients. Injury, 45 (3)：540-545, 2014.

7) Bottlang M, et al：Assessment of elbow joint kinematics in passive motion by electromagnetic motion tracking. J Orthop Res, 18 (2)：195-202, 2000.

8) Adikrishna A, et al：Vortical flow in human elbow joints：a three-dimensional computed tomography modeling study. J Anat, 225 (4)：390-394, 2014.

9) Goto A, et al：Three-dimensional in vivo kinematics during elbow flexion in patients with lateral humeral condyle nonunion by an image-matching technique. J Shoulder Elbow Surg, 23 (3)：318-326, 2014.

10) Goto A, et al：In vivo elbow biomechanical analysis during flexion：three-dimensional motion analysis using magnetic resonance imaging. J Shoulder Elbow Surg, 13 (4)：441-447, 2004.

11) Miyake J, et al：Kinematic changes in elbow osteoarthritis：in vivo and 3-dimensional analysis using computed tomographic data. J Hand Surg Am, 38 (5)：957-964, 2013.

12) Van Roy P, et al：Arthro-kinematics of the elbow：study of the carrying angle. Ergonomics 48 (11-14)：1645-1656, 2005.

13) An KN, et al：Muscles across the elbow joint：a biomechanical analysis. J Biomech, 14 (10)：659-669, 1981.

14) Tubbs RS, et al：Capsular attachment of the brachialis muscle (Portal's muscle)：an anatomical and functional study. Surg Radiol Anat, 30 (3)：229-232, 2008.

15) Vadgaonkar R, et al：An anatomical and clinical insight on brachialis with emphasis on portal's muscle. Rom J Morphol Embryol, 51 (3)：551-553, 2010.

16) Leonello DT, et al：Brachialis muscle anatomy. A study in cadavers. J Bone Joint Surg Am, 89 (6)：1293-1297, 2007.

17) Kasten P, et al：Kinematics of the ulna during pronation and supination in a cadaver study：implications for elbow arthroplasty. Clin Biomech (Bristol, Avon), 19 (1)：31-35, 2004.

18) Omori S, et al：In vivo three-dimensional elbow biomechanics during forearm rotation. J Shoulder Elbow Surg, 25 (1)：112-119, 2016.

19) Wada T, et al：The medial approach for operative release of post-traumatic contracture of the elbow. J Bone Joint Surg Br, 82 (1)：68-73, 2000.

20) Caetano EB, et al：The arcade of Struthers：an anatomical study and clinical implications. Rev Bras Ortop, 52 (3)：331-336, 2017.

21) Wehrli L, et al：The internal brachial ligament versus the arcade of Struthers：an anatomical study. Plast Reconstr Surg, 115 (2)：471-477, 2005.

22) Keener JD, et al：Insertional anatomy of the triceps brachii tendon. J Shoulder Elbow Surg, 19 (3)：399-405, 2010.

23) Windisch G, et al：The triceps brachii muscle and its insertion on the olecranon. Med Sci Monit, 12 (8)：BR290-294, 2006.

24) Barco R, et al：The distal triceps tendon insertional anatomy-implications for surgery. JSES Open Access, 1 (2)：98-103, 2017.

25) Belentani C, et al：Triceps brachii tendon：anatomic-MR imaging study in cadavers with histologic correlation. Skeletal Radiol, 38 (2)：171-175, 2009.

26) Kholinne E, et al：The different role of each head of the triceps brachii muscle in elbow extension. Acta Orthop Traumatol Turc, 52 (3)：201-205, 2018.

27) Pereira BP：Revisiting the anatomy and biomechanics of the anconeus muscle and its role in elbow stability. Ann Anat, 195 (4)：365-370, 2013.

28) Bergin MJ, et al：Functional differences between anatomical regions of the anconeus muscle in humans. J Electromyogr Kinesiol, 23 (6)：1391-1397, 2013.

# 2　肘關節外翻制動機能損傷

摘要

■ 肘關節外翻制動機能損傷尤其要留意尺側外翻半脫位（valgus ulnar subluxation）及屈指淺肌（FDS）的機能低下。

■ 透過利用超音波觀察肘關節內側的關節內餘音假影（RDA），可評估靜態、動態外翻制動機能。

■ 改善排列或動作異常之後，要訓練旋前屈肌群，努力改善外翻制動機能。

III
機能損傷別之處置

## 前言

**FDS：**
flexor digitorum
superficialis

**RDA：**
ring-down artifact

**UCL：**
ulnar collateral
ligament

以棒球為代表，許多過肩運動員身上會產生肘關節外翻制動機能低下[1]。肘關節外翻制動機能大致可分為靜態外翻制動機能與動態外翻制動機能。另一方面，近年來對動態外翻制動機能的代表——旋前屈肌群著骨處構造的理解大有進展[2,3]，也逐漸解明瞭靜態外翻制動機能與動態外翻制動機能的交互作用。此外，藉由積極地利用超音波，便可客觀評估外翻制動機能及判定物理治療的成效[4,5]。尺側外翻半脫位（valgus ulnar subluxation，使肘關節外翻排列、外翻不穩定成為常態）在針對肘內側副韌帶（UCL）損傷的物理治療處置中，會成為代表性的阻礙因子（審註：原文「抵抗因子」。在此處應指產生不良預後或難以治療的因素。），因此要多注意。

## 肘關節外翻制動機能與低下

肘關節伸直時，尺骨在冠狀面上會外翻[6,7]。此外前臂旋前時，由於橈骨內翻，肘關節看起來是內翻位，不過肱尺關節處的尺骨卻是內轉、外翻[8,9]。投球等過肩動作時，肘關節的外翻應力增加，一邊重複著肘關節伸直、前臂旋前運動[10]，棒球選手的肘關節大多呈現肘關節外翻、前臂旋前排列，形成肱尺關節過度外翻排列。此外肘屈肌針對投球時的肘關節急遽伸直有煞車作用[11,12]，反覆投球會使肘屈肌緊繃。其中肱橈肌不管前臂姿勢為何，會在抵抗肘關節屈曲時收縮，並且會因前臂旋前的向心收縮與前臂旋後的離心收縮增加肌肉活動[13]。肘關節伸直時有外翻作用的肱橈肌[14]緊繃，會使得肘關節伸直時外翻增加。肱尺關節過度外翻排列會使得肘關節內側支撐結構持續拉伸，引起肘關節外翻制動機能低下。

**AOL：**
anterior oblique
ligament

投球時UCL處會產生張力。利用骨骼肌模擬來推測施加於61名學童期棒球選手UCL前斜向纖維（AOL）的張力，將從腳部觸地到球離手視

MER：

maximum external
rotation

為100％的投球區間，在60％投球區間——肩關節最大外轉（MER）前AOL的前側纖維、後側纖維都會產生最大張力（**圖1**），這與肘關節外翻力矩到達顛峰的59％投球區間幾乎完全一致[15]。再加上前斜向纖維（AOL）的前側纖維在球離手時張力也會再度增大，呈現雙峰性。AOL前側纖維的平均最大張力是51.1±16.3N，AOL後側纖維的平均最大張力則是50.5±18.3N。據說AOL的斷裂強度是260.9N[16]，學童期的斷裂強度則不到這程度。報告指出學童期施加的肘外翻力矩有27±12Nm[15]，而成人期的外翻力矩有75.2±15.5Nm[10]，因此可預想到成人期施加的負荷將近3倍。假設即便施加於AOL的張力有3倍，投1球就抵達斷裂強度的可能性很低，然而張力反覆施加於肘內側副韌帶（UCL），絕對會引起UCL機能不全。

肘外翻應力施加於UCL時，肱橈關節也與制動該應力有關[17]。利用骨骼肌模擬來推測施加於61名學童期棒球選手肱骨小頭的接觸力，在腳部觸地到球離手之前的50％投球區間產生了接觸力（**圖2**）。在施加於UCL的張力增加之前，施加於肱骨小頭的接觸力便增大，肘外翻應力來說，有可能首先在肱橈關節產生衝撞，之後再增加施加於UCL的張力。

**圖1　學童期棒球選手投擲動作中施加於AOL張力之推測值**

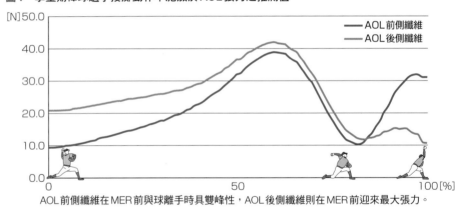

AOL前側纖維在MER前與球離手時具雙峰性，AOL後側纖維則在MER前迎來最大張力。

**圖2　學童期棒球選手投擲動作中施加於肱骨小頭接觸力之推測值**

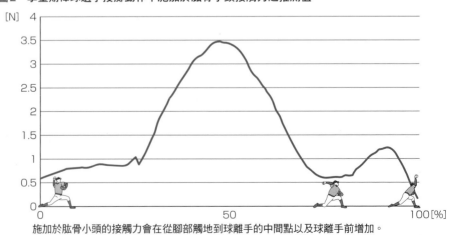

施加於肱骨小頭的接觸力會在從腳部觸地到球離手的中間點以及球離手前增加。

若要提升肘關節外翻制動機能，肱橈關節的吻合度就很重要。

肘內側副韌帶（UCL）損傷的物理治療處置中，UCL機能不全的影響很大。Kim等人[18]使用超音波，透過在肘關節外翻應力下的關節內餘音假影（RDA），來評估UCL機能不全，顯示其存在對UCL損傷的物理治療而言是種阻礙因子。筆者親身經歷來說，針對65例UCL損傷患者物理治療後有成效者53例，完全復出率81.6％，而針對外翻應力下可見到關節內RDA的49例來探討，其中完全復出者為37例，比例低至75.5％（沒見到關節內RDA的16例則全部完全復出）。不僅如此，靜止時也可見到關節內RDA的6例中，完全復出者2例，剩下⅓。這種現象顯示由於過度外翻排列及外翻不穩定成為常態，關節間隙呈現經常大開的狀態。前十字韌帶損傷中，將即使不施加外力，脛骨也會往前方位移的狀態稱為脛前半脫位（anterior tibial subluxation），經常可見其預後不良的報告[19-22]。肘關節外翻排列、外翻不穩定成為常態也應稱為尺側外翻半脫位（valgus ulnar subluxation），可想見在針對UCL損傷的物理治療處置中具有重大意義（圖3）。

UCL遠端部位損傷會增加外翻不穩定性[23]，成為物理治療的阻礙因子[24]。UCL的血流是由從內上髁穿入、從近端往遠端行走的動脈，再加上前斜向纖維（AOL）近端部位處旋前屈肌群內的動脈分枝來提供血液，而另一方面，UCL遠端部位則缺乏血流[25]。以筆者親身經歷來說，UCL遠端部位損傷患者6例中也不過2例完全復出。此外韌帶內可觀察到血流的29例中有26例（89.7％）完全復出，韌帶內血流占重要地位的可能性很高。除此之外，UCL遠端也與周圍肌肉相連，屈指淺肌（FDS）宛如覆蓋AOL全長50％的略遠端般延續著，尺側屈腕肌（FCU）則覆蓋著UCL遠端後側20％[23]。UCL遠端損傷如後所述，有可能產生動態肘關節穩定性低下。

FCU：
flexor carpi ulnaris

**圖3　尺側外翻半脫位與關節內RDA**

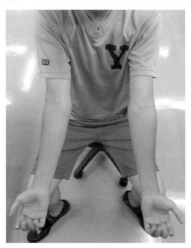

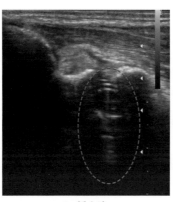

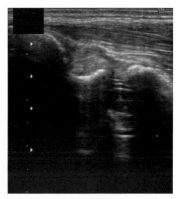

b　靜止時　　　　　　c　有外翻應力時

瘁癒困難的患者中，很多人在靜止時也能見到肘內側關節內RDA，成為常態。

a

FCR：
flexor carpi
radialis

動態肘關節外翻制動機能方面，有存在於肘關節內側的旋前圓肌、橈側屈腕肌（FCR）、FCU、FDS[26-28]。近年來，主張將AOL視為貼襯旋前圓肌、FDS、FCU、肱肌共同筋膜的組織[2]，更是擔負起動態穩定結構的角色之一而備受矚目（本項為與他項整合，以AOL稱呼）。

旋前圓肌肱頭與橈側屈腕肌（FCR）、掌長肌、屈指淺肌（FDS）的肌間中隔形成前方共同肌腱，延續到前斜向纖維（AOL）前側，尺側屈腕肌（FCU）與FDS的肌間中隔形成後方共同肌腱，延續到AOL後側[2,3]。尺骨冠狀突附近有這些肌腱再加上肱肌，來自前側及後側、近端及遠端各方向的肌腱組織有如船帆般拉緊AOL，形成了穩定肘關節內側的構造[2]。

探討動態肘關節外翻制動機能之際，不僅肌腱組織，也有必要考慮肌肉組織對關節的穩定性。肌腱組織藉由拉緊AOL發揮「收緊關節」的作用，相對的，直接附著於內上髁的肌肉則拉近肱骨與尺骨「關閉關節」，負責補足AOL的作用。旋前圓肌與FCU是單獨、直接附著於內上髁的肌肉組織[3]。另一方面，FDS則與FCU、FCR形成共同肌腱，附著於內上髁[23]。

仔細觀察FDS與周圍旋前屈肌群的解剖位置，無名指FDS在其前方與旋前圓肌、掌長肌、FCR形成前方共同肌腱（圖4a），附著到內上髁（圖4d）。中指FDS除了起始於橈骨，也起始於FCR及無名指FDS，與無名指FDS一起位於FDS的淺層（圖4c）。來看看連結前方共同肌腱的肌肉由什麼神經支配，旋前圓肌與FCR是由正中神經的同個分枝支配，中指及無名指FDS也受到正中神經的同個分枝所支配（圖5）[29,30]。為了掌握前方共同肌腱的機能，最好評估旋前圓肌、FCR發揮的旋前機能以及中指、無名指近端指間關節（PIP）的關節屈曲機能。

無名指FDS在其後方也會與FCU形成後方共同肌腱（圖4b），附著於內上髁（圖4c）。換句話說，無名指FDS藉由前方及後方共同肌腱，負起收緊關節的重責大任。來看看FDS的支配神經，中指、無名指、小指FDS是由同一分枝支配，然而其中走向中指FDS的神經先分枝，之後再分出走往無名指、小指FDS的神經（圖5）。根據FDS的神經肌肉動員相關的運動單位研究[31]指出，小指與無名指的FDS有關聯，最大自主收縮（MVC）10%以下的微弱小指PIP的關節屈曲，會引起無名指PIP關節屈曲，而MVC 30%左右的無名指PIP關節屈曲也會引起小指PIP關節屈曲。從神經支配或運動單位的觀點來看，無名指FDS與小指FDS會同時發揮作用。不僅如此，從小指、無名指PIP關節屈曲時FCU的肌電圖波形來看，肌肉活動會提高到MCV 90%（食指、小指PIP關節屈曲時50%以下，中指、無名指PIP關節屈曲時30%以下）。由此可知，為了掌握後方共同肌腱機能，評估無名指、小指PIP關節屈曲機能為佳。

MVC：
maximal voluntary
contraction

PIP：
proximal
interphalangeal

食指FDS與小指FDS起於中間肌腱，位於深層（圖4c）。除此之外，有報告指出，起端於中間肌腱的手指變化多端，具有食指與小指再加上

無名指FDS部分起端者55.8％，具有中指FDS部分起端者為34.6％[32]。食指FDS近端部分肌腹延續到比中間肌腱更位於近端的位置並停止，被無名指FDS走往前方共同肌腱的肌腹以及走往後方共同肌腱的肌腹所覆蓋（**圖4d,e**）。食指FDS近端肌腹起端宛如覆蓋著AOL（**圖4f**），拉緊AOL，可想見具有「收緊關節」的作用。

**圖4　旋前屈肌群的詳細解剖圖**

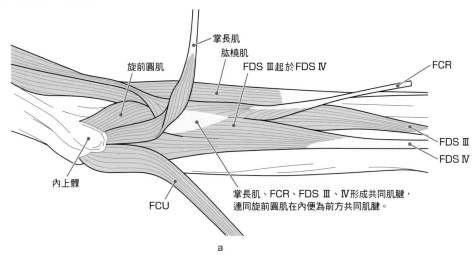

掌長肌
肱橈肌
旋前圓肌
FDS Ⅲ起於FDS Ⅳ
FCR
FDS Ⅲ
FDS Ⅳ
內上髁
FCU
掌長肌、FCR、FDS Ⅲ、Ⅳ形成共同肌腱，連同旋前圓肌在內便為前方共同肌腱。

a

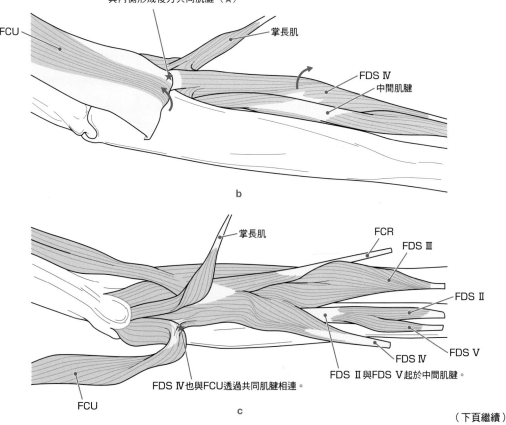

將FCU往上翻便可見到尺骨冠狀突，翻開FDS Ⅳ，其內側形成後方共同肌腱（★）
FCU
掌長肌
FDS Ⅳ
中間肌腱

b

掌長肌
FCR
FDS Ⅲ
FDS Ⅱ
FDS Ⅳ
FDS Ⅴ
FDS Ⅱ與FDS Ⅴ起於中間肌腱。
FDS Ⅳ也與FCU透過共同肌腱相連。
FCU

c

（下頁繼續）

（接續前頁）

切除掌長肌後，其內側有與FCR、FDS Ⅳ的共同肌腱，延續至內上髁。
此外，FDS Ⅲ也透過FDS Ⅳ、FCR相連。

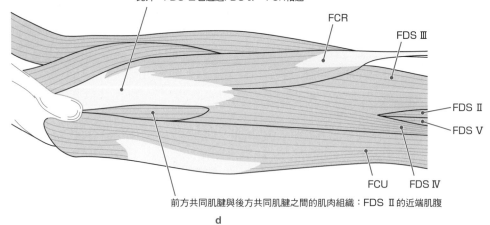

FCR

FDS Ⅲ

FDS Ⅱ

FDS Ⅴ

FCU　FDS Ⅳ

前方共同肌腱與後方共同肌腱之間的肌肉組織：FDS Ⅱ的近端肌腹

d

FDS Ⅳ

切開FCU、FDS之間直到內上髁，
翻開FCU。

FDS Ⅱ近端肌腹的構造類似潛到
FDS Ⅳ肌腹下方，遠端附著於中
間肌腱。

FDS Ⅱ · Ⅴ

中間肌腱

e

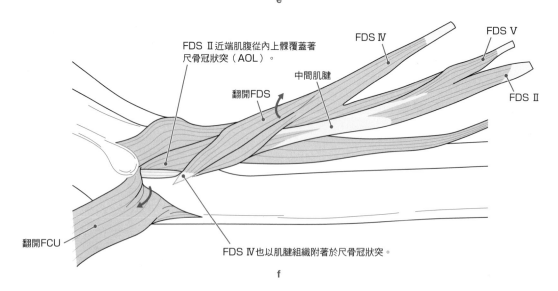

FDS Ⅱ近端肌腹從內上髁覆蓋著
尺骨冠狀突（AOL）。

FDS Ⅳ

FDS Ⅴ

翻開FDS

中間肌腱

FDS Ⅱ

翻開FCU

FDS Ⅳ也以肌腱組織附著於尺骨冠狀突。

f

60

圖5　前臂旋前屈肌群的支配神經

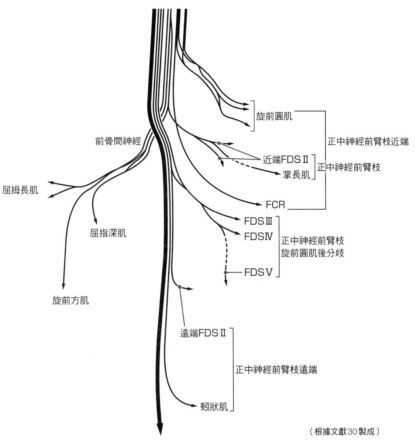

（根據文獻30製成）

　　系統發生學方面，食指屈指淺肌（FDS）近端肌腹發育自內上髁，著骨點往遠端延伸，相對的，食指（遠端肌腹）、中指、無名指、小指FDS著骨點則是從腕關節、手部緩緩往近端移動[33]。食指FDS的近端肌腹與遠端肌肉部位各有各的支配神經，近端肌腹與掌長肌同樣受到正中神經分枝的支配，遠端則單獨受到正中神經折返分枝的支配[30]。支配神經方面來看，考慮到即使食指與小指獨立於其他手指，但中間肌腱以下必定會連結在一起的解剖學特徵，藉由讓食指屈指淺肌（FDS）與小指FDS同時收縮評估其機能，便可掌握讓前斜向纖維（AOL）緊繃的機能。

　　評估動態肘外翻制動機能方面，有報告利用超音波，看看透過使前臂旋前屈肌群收縮能否動態地縮小肘內側關節間隙來評估[4,34]。以筆者親身經歷來說，也會透過FDS收縮來評估關節內餘音假影（RDA）是否可能消失。有外翻應力時出現關節內RDA的49例中，食指、小指PIP關節屈曲下關節內RDA未消失者有5例，其中完全復出者只有1例（20%）。無名指、小指PIP關節屈曲下關節內RDA未消失者有14例，完全復出者有4例，占28.6%。中指、無名指關節屈曲下關節內RDA未消失者有6例，其中完全復出者只有1例（13.3%）。3個測試關節內

RDA全都沒有消失者有3例，沒有人完全復出。由此可知，FDS機能不全將致使動態肘關節外翻制動機能低下，有可能對肘內側副韌帶（UCL）損傷的物理治療處置產生重大影響。

## 肘關節外翻制動機能之評估

### ▶誘發、減弱疼痛測試

首先施行外翻壓力測試（moving valgus stress test[35]，**圖6a**）。報告中寫到若120～70°下患者主訴疼痛與不穩定感則為陽性，不過也要確

**圖6　評估肘關節過度（forced）外翻時的疼痛**

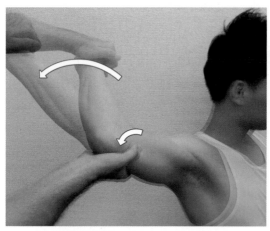
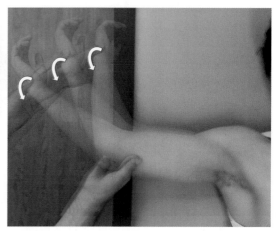

**a　外翻壓力測試 moving valgus stress test**
肩關節90°外展位下固定肱骨，讓肘部以肘關節最大屈曲位外翻到肩關節外展終端角度。維持肘關節外翻應力，一邊迅速讓肘部伸直到30°。

**b**
固定肱骨，一邊緩緩改變肘部角度，一邊強制外翻，評估發生疼痛的角度。

**圖7　評估肘關節內翻阻力測試時的疼痛**

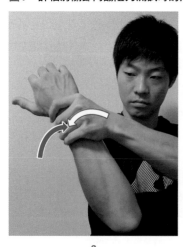
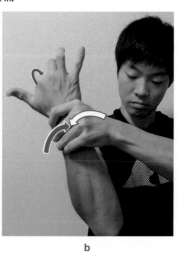
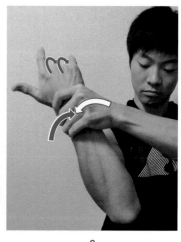

**a**
從肘關節最大外翻位往內翻方向施力，評估有無疼痛。

**b**
讓食指PIP關節屈曲，施行內翻阻力測試，評估疼痛有無惡化。

**c**
讓食指、無名指（或無名指、小指）PIP關節屈曲，施行內翻阻力測試，評估疼痛有無減弱。

認伸直更多的角度下有無疼痛。接著改變肘關節屈曲角度，強制患者肘關節外翻，評估肘部疼痛（**圖6b**）。在接近移動外翻應力測試中主訴有症狀的角度時，尤其要詳細評估。

接著施行肘關節內翻阻力測試，觀察是否產生疼痛（**圖7a**）。許多患者即使外力施行的肘關節外翻消失，也會在內翻阻力測試時產生疼痛。為了發揮投球時球離手前，食指與中指近端指間（PIP）關節產生的強大力量[36,37]，也有可能尤其因為施加於食指屈指淺肌（FDS）著骨點的

**圖8　以MER誘發疼痛**

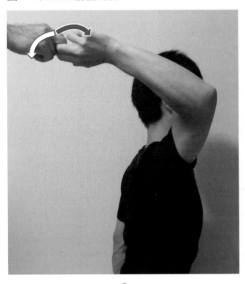

a

一邊抓住食指與中指，一邊以肩外展位將肘部外翻到肩關節外轉終端角度，讓患者抵抗往後方的拉力，評估有無疼痛。

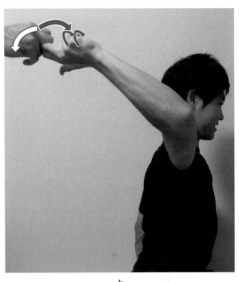

b

屈曲無名指、小指PIP關節的狀態下進行a，確認疼痛是否減弱。

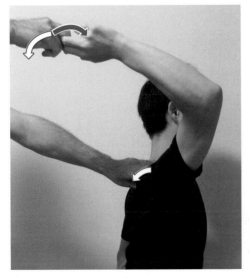

c

一邊誘導肩胛骨上角移往內側，一邊進行a，確認疼痛是否減弱。

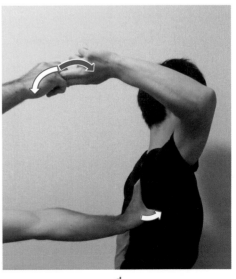

d

一邊誘導肩胛骨下角移往外側，一邊進行a，確認疼痛是否減弱。

拉伸應力，增加對前斜向纖維（AOL）的負擔。這種情況下，如圖7b般屈曲食指PIP關節的狀態會使疼痛惡化。此外要藉由屈曲中指、無名指或無名指、小指的PIP關節，提高FDS的「收緊關節」機能，來確認疼痛是否減弱（圖7c）。

最後，要模擬投擲動作施行誘發測試。以肩關節最大外轉（MER，圖8a）或球離手（圖9a）的姿勢對食指、中指中間指骨施加阻力，同時

**圖9　以球離手的姿勢誘發疼痛**

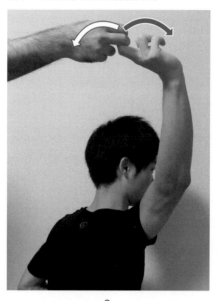

a

一邊抓住食指與中指，一邊以球離手的姿勢讓患者抵抗往後方的拉力，評估有無疼痛。

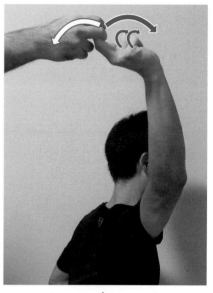

b

屈曲無名指、小指PIP關節的狀態下進行a，確認疼痛是否減弱。

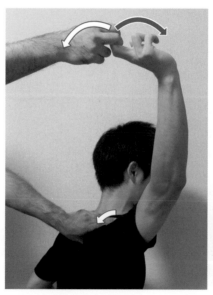

c

一邊誘導肩胛骨上角移往內側一邊進行a，確認疼痛是否減弱。

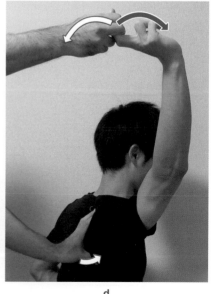

d

一邊誘導肩胛骨下角移往外側一邊進行a，確認疼痛是否減弱。

觀察是否會產生疼痛。除此之外，屈曲無名指、小指PIP關節（圖8b,9b），觀察疼痛有無減弱。

如果疼痛減弱了，則懷疑是屈指淺肌（FDS）機能低下。輔助肩胛骨上角（圖8c,9c）、下角（圖8d,9d）動作，確認疼痛是否減弱，確認肩胛胸廓關節機能是否低下。

### ➤評估肘關節外翻制動機能

減弱疼痛測試得知的有效機能後，評估排列、關節動作、肌肉機能。

### ●靜態尺骨外翻排列

在肘關節完全伸直、前臂旋後下，確認肘關節外翻排列的左右差異（圖10）。由於旋前攣縮看起來會呈現肘關節內翻（橈骨內翻、尺骨外翻），因此務必同時確認肱骨、尺骨的內側連線，評估尺骨過度外翻排列（圖10）。也要利用超音波評估靜止時肘關節內側間隙的張大情況。如果出現關節內餘音假影（RDA），則可認為是尺側外翻半脫位（valgus ulnar subluxation，圖3）。

### ●靜態肘關節外翻制動機能

確認強制肘關節外翻時的外翻角度及終末感覺，評估靜態肘關節外翻制動機能。如果出現肘內側副韌帶（UCL）機能不全，感受不到UCL引

**圖10 觀察肘關節外翻排列**

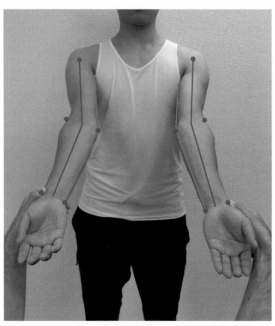

藉由結節間溝、內上髁外上髁中點、橈骨尺骨莖突中點，比較肘關節外翻排列的左右差異。此外，也要同時確認肘內側連線，評估尺骨外翻情況。

起的乾澀終末感覺，外翻角度便比對側來得大（**圖11a**）。接著為了確認肱橈關節面吻合度，要一邊將橈骨壓進後方，一邊強制肘關節外翻，像**圖11b**一樣確認肘關節外翻腳是否減少。此外要利用超音波，施加往肘關節外翻方向的前臂自身重量應力（**圖12a**），來評估關節內餘音假影（RDA，**圖12b**）。

### ●動態肘關節外翻制動機能

尤其屈指淺肌（FDS）、旋前圓肌、尺側屈腕肌（FCU）負起擔當動態肘關節外翻制動結構的重要責任。前臂自身重量應力下讓FDS收縮，來確認能否減少關節內RDA（**圖12c**）。藉由食指、小指FDS收縮（**圖13a**），讓FDS食指近端肌腹著骨點的前斜向纖維（AOL）緊繃，來評估肘關節固定性是否增加。此外藉由無名指、小指屈指淺肌（FDS）收縮

**圖11　評估強制肘關節外翻時的終末感覺與肱橈關節面吻合度**

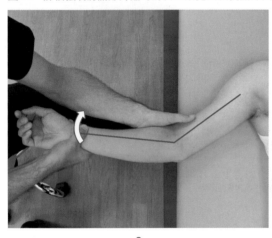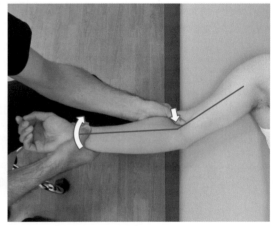

a

尤其要確認出現疼痛的肘關節屈曲角度下，強制外翻的終末感覺及外翻角度。

b

一邊擠壓橈骨頭一邊強制肘部外翻，確認外翻角度有無減少。

**圖12　評估前臂自身重量應力下的肘內側關節間隙**

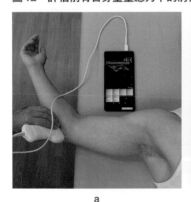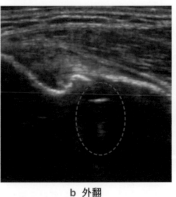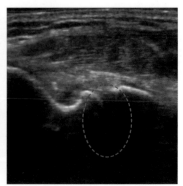

a

前臂垂下床邊，施加前臂自身重量應力。

b　外翻

前臂自身重量應力下出現關節內RDA。

c　外翻＋FDS收縮

前臂自身重量應力下讓FDS收縮，關節內RDA消失。

（圖13b）或尺側屈腕肌（FCU）收縮（圖13d），特別評估因為後方共同肌腱使關節間隙縮小的機能。接著藉由中指、無名指FDS收縮（圖13c）或旋前圓肌收縮（圖13e），特別評估前方共同肌腱能否補足AOL機能。

## 肘關節外翻制動機能之治療

改善肘關節外翻制動機能，要根據誘發、惡化、減弱疼痛測試的結果，以及實際排列的關節排列、關節動作的評估，如流程圖（圖14）所示依序進行治療。

**圖13　前臂自身重量應力＋FDS收縮下評估肘關節內側間隙**

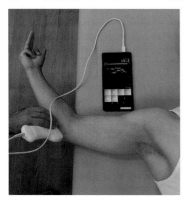

a

前臂垂下床邊，一邊施加前臂自身重量應力，一邊屈曲食指、小指PIP關節，確認關節內RDA是否消失。

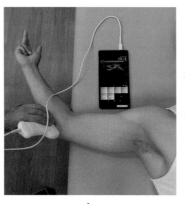

b

與a相同，屈曲無名指、小指PIP關節，確認關節內RDA是否消失。

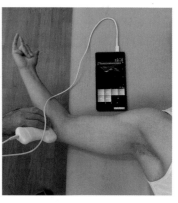

c

與a相同，屈曲中指、無名指PIP關節，確認關節內RDA是否消失。

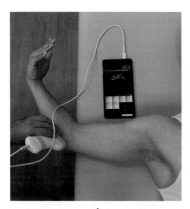

d

藉由前臂最大旋後位下由腕關節小指側掌屈，主要讓FCU收縮，確認關節內RDA是否消失。

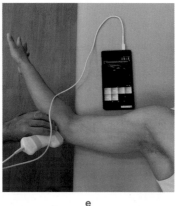

e

藉由前臂最大旋前，主要讓旋前圓肌收縮，確認關節內RDA是否消失。

### ➤改善肘關節外翻排列
#### ●改善肱橈肌的柔軟度

要改善肱橈肌的柔軟度。改善肱橈肌至肱肌之間的滑動性（圖15a），接著一邊誘導肱橈肌前臂部分的走向往側邊移動，一邊改善柔軟度（圖15b）。藉由將肱橈肌的走向從肘關節伸直軸前方往側邊移動，減少肘關節伸直時的阻力，減少尺骨外翻。

#### ●尺骨鬆動術

施行尺骨鬆動術。尤其要對呈現旋前排列的患者施行尺骨外轉鬆動術（圖16a）。接著透過腕關節，一邊將橈骨往旋後方向推擠，一邊往內翻方向自我伸展（圖16b）。如果過度外翻排列成為常態，橈骨會相對於尺骨往遠端位移，旋前屈肌則大多過度緊繃。肘關節輕度屈曲下讓橈骨

圖14　改善肘關節外翻制動機能流程圖

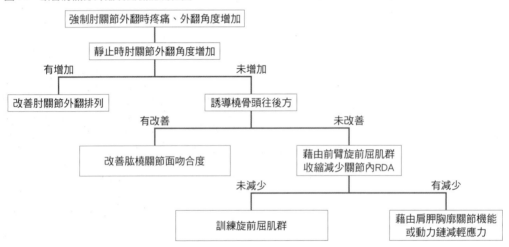

圖15　改善肱橈肌柔軟度

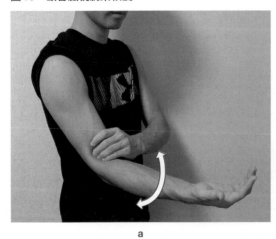

a

手指壓進肱橈肌與肱肌之間，反覆肘部屈曲伸直運動。

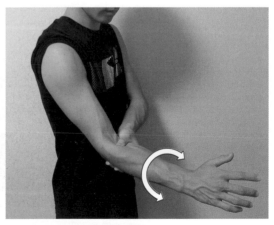

b

像要讓肱橈肌前臂部分肌腹往外側移動一般，一邊前臂旋前旋後運動，一邊將肱橈肌從內側往外側推擠。

尺骨靠近一般壓迫，同時將橈骨相對於尺骨往近端推擠，藉此舒緩旋前屈肌，接下來更一邊將鷹嘴突往後內側推擠，一邊讓尺骨內翻（圖17）。

### ➤改善肱橈關節面吻合度

要改善肱橈關節面吻合度。大多數會伴隨著前臂旋前排列，呈現橈骨頭前方位移排列。要一邊誘導橈骨頭往後方移動，一邊屈曲伸直肘部，讓橈骨頭位置回到正常（圖18）。

圖16　尺骨外轉、內翻自我鬆動術

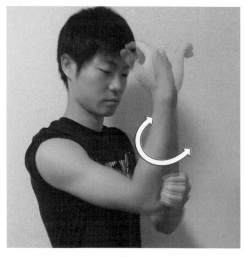

a

手指壓進尺骨近端橈側，一邊反覆前臂旋後運動，一邊誘導尺骨往外轉方向移動。

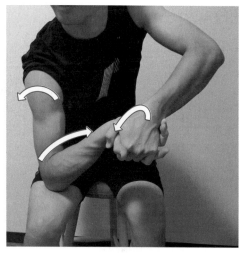

b

維持肩膀外轉，誘導橈骨往旋後方向移動，肘部往內翻方向伸直。

圖17　尺骨內翻鬆動術

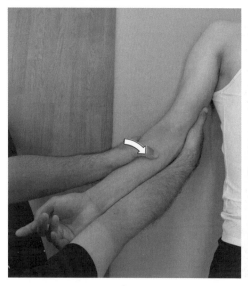

a

一手撐住尺骨前臂到鷹嘴突後內側，抓住上臂遠端，另一手從對側抓住橈骨，縮小橈骨尺骨間隙。

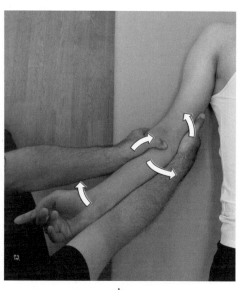

b

將橈骨往近端方向推擠，直到腕關節橈側偏移，將鷹嘴突往後內側推擠，同時讓尺骨內翻。

### ➤改善動態肘關節外翻制動機能

要改善動態肘關節外翻制動機能評估出的低下的肌肉機能。如果發現前方共同肌腱的機能低下，則進行中指、無名指近端指間（PIP）關節屈曲（圖19a）或前臂旋前運動（圖19b），來訓練中指、無名指屈指淺肌（FDS）或旋前圓肌。

如果發現後方共同肌腱的機能低下，則進行無名指、小指PIP關節屈曲運動（圖20a）。此外，如果發現尺側屈腕肌（FCU）收縮不全，有時腕骨尺側固定性會低下。要進行拇指、小指對掌運動，訓練小魚際肌群（圖20b）。要進行前臂旋後位腕關節掌屈運動，訓練FCU（圖20c）。

**圖18　橈骨後方自我鬆動術**

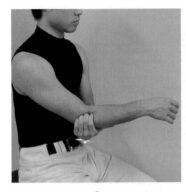

a

手指從前方像勾住一般抓著橈骨頭。

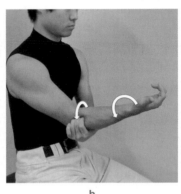

b

前臂旋後，誘導橈骨頭往後方移動。

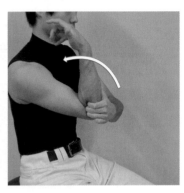

c

維持誘導橈骨頭往後移動的狀態，反覆屈曲伸直肘部。

**圖19　訓練附著於前方共同肌腱上的肌群**

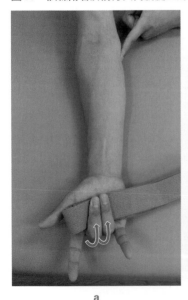

a

進行中指、無名指PIP關節屈曲運動，像要壓扁海綿般施力。

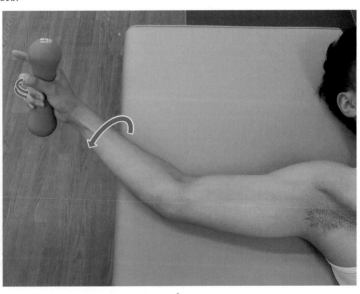

b

用中指、無名指抓住重物，進行前臂旋前運動。

如果出現食指屈指淺肌（FDS）近端肌腹機能低下，要訓練食指、小指屈曲（圖21a）。此外，包含其他旋前肌群在內，要一邊讓選手以超音波的短軸切面影像親自確認肌肉纖維的收縮程度，一邊促使肌肉收縮（圖22）。如果出現FDS收縮不全，或者肘內翻阻力測試時FDS收縮使疼痛惡化，則要一邊拉伸食指FDS（圖21b）或無名指FDS（圖21c），一邊放鬆周圍肌肉。

**圖20　訓練附著於後方共同肌腱上的肌群**

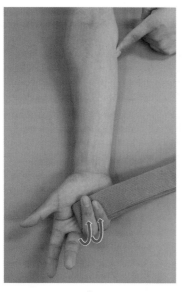

a

進行無名指、小指PIP關節屈曲運動，像要壓扁海綿般施力。

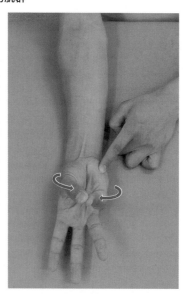

b

進行拇指、小指對掌運動，促使小魚際肌群收縮。

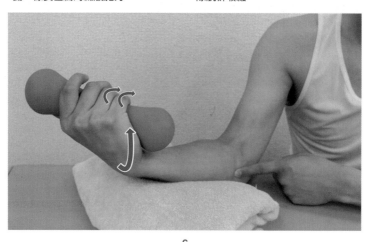

c

用無名指、小指抓住物重物，以前臂旋後位進行掌屈運動。

## 圖21　訓練食指FDS近端肌腹

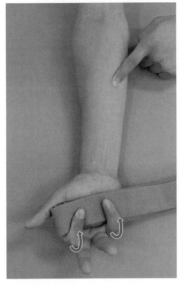

a

進行食指、小指PIP關節屈曲運動，像
要壓扁海綿般施力。

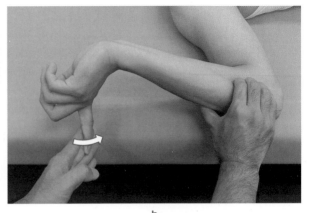

b

一邊壓迫AOL正上方，一邊以外力伸直食指PIP。

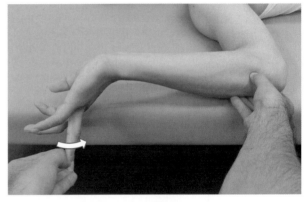

c

手指一邊壓進FCU與FDS之間，一邊以外力伸直無名指PIP。

## 圖22　用超音波確認FDS收縮

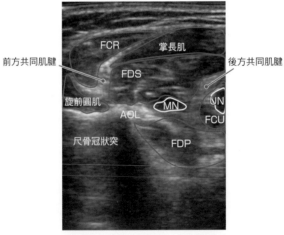

前方共同肌腱

後方共同肌腱

FCR
掌長肌
FDS
旋前圓肌
AOL
MN
UN
FCU
尺骨冠狀突
FDP

a　靜止時的短軸切面影像，冠狀突高度

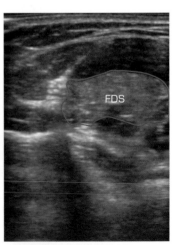

FDS

b　FDS收縮時的短軸切面影像，
　　FDS部分為高回音。

## ●謝辭

　　本項圖**4**製作時使用的標本為基於遺體解剖保存法、捐贈法，捐贈給日本齒科大學新潟生命齒學部用於教育及研究的遺體。在此向理解筆者執筆需求的日本齒科大學新潟生命齒學部解剖學第一講座影山幾男教授、新潟醫療福祉大學物理治療學科江玉睦明教授，以及捐贈團體白菊會致上深深的謝意。

**參考文獻**

1) 坂田　淳, ほか：少年野球選手における投球側肘外反弛緩性と内側上顆の形状との関連. 日本臨床スポーツ医学会誌, 23 (1)：39-44, 2015.

2) Hoshika S, et al：Medial elbow anatomy：A paradigm shift for UCL injury prevention and management. Clin Anat, 32 (3)：379-389, 2019.

3) Otoshi K, et al：The proximal origins of the flexor-pronator muscles and their role in the dynamic stabilization of the elbow joint：an anatomical study. Surg Radiol Anat, 36 (3)：289-294, 2014.

4) Otoshi K, et al：Ultrasonographic assessment of the flexor pronator muscles as a dynamic stabilizer of the elbow against valgus force. Fukushima J Med Sci, 60 (2)：123-128, 2014.

5) Sasaki J, et al：Ultrasonographic assessment of the ulnar collateral ligament and medial elbow laxity in college baseball players. J Bone Joint Surg Am, 84 (4)：525-531, 2002.

6) Goto A, et al：In vivo elbow biomechanical analysis during flexion：three-dimensional motion analysis using magnetic resonance imaging. J Shoulder Elbow Surg, 13 (4)：441-447, 2004.

7) Van Roy P, et al：Arthro-kinematics of the elbow：study of the carrying angle. Ergonomics, 48 (11-14)：1645-1656, 2005.

8) Kasten P, et al：Kinematics of the ulna during pronation and supination in a cadaver study：implications for elbow arthroplasty. Clin Biomech (Bristol, Avon), 19 (1)：31-35, 2004.

9) Omori S, et al：In vivo three-dimensional elbow biomechanics during forearm rotation. J Shoulder Elbow Surg, 25 (1)：112-119, 2016.

10) Solomito MJ, et al：A Biomechanical Analysis of the Association Between Forearm Mechanics and the Elbow Varus Moment in Collegiate Baseball Pitchers. Am J Sports Med, 46 (1)：52-57, 2018.

11) Naito K, et al：Contributions of the muscular torques and motion-dependent torques to generate rapid elbow extension during overhand baseball pitching. Sports Engineering, 11 (1)：47-56, 2008.

12) Naito K, et al：Multi-body dynamic coupling mechanism for generating throwing arm velocity during baseball pitching. Hum Mov Sci, 54：363-376, 2017.

13) Boland MR, et al：The function of brachioradialis. J Hand Surg Am, 33 (10)：1853-1859, 2008.

14) An KN, et al：Muscles across the elbow joint：a biomechanical analysis. J Biomech, 14 (10)：659-669, 1981.

15) Nissen CW, et al：Adolescent baseball pitching technique：a detailed three-dimensional biomechanical analysis. Med Sci Sports Exerc, 39 (8)：1347-1357, 2007.

16) Regan WD, et al：Biomechanical study of ligaments around the elbow joint. Clin Orthop Relat Res, 170-179, 1991.

17) Morrey BF, et al：Articular and ligamentous contributions to the stability of the elbow joint. Am J Sports Med, 11 (5)：315-319, 1983.

18) Kim NR, et al：Stress ultrasound in baseball players with ulnar collateral ligament injuries：additional value for predicting rehabilitation outcome. J Shoulder Elbow Surg, 26 (5)：815-823, 2017.

19) Almekinders LC, et al：Tibial subluxation in anterior cruciate ligament-deficient knees：Implications for tibial tunnel placement. Arthroscopy, 17 (9)：960-962, 2001.

20) Mishima S, et al：Anterior tibial subluxation in anterior cruciate ligament-deficient knees：quantification using magnetic resonance imaging. Arthroscopy, 21 (10)：1193-1196, 2005.

21) Nishida K, et al：Analysis of anterior tibial subluxation to the femur at maximum extension in anterior cruciate ligament-deficient knees. J Orthop Surg (Hong Kong), 27 (1)：2309499019833606, 2019.

22) Tanaka MJ, et al：Passive anterior tibial subluxation in anterior cruciate ligament-deficient knees. Am J Sports Med, 41 (10)：2347-2352, 2013.

23) Frangiamore SJ, et al：Qualitative and Quantitative Analyses of the Dynamic and Static Stabilizers of the Medial Elbow：An Anatomic Study. Am J Sports Med, 46 (3)：687-694, 2018.

24) Frangiamore SJ, et al : Magnetic Resonance Imaging Predictors of Failure in the Nonoperative Management of Ulnar Collateral Ligament Injuries in Professional Baseball Pitchers. Am J Sports Med, 45 (8) : 1783-1789, 2017.

25) Buckley PS, et al : Variations in Blood Supply From Proximal to Distal in the Ulnar Collateral Ligament of the Elbow : A Qualitative Descriptive Cadaveric Study. Am J Sports Med, 47 (5) : 1117-1123, 2019.

26) Lin F, et al : Muscle contribution to elbow joint valgus stability. J Shoulder Elbow Surg 16 (6) : 795-802, 2007.

27) Park MC, et al : Dynamic contributions of the flexor-pronator mass to elbow valgus stability. J Bone Joint Surg Am, 86 (10) : 2268-2274, 2004.

28) Udall JH, et al : Effects of flexor-pronator muscle loading on valgus stability of the elbow with an intact, stretched, and resected medial ulnar collateral ligament. J Shoulder Elbow Surg, 18 (5) : 773-778, 2009.

29) Caetano EB, et al : Anatomical study of the transfer of flexor digitorum superficialis nerve branch of median nerve to restore wrist extension and forearm pronation. Einstein (Sao Paulo), 17 (3) : eAO4489, 2019.

30) 山田　格 : 支配神経に基づく浅指屈筋の再検討. 解剖学雑誌, 61 : 283-298, 1986.

31) Butler TJ, et al : Selective recruitment of single motor units in human flexor digitorum superficialis muscle during flexion of individual fingers. J Physiol, 567 (Pt 1) : 301-309, 2005.

32) Ohtani O : Structure of the flexor digitorum superficialis. Okajimas Folia Anat Jpn, 56 (5) : 277-288, 1979.

33) Rodríguez-Vázquez JF, et al : Development of digastric muscles in human foetuses: a review and findings in the flexor digitorum superficialis muscle. Folia Morphol, 77 (2) : 362-370, 2018.

34) Pexa BS, et al : Medial Elbow Joint Space Increases With Valgus Stress and Decreases When Cued to Perform A Maximal Grip Contraction. Am J Sports Med, 46 (5) : 1114-1119, 2018.

35) O'Driscoll SW, et al : The "moving valgus stress test" for medial collateral ligament tears of the elbow. Am J Sports Med, 33 (2) : 231-239, 2005.

36) Kinoshita H, et al : Finger forces in fastball baseball pitching. Hum Mov Sci, 54 : 172-181, 2017.

37) Shibata S, et al : Kinetic Analysis of Fingers During Aimed Throwing. Motor Control 22 (4) : 406-424, 2018.

# 3 前臂旋轉機能損傷

**摘要**

■ 前臂旋轉運動起於環繞尺骨的橈骨運動,遠端、近端橈尺關節的可動性低下會使得肱尺關節或肱橈關節面吻合度低下。

■ 評估前臂旋轉機能損傷,要評估有無包含腕關節在內的前臂旋前旋後異常排列及異常動作。

■ 改善前臂旋轉機能損傷時,首先要改善肱尺關節的旋後可動性,藉此提高肱尺關節面吻合度,之後再改善旋前可動性,便可獲得動態前臂旋前旋後運動。

## 前言

　　隨著前臂旋前、旋後運動,會在肱尺關節、肱橈關節、近端橈尺關節、遠端橈尺關節處產生關節動作。牽涉眾多關節的前臂旋前旋後運動受損,便會增大施加於肘關節周圍組織的機械應力。前臂旋轉機能損傷物理治療處置時,有必要理解各關節動作與病況的關聯。

## 前臂旋轉機能損傷

　　前臂旋轉運動時,橈骨會在通過橈骨頭與尺骨莖突的旋轉軸上旋轉。旋前時,橈骨會相對於尺骨往近端移動,旋後時則往遠端移動[1]。前臂旋前運動時,肱橈關節處橈骨頭會往掌側位移0.5㎜,往外側位移1㎜,往近端位移0.8㎜,橈骨則內翻8°,接觸面積在旋前位時增加[2],肱橈關節壓增加[3]。近端橈尺關節處,橈骨頭會繞著尺骨的橈骨切跡旋轉,往掌側位移1.2㎜[4]。近端橈尺關節環狀面的接觸面積在旋前時變小[2],從關節中心來看關節面吻合度也在旋前時降低[4]。遠端橈尺關節處,橈骨莖突旋前時會在尺骨頭上往掌側滑動7.4㎜,旋後時往背側滑動9.2㎜[5]。旋前時的接觸面積比旋後時低下[6]。提到近端、遠端橈尺關節壓的報告[7]也表示,前臂旋前位時壓力會減少,兩關節的穩定性都降低。肱尺關節處尺骨會內轉3.2°、外翻5.8°[8],肱尺關節接觸面積減少[2]。如果出現肘關節疾病中常見的前臂旋前攣縮,近端橈尺關節、遠端橈尺關節、肱尺關節的關節面吻合度會降低。肱橈關節處接觸面積會增加,但再加上接觸壓力也增加,使得橈骨頭前外側位移變成常態,可想見會增大施加於肱骨小頭的摩擦力或施加於肱骨小頭外側的接觸壓力。此外經驗上來說,一旦產生遠端橈尺關節可動性低下,便會引發近端橈尺關節過度運動,因此前臂旋前時的橈骨頭位移增大,也就增加了施加於周遭組織的應力。

OCD：

osteochondritis
dissecans

以親身經歷而言，調查148例肱骨小頭剝離性軟骨炎（OCD）患者在哪個投球的階段出現疼痛（圖1）時，選手中有43.8％在球離手時主訴出現疼痛，是比例最高的。此外根據病變部位調查其特徵，發現病變部位在外側者出現疼痛的最高比例為肩關節最大外轉時，在中央部位者出現疼痛的最高比例則在球離手時。此外利用超音波，比較施加前臂自身重量應力下肘關節內側間隙的張大幅度（圖2），發現在病變部位外側的外翻鬆弛性增加，顯示了肘外翻應力的影響。肘外翻時肱骨小頭壓力增加[9]，肩關節最大外轉前瞬間施加於肱骨小頭的接觸壓力為最大（請參閱Ⅲ章A-2的圖2，p56），可想見外翻制動機能損傷對肱骨小頭外側部分的影響尤其強大。另一方面，肱骨小頭中央部分的損傷不會增加肘外翻鬆弛性（圖2），球離手時出現疼痛者眾多（圖1）。肱骨小頭剝離性軟骨炎（OCD）患者被認為可見到旋前圓肌緊繃[10]，也有報告指出術中見到橈骨頭吻合度不良[11,12]，投球時球離手前瞬間的肱橈關節接觸壓力變高（請參閱Ⅲ章A-2的圖2，p56），並且接近球離手時產生急遽肘關節伸直、前臂旋後的情況[13]。有報告指出，前臂旋前時的橈骨頭前方位移在自主運動下會約往掌側位移2mm[14]，前臂旋前位下從肘45°屈曲位伸直開來，橈骨頭會往近端位移[15]，因此前臂旋轉機能損傷會增加球離手

**圖1　OCD患者在不同投擲階段時出現疼痛的比例**

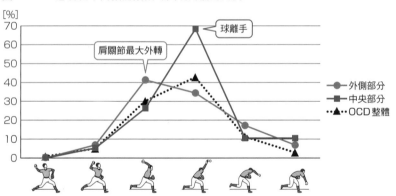

OCD患者最多主訴疼痛的時機整體來說是球離手時，病變在外側者是肩關節最大外轉時，病變在中央部分者也是球離手時。

**圖2　對健康者、肘外側損傷、肘內側損傷、肘後方損傷者施加肘外翻應力時肘內側關節間隙張大幅度之比較**

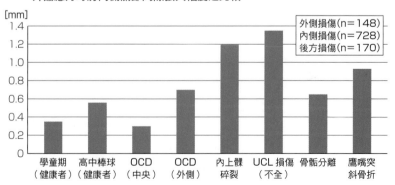

UCL：
ulnar collateral
ligament

AOL：
anterior oblique
ligament

ECRB：
extensor carpi
radialis brevis
muscle

前後施加於肱骨小頭的摩擦應力，可想見與肱骨小頭中央部位損傷相關。

前臂機能損傷也會影響肘內側副韌帶（UCL）後斜向纖維（POL）。POL起於UCL前斜向纖維（AOL）著骨點後方，漸呈扇狀展開，止於橫向纖維的深層[16]。POL損傷在前臂旋前位下，會增加肘屈曲時肱尺關節處的尺骨內轉[17]。一旦POL損傷，會因為內轉應力使得連結鷹嘴突與內上髁的肱尺關節近端內側間隙張大，增加尺骨內轉[18]。以親身經歷來說，肘後方損傷者170位的疼痛出現相位中，主訴從肩關節最大外轉到球離手時疼痛者最多。有報告提到肘後方損傷的病況是後內側夾擠（外翻伸直負荷過度症候群valgus extension overload syndrome），AOL損傷中採取肘關節伸直位的外翻應力增加了鷹嘴突後內側壓力[19]。另一方面，也有報告提到肘關節90°屈曲位下肘關節後內側與肱骨滑車內側關節面之間摩擦增加（雨刷效應windshield-wiper effect）的現象[20]。這兩個現象顯示了與肘外翻制動機能、鷹嘴突疲勞性骨折有關聯。另一方面，肘後方損傷中也有很多患者主訴在隨勢期（follow through）產生疼痛（圖3）。前臂最大旋前，如果伴隨POL損傷的尺骨旋前制動機能低下，便有可能在鷹嘴突後外側產生衝突。

前臂旋轉機能損傷也會影響到外上髁炎。橈側伸腕短肌（ECRB）會因為肘伸直、前臂旋前受到拉伸[21]。ECRB起於肱骨小頭，通過橈骨頭的前方，前臂旋前旋後時會改變走向，旋前位時往內側位移，旋後時則往外側位移[22]。如前所述，橈骨頭會隨著前臂旋前往前外側位移[2]，因此ECRB將接觸到橈骨頭[23]，增大施加於ECRB的摩擦應力。除此之外，ECRB是前臂旋後時的主動作肌，前臂旋前時則有旋前屈肌群活動[24]。前臂旋前運動時，ECRB具有受到橈骨頭的摩擦應力，同時更被拉伸、進行離心性活動的特徵。如果前臂旋轉機能損傷引起橈骨頭運動過度，也就容易產生施加於ECRB的摩擦應力。

**圖3　肘後方損傷患者投球時出現疼痛相位的比例**

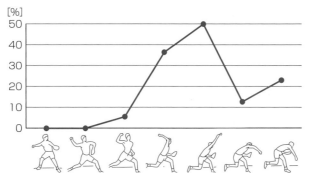

從肩關節最大外轉到球離手時主訴疼痛的比例很高，隨勢期又再度增加。

III

機能損傷別之處置

# 前臂旋轉機能損傷之評估

## ▶評估前臂旋後位下前臂、腕關節的排列、可動性（圖4）

　　首先要評估前臂旋轉排列（圖4a）。觀察橈骨莖突、尺骨莖突，比較遠端橈尺關節旋前排列的左右差異。不僅如此，也要確認相對於遠端橈尺關節線的近端腕骨，比較腕關節旋前排列的左右差異。接著讓腕關節最大旋後，確認遠端橈尺關節及腕關節的旋前可動性（圖4b）。除此之外，觸摸遠端橈尺關節最大旋後時的旋後可動性及橈骨頭，確認肱骨小頭及尺骨相對於橈骨頭位置的左右差異（圖4c）。

## ▶評估前臂旋前位下前臂、腕關節排列、可動性（圖5）

　　確認前臂旋前位下尺骨頭有無浮起（圖5a）。如果發現尺骨頭浮起，

**圖4　評估前臂旋後位下前臂、腕關節的排列、可動性**

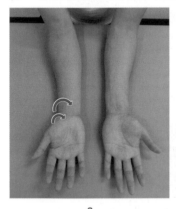
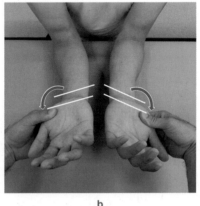
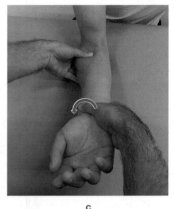

| a | b | c |
|---|---|---|
| 觀察前臂及腕部，確認遠端橈尺關節及腕關節的旋前排列左右差異。 | 從腕關節開始旋後，確認遠端橈尺關節及腕關節的旋前可動性。 | 確認遠端橈尺關節最大旋後時的可動性、橈骨頭位置及橈骨頭排列。 |

**圖5　評估前臂旋前位下前臂、腕關節的排列、可動性**

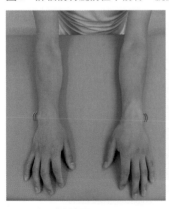
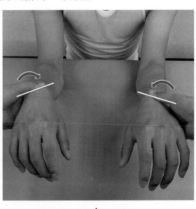
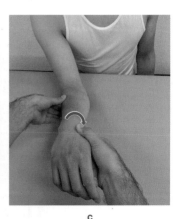

| a | b | c |
|---|---|---|
| 確認前臂旋前位下尺骨頭有無浮起。 | 確認遠端橈尺關節最大旋前時的遠端橈尺關節旋前可動性。 | 確認遠端橈尺關節最大旋前時的橈骨頭位置及橈骨頭排列。 |

遠端橈尺關節處橈骨的背側可動性低下會變成常態。讓遠端橈尺關節最
大旋前，確認遠端橈尺關節的旋前可動性（**圖5b**）。除此之外，觸摸遠
端橈尺關節最大旋前時的橈骨頭，確認肱骨小頭及尺骨相對於橈骨頭位

**圖6　評估前臂旋前旋後時的橈骨頭**

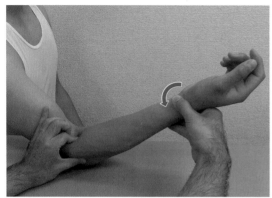
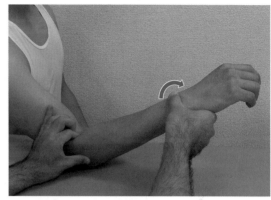

抓住橈骨頭，進行前臂旋前旋後運動，評估肱骨小頭上的橈骨頭運動。

**圖7　使用超音波評估橈骨頭運**

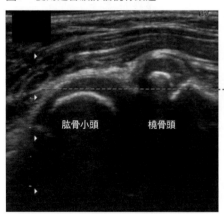
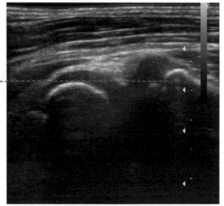

a　前臂旋前位（健側）　　　　　　　　b　前臂旋後位（健側）

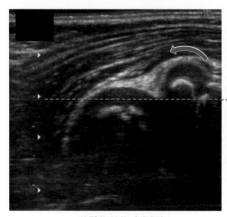
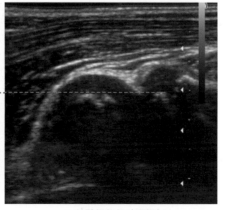

c　前臂旋前位（患側）　　　　　　　　d　前臂旋後位（患側）

肘輕微屈曲位下，超音波探頭貼在肱橈關節掌側的長軸上，評估旋前時橈骨頭的前方位移量。
在患側的掌側近端可觀察到橈骨頭跨上肱骨小頭。

置的左右差異（圖5c）。如果遠端橈尺關節旋前可動性低下，橈骨的前外側位移排列便會增大。

### ▶評估橈骨頭的異常動作

抓住橈骨頭，進行前臂旋前旋後運動，確認橈骨頭運動的左右差異（圖6）。除此之外使用超音波，評估前臂旋後往旋前旋轉時，橈骨相對於肱骨小頭的掌側位移程度（圖7）。

## 前臂旋轉機能損傷之治療

想改善前臂旋轉機能損傷，首先要藉由改善前臂旋後位下的前臂排列、可動性，來改善肱橈關節及橈尺關節的吻合度。接著則藉由改善前臂旋前可動性來抑制肱橈關節的異常動作，最後進行前臂旋前旋後運動，來獲取尺骨周圍的橈骨運動。

### ▶改善遠端橈尺關節旋後可動性

藉由改善旋前方肌與縱向跨越其上的尺側屈腕肌（FCU）肌腱（圖8a）或屈拇長肌肌腱（圖8b）之間的滑動性，來改善遠端橈尺關節旋後可動性，提高遠端橈尺關節的吻合度。

### ▶改善近端橈尺關節旋後可動性

藉由改善旋前圓肌的柔軟度（圖9a）或橈骨頭後方可動性（圖9b），來改善近端橈尺關節旋後可動性，提高其吻合度。

**圖8　改善遠端橈尺關節可動性**

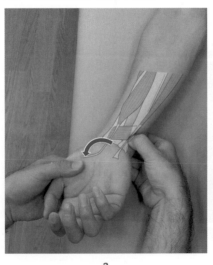
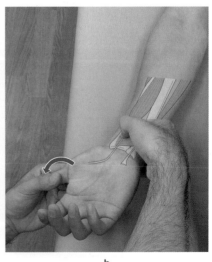

a

手指壓進旋前方肌及FCU之間，讓前臂旋後。

b

手指壓進旋前方肌及屈拇長肌肌腱之間，讓拇指伸直、外展。

### 圖9 改善近端橈尺關節旋後可動性

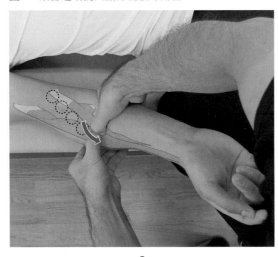

a

手指一邊壓進旋前圓肌外緣，一邊將橈骨往後方壓。

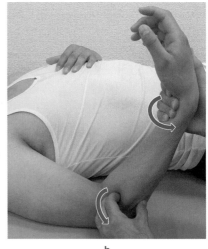

b

一邊誘導橈骨頭往後方移動，一邊讓前臂旋後。

### 圖10 改善橈尺關節旋前可動性

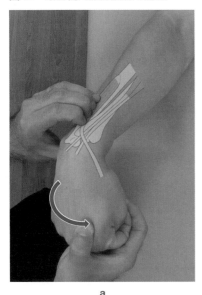

a

手指壓著伸拇長肌，以拇指內收位讓前臂旋前、腕關節掌屈。

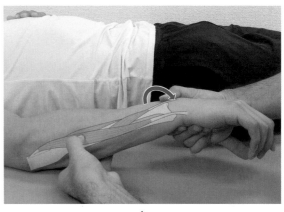

b

手指壓進尺側伸腕肌（ECU）與ECRB之間，讓前臂旋前、腕關節掌屈。

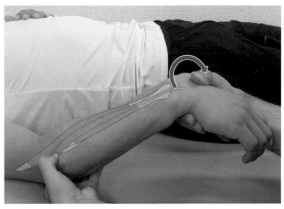

c

手指壓進肱橈肌與ECRB之間，讓前臂旋前、腕關節掌屈。

**圖11 訓練前臂旋前旋後**

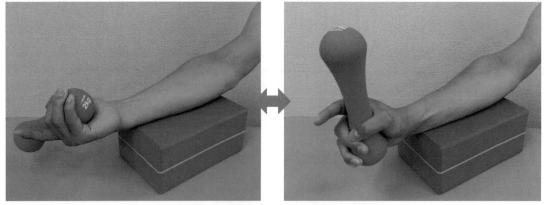

用小指及無名指抓著重物，進行前臂旋前旋後運動。

## ➤改善橈尺關節旋前可動性

為了改善遠端及近端橈尺關節旋前可動性，要改善伸拇長肌（**圖10a**）、橈側伸腕短肌（**ECRB，圖10b**）、肱橈肌（**圖10c**）的柔軟度。改善了橈尺關節旋前可動性，便可抑制前臂旋前時的橈骨頭異常動作。

## ➤改善動態的前臂旋前旋後運動

如果獲得了充分的橈尺關節面吻合度及旋前旋後活動度，便可獲得動態的尺骨周圍橈骨頭運動。施行前臂旋前旋後運動時，盡量別讓尺骨歪斜向位（**圖11**）。

**參考文獻**

1) Quigley RJ, et al : The proximal and distal position of the radius relative to the ulna through a full range of elbow flexion and forearm rotation. J Hand Surg Eur, 39 (5) : 535-540, 2014.

2) Omori S, et al : In vivo three-dimensional elbow biomechanics during forearm rotation. J Shoulder Elbow Surg, 25 (1) : 112-119, 2016.

3) Diab M, et al : The biomechanical effect of radial shortening on the radiocapitellar articulation. J Bone Joint Surg Br, 87 (6) : 879-883, 2005.

4) Kim HJ, et al : Influence of forearm rotation on proximal radioulnar joint congruency and translational motion using computed tomography and computer-aided design technologies. J Hand Surg Am, 36 (5) : 811-815, 2011.

5) Chen YR, et al : In vivo gliding and contact characteristics of the sigmoid notch and the ulna in forearm rotation. J Hand Surg Am, 38 (8) : 1513-1519, 2013.

6) Shaaban H, et al : Contact area inside the distal radioulnar joint : effect of axial loading and position of the forearm. Clin Biomech (Bristol, Avon) , 22 (3) : 313-318, 2007.

7) Malone PS, et al : The biomechanical and functional relationships of the proximal radioulnar joint, distal radioulnar joint, and interosseous ligament. J Hand Surg Eur, 40 (5) : 485-493, 2015.

8) Kasten P, et al : Kinematics of the ulna during pronation and supination in a cadaver study : implications for elbow arthroplasty. Clin Biomech (Bristol, Avon) , 19 (1) : 31-35, 2004.

9) Mihata T, et al : Biomechanical characteristics of osteochondral defects of the humeral capitellum. Am J Sports Med, 41 (8) : 1909-1914, 2013.

10) Saito A, et al : Elasticity of the pronator teres muscle in youth baseball players with elbow injuries : evaluation using ultrasound strain elastography. J Shoulder Elbow Surg, 27 (9) : 1642-1649, 2018.

11) 岩堀裕介，ほか：上腕骨小頭部離断性骨軟骨炎の手術療法　関節鏡の役割と治療成績. 日本肘関節学会雑誌，13：67-68，2006.

12) 戸祭正喜, ほか：上腕骨小頭離断性骨軟骨炎症例に対する骨釘移植術. 日本肘関節学会雑誌, 13：63-64, 2006.

13) Nissen CW, et al：Adolescent baseball pitching technique：a detailed three-dimensional biomechanical analysis. Med Sci Sports Exerc, 39 (8)：1347-1357, 2007.

14) Baeyens JP, et al：In vivo 3D arthrokinematics of the proximal and distal radioulnar joints during active pronation and supination. Clin Biomech (Bristol, Avon), 21 (Suppl 1)：S9-12, 2006.

15) Fu E, et al：Elbow position affects distal radioulnar joint kinematics. J Hand Surg Am, 34 (7)：1261-1268, 2009.

16) Frangiamore SJ, et al：Biomechanical analysis of elbow medial ulnar collateral ligament tear location and its effect on rotational stability. J Shoulder Elbow Surg, 27 (11)：2068-2076, 2018.

17) Pollock JW, et al：Effect of the posterior bundle of the medial collateral ligament on elbow stability. J Hand Surg Am, 34 (1)：116-123, 2009.

18) Golan EJ, et al：Isolated ligamentous injury can cause posteromedial elbow instability：a cadaveric study. J Shoulder Elbow Surg, 25 (12)：2019-2024, 2016.

19) Ahmad CS, et al：Elbow medial ulnar collateral ligament insufficiency alters posteromedial olecranon contact. Am J Sports Med, 32 (7)：1607-1612, 2004.

20) Anand P, et al：Impact of Ulnar Collateral Ligament Tear on Posteromedial Elbow Biomechanics. Orthopedics, 38 (7)：e547-551, 2015.

21) Takasaki H, et al：Muscle strain on the radial wrist extensors during motion-simulating stretching exercises for lateral epicondylitis：a cadaveric study. J Shoulder Elbow Surg, 16 (6)：854-858, 2007.

22) Bunata RE, et al：Anatomic factors related to the cause of tennis elbow. J Bone Joint Surg Am, 89 (9)：1955-1963, 2007.

23) Ranger TA, et al：Forearm position's alteration of radial-head impingement on wrist-extensor tendons. J Sport Rehabil, 24 (1)：1-5, 2015.

24) O'Sullivan LW, et al：Upper-limb surface electro-myography at maximum supination and pronation torques：the effect of elbow and forearm angle. J Electromyogr Kinesiol, 12 (4)：275-285, 2002.

Ⅲ

機能損傷別之處置

# 1 腕關節、手指抓握機能低下對肘關節之影響

**摘要**

■ 日常生活中，抓握物體使用上肢或進行精細作業時，需要腕關節、手指的穩定度及精巧細緻度，腕關節、手指抓握機能的責任重大。

■ 網球或棒球等體育活動中，腕關節、手指的抓握機能同樣是發揮精采實力的重要角色。

■ 體育活動中，要求高度發揮表現的同時也需要減少對肘關節的負擔。為了實現前述理想，善盡腕關節、手指抓握機能很重要，有必要基於機能解剖、運動學進行臨床研究。

## 前言

日常生活中使用上肢時，不只發揮力量，也需要精巧細緻的抓握機能。根據外上髁炎的系統性文獻回顧，含有拿取 20kg 以上物品的作業、使用 1kg 以上工具的作業、反覆手工作業等的工作，容易產生外上髁炎[1]。抓握物體時，為了固定腕關節，腕關節、伸指肌會強烈活動，而上肢的精細作業中，近端關節的腕關節穩定性與遠端關節的手指動態可動性也很重要[2]。

不僅日常生活，從事體育運動中腕關節、手指抓握機能除了傳遞力量的作用、需要高度的精巧細緻度，也在發揮實力時身負重任。網球中無論正手擊球或反手擊球，擊球時都呈腕關節背屈位[3,4]，腕關節背屈位的穩定性便很重要。橈側伸腕肌的機能對腕關節穩定性而言很重要[5]。過肩運動的投擲動作中，直到球離手前一刻腕關節都呈背屈位，球離手前 50ms 時腕關節掌屈及手指屈曲力矩會達到巔峰[6]。球離手時，食指、中指的掌指（MP）關節、近端指間（PIP）關節呈輕微屈曲的姿勢[7,8]，指尖與 PIP 關節直到球離手的瞬間都會持續接觸到球[6]。腕關節掌屈肌的尺側屈腕肌（FCU）與 PIP 關節屈肌的屈指淺肌（FDS）可抵抗肘外翻應力幫助動態穩定，有報告指出這是投擲動作中抵抗外翻應力的重要機能[9-11]。在腕關節、手指抓握機能低下的狀態下進行體育運動，容易增大對肘關節的負擔、成為損傷的原因。

**MP：**
metacarpophalangeal

**PIP：**
proximal interphalangeal

**FDS：**
flexor digitorum superficialis

**FCU：**
flexor carpi ulnaris

## 基礎知識

### ➤概要

抓握動作中，橈側伸腕短肌（ECRB）無論何種肘關節、前臂姿勢都會活動，與腕關節穩定有關[12]。根據腕關節姿勢影響的報告，腕關節背屈位下 ECRB 活動比例會提高，另一方面，腕關節掌屈位下尺側伸腕肌的活動比例則會提高[13]。

**ECRB：**
extensor carpi radialis brevis

此外，由於外上髁炎患者抓握動作時的橈側伸腕短肌（ECRB）活化比例低下[14]或症狀長期化，據說腕關節屈曲時不僅ECRB，肱肌的前動作時間也會延遲[13]。所以外上髁炎的物理治療處置中，腕關節屈曲位下的穩定機能可說很重要。

在網球最需要發揮力量的擊球時，腕關節也是呈背屈位[3,4]。正手擊球時為了讓球旋轉，會腕關節橈側偏移[15]。此外，正手擊球也伴隨著旋前運動[16]。腕關節旋前旋後軸在尺側[17]，因此腕關節尺側的穩定性也很重要。為了讓腕關節一邊旋前一邊橈側偏移，除了尺側手指（小指、無名指側）的強大抓握機能，也需要以橈側手指（拇指、食指）來調整拍面。

一般而言，棒球肘可想見是因為投球中反覆施加的外翻應力所產生的。根據Fleisig等人的3D動作分析報告，肩關節最大外轉（MER）前一刻會對肘關節施加64±12Nm的內翻力矩[18]，並另有施加120Nm的報告[19]。此外，也有報告指出球離手後可見到內翻力矩增加，呈雙峰性（圖1）[18]。Solomito等人[20]著眼於球離手之後的內翻力矩，得到其大小為33.7±10.8Nm。利用遺體的研究指出，34.2Nm的外翻力矩會造成肘內側副韌帶（UCL）斷裂[21]，以UCL抵抗肘90°屈曲位下54％外翻力矩的報告為基礎[22]，可想見MER前一刻時施加的外翻應力數值會超過UCL的張力界限。另一方面，球離手之後手肘屈曲角度約為20～30°，骨性制動力也很高，不會超過UCL的張力。分析投球中手指動作的3D動作分析報告[7]指出，在投直球的球離手之後，食指屈曲角度為掌指（MP）關節25.4°、近端指間（PIP）關節25.1°，中指屈曲角度為MP關節32.2°、PIP關節27.7°。此外，另有報告指出手指施加於球上的力量在MER前一刻所有手指都會增加，而球離手前一刻則是食指與中指增加[23]。除此之外，從PIP關節部分會持續接觸球體直到球離手瞬間[6]，也可推測出在UCL表層會接連產生屈指淺肌（FDS）的強烈收縮。

---

**MER：**
maximum external rotation

**UCL：**
ulnar collateral ligament

---

**圖1 投球中的肘關節內翻應力**

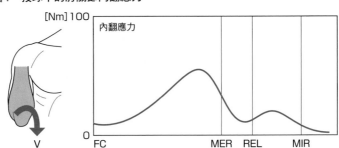

投球中內翻應力的增大呈現MER前一刻與REL隨後的雙峰性。

FC：腳觸地　REL：球離手　MIR：肩關節最大內轉

（引用自文獻18）

根據使用超音波診斷裝置的研究報告，調查模擬投擲動作姿勢（肩關節外展90°）下的肘外翻不穩定性情況，最大抓握時可獲得明顯改善[24]。由這些報告來看，可想見投擲動作中，尤其是到球離手時的手指抓握機能具有減少外翻應力的重要作用。為了減少施加於肘關節的巨大外翻應力，補強肘內側副韌帶（UCL）的屈曲旋前肌群機能便很重要。

**Clinical Hint**

**肘關節外翻制動機能**
　　肘關節外翻制動機能可分為靜態支撐機轉與動態支撐機轉兩種。靜態支撐機轉為源自UCL的韌帶性支撐機轉，動態支撐機轉則如前所述，為尺側屈腕肌（FCU）或屈指淺肌（FDS）等肌肉活動產生的支撐機轉。投球時施加於UCL的張力可推測大於UCL的斷裂強度[21,22]，只靠靜態支撐機轉來制動可想見會有困難。此外有報告指出，FCU、FDS與旋前圓肌、掌長肌形成的前方共同肌腱附著於肱骨內上髁與前方關節囊，分散了施加於肘關節內側的拉伸力量[25]。除了與手指抓握機能有關的肌肉，可想見旋前圓肌也對肘關節外翻制動機能有貢獻。

➤**穩定腕關節背屈位機能**
　　舟狀骨的穩定性對腕關節穩定機能很重要。如果腕關節過度背屈或軸向壓力使得舟狀骨不穩定，舟狀骨會變成掌屈[26]，腕關節穩定性便低下。腕關節背屈、掌屈軸相對於解剖學上的軸傾斜25°左右，背屈時伴隨著橈側偏移，掌屈時伴隨著尺側偏移，而掌屈的活動度較廣（圖2）[27]。此外，腕關節背屈時會有舟狀骨橈側偏移的關節附屬動作，由此可知穩定腕關節中維持舟狀骨橈側偏移、背屈位很重要。橈側伸腕長肌

**圖2　腕關節背屈－掌屈軸與活動度**

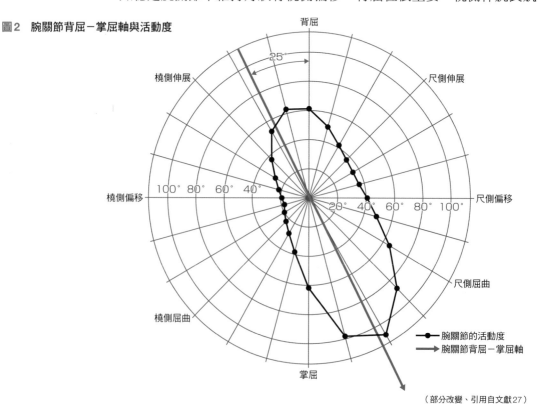

（部分改變、引用自文獻27）

（ECRL）與橈側伸腕短肌（ECRB）有助於舟狀骨動態穩定，兩肌肉會由食指、中指掌骨底部經由月狀骨讓舟狀骨背屈，提高腕關節穩定性（圖3）[5]。此外腕骨若過度旋前，會拉開舟狀骨與月狀骨間隙，使舟狀骨變得不穩定。抑制腕關節過度旋前的肌肉有外展拇長肌、ECRL、尺側屈腕肌（FCU），抑制腕關節過度旋後的肌肉有橈側屈腕肌（FCR）、尺側伸腕肌（ECU），這些肌肉共同收縮便具有穩定腕關節的機能（圖3）[28]。

### ▶穩定腕關節尺側機能

腕關節尺側有三角纖維軟骨複合體（TFCC），與腕關節尺側、遠端橈尺關節的靜態穩定性有關。TFCC在橈側偏移時會緊繃，但在尺側偏移時會鬆弛，不僅如此，如果TFCC損傷，尺側偏移時會呈現TFCC被包夾的異常動作，增加不穩定性[29]。

腕關節尺側的動態穩定性由附著於豆狀骨的肌肉負責（圖4）。其中FCU起於肱骨內上髁、尺骨鷹嘴突，止於豆狀骨、豆掌韌帶（pisometacarpal ligament）、鉤狀骨小指掌骨底部，具有維持腕關節旋後位的作用，以及在腕關節掌屈時由豆狀骨及豆掌韌帶形成槓桿般牽引的作用。除此之外，FCU的走向與肘內側副韌帶（UCL）相同，也具有抵抗肘外翻應力的作用[30]。

為了在動態穩定性上盡情發揮FCU重要的機能，必定要確保豆狀骨的穩定[31]，其中的關鍵就在於小魚際肌群。小魚際肌群由：外展小指肌、屈小指短肌、小指對掌肌、掌短肌這4塊肌肉所構成，尤其外展小指肌起於豆狀骨，透過FCU肌腱與豆狀骨與肌肉連接[32]。外展小指肌機能不全會使得豆狀骨不穩定，引起FCU機能低下。外展小指肌也與屈小指短

**ECRL：**
extensor carpi radialis longus muscle

**ECU：**
extensor carpi ulnaris

**FCR：**
flexor carpi radialis

**TFCC：**
triangular fibrocartilage complex

**圖3　舟狀骨的動態穩定機能**

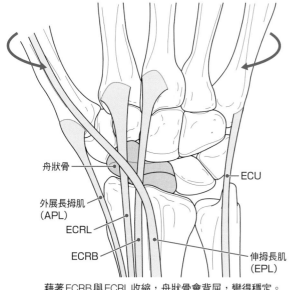

舟狀骨
外展長拇肌（APL）
ECRL
ECRB
ECU
伸拇長肌（EPL）

藉著ECRB與ECRL收縮，舟狀骨會背屈，變得穩定。

**圖4　豆狀骨周圍解剖圖**

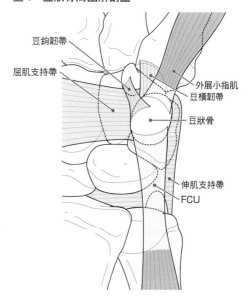

豆鉤韌帶
屈肌支持帶
外展小指肌
豆橫韌帶
豆狀骨
伸肌支持帶
FCU

肌、小指對掌肌相連接，更透過屈肌支持帶與拇指對掌肌相連，形成手部橫弓，負有維持的重責大任。出現尺側屈腕肌（FCU）機能低下時，有必要詳細評估小指外展機能或小指拇指對掌機能。

### ▶腕骨橫弓（拇指、小指對掌機能）

腕骨橫弓在掌側呈凹型，由遠端列及近端列構成（**圖6**），遠端列的可動性比近端列高[33]。此外，已知腕骨橫弓的寬度越狹窄，腕隧道的面積越大[34]。舟狀骨結節、大多角骨結節形成腕橈側隆凸，豆狀骨、有鉤骨形成腕尺側隆凸，兩隆凸之間撐起屈肌支持帶（橫腕韌帶），屈肌支持帶對形成腕骨橫弓而言很重要[35]。形成近端橫弓的橫腕韌帶與位於FCU肌腱內的豆狀骨相連，FCU緊繃會使得弓型變高、提高腕骨的韌性[36]。動態維持橫弓機能方面，大魚際肌群、小魚際肌群的機能也很重要。如果出現大魚際肌群、小魚際肌群的機能低下，將引起對掌機能不全、橫弓形成不充分，可想見會導致抓握球類機能的障礙。

---

**Clinical Hint**

**小魚際肌群萎縮**

視診棒球肘的選手手部，有的選手會出現小魚際肌群萎縮（**圖5**）。

**圖5　小魚際肌群萎縮**

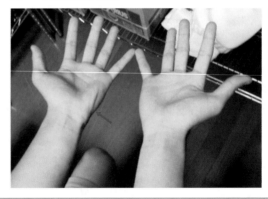

左手為投球側，可見到左手的小魚際肌群萎縮。伴隨小魚際肌群萎縮出現摺痕。

---

圖6　腕骨橫弓

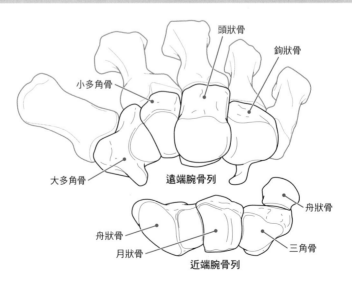

頭狀骨
鉤狀骨
小多角骨
大多角骨
遠端腕骨列
舟狀骨
舟狀骨
月狀骨
三角骨
近端腕骨列

**Clinical Hint**

**腕關節橈側偏移受限**

　　出現小魚際肌群萎縮的選手，大多會產生腕關節尺側偏移位移及橈側偏移受限（圖7）。投球的甩腕動作是從前臂旋後到旋前，從腕關節背屈、橈側偏移到掌屈、尺側偏移的一連串動作[37]。如果腕關節橈側偏移受限，從肩關節最大外轉（MER）進行到球離手時，為了代償橈側偏移，有可能加強肘關節外翻，尤其對多投滑球的選手而言，有誘發投球肘損傷的危險性[31]。舟狀骨會伴隨著橈側偏移，屈曲、旋後，往尺側、掌側位移[38]。通常腕關節背屈時，與橈骨的接觸部位會往背側位移[39]。如果近端橫弓降低、舟狀骨往背側位移，可想見會與橈骨莖突產生早期夾擠，引起橈側偏移受限。評估橈側偏移限制時，不僅評估現象，也要評估容易成為原因的舟狀骨背側位移與手部弓狀結構，這很重要。

圖7　橈屈制限

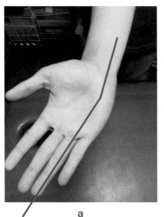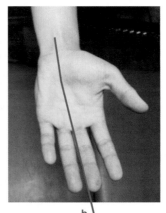

a　　　　　　　　　　　　　　　b

左手（b）為投球側，可見到小魚際肌群萎縮及明顯的橈側偏移受限。

III<br>機能損傷別之處置

➤**手指抓握機能**

　　據說腕關節背屈位（15～30°）最能發揮握力[40]。如前所述，手指的抓握對腕關節的穩定性很重要，此外，藉由腕骨橫弓的機能可提高手部內在肌的活動。屈指淺肌（FDS）及屈指深肌也負責手指抓握。FDS起於肱骨（內上髁、尺骨粗隆內側）、橈骨前上部分，止於食指～小指掌骨底部，主要作用於近端指間（PIP）關節屈曲，也有報告指出FDS是屈曲旋前肌群中，抵抗外翻應力貢獻度最高的肌肉[9]，從肘關節物理治療實務的觀點來看，FDS很重要。解剖學方面，FDS的正下方有肘內側副韌帶（UCL），其深層與UCL緊密黏著[41]，有報告指出，FDS收縮時會牽引UCL的前斜向纖維（AOL），因此會增加組織彈性[42]。此研究中顯示，肘關節屈曲20°下所有手指的組織彈性都很高，而肘關節屈曲90°下則是食指、無名指、小指的組織彈性高。球離手時的食指、中指PIP關節為輕微屈曲[7]，手指施加於球體的力量會在MER前一刻與球離手前一刻增加[23]。由此可知，FDS在投擲動作中的MER時會發揮抓握球體的力量，而球離手時則發揮推擠球體的力量，同時抵抗呈現雙峰性的外翻應力。此外，FDS在肘關節屈曲、前臂旋前下抓握動作時活動會降低，而屈指深肌在肘關節伸展下的抓握動作時，活動比例則會更高[12]，可想見屈指深肌在抓握動作中也負責輔助FDS。

**AOL：**
anterior oblique
ligament

Bulter等人[43]從運動單位的觀點來看屈指淺肌（FDS）的手指獨立性，發現食指、中指可獨立屈曲，相對的，無名指、小指則會共同屈曲。屈指深肌的獨立性方面，食指、中指、無名指與相鄰的手指雖會略略共同屈曲，但可各自獨立屈曲，相對的，小指則與會無名指共同屈曲[44]。FDS及無名指與小指屈指深肌的共同抓握機能，對前面提過打網球時使用尺側手指（小指、無名指側）的強力抓握機能而言很重要。

---

**Memo　握球方式**

很遺憾，顯示握球方式與損傷之間關聯性、有科學根據的報告並不存在，然而卻有握球方式影響到投擲動作的報告[45]。握球方式分為以拇指指腹握球的指腹握法，與以拇指尺側握球的尺側握法（圖8），比較探討這兩種握法投擲動作的研究報告指出，用不良握法的指腹握法投球，會在揮臂後期產生肘部降低（肩關節外展角度減少），或揮臂後期之後以肩關節內轉運動為主體的投擲動作[45]。用指腹握法時，手部橫弓形成不足，很難期待小魚際肌群致使豆狀骨穩定。因此無法充分發揮尺側屈腕肌（FCU）的機能，抵抗外翻應力的機能便可能降低。用尺側握法確實抓住球體，會形成手部橫弓，穩定豆狀骨，可想見FCU能輕鬆發揮作用。

**圖8　指腹握法與尺側握法**

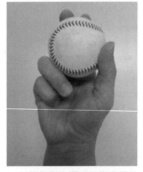 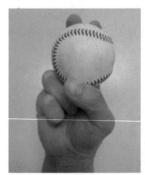

a　以拇指指腹握球的指腹握法　　b　以拇指尺側握球的尺側握法

---

## 腕關節、手指抓握機能損傷之評估

### ➤概要

目前日本國內外並未發現確定的評估法，因此筆者以下說明臨床施行的評估法。臨床評估時會進行視診、觸診、並以徒手肌力測試進行肌力評估。視診時會評估：肘關節外翻排列、前臂內側部分的肌肉萎縮、腕關節排列、小魚際肌群的萎縮、手部橫弓機能及排列、球體握法。觸診時會評估：腕骨排列、小魚際肌群的收縮。徒手肌力測試時則評估：FCU、FDS的肌力、小指拇指對掌機能。

### ➤評估各機能

#### ●腕關節、前臂

　　靜態評估方面，以視診評估肘關節伸直時的外翻排列，以及前臂內側部分有無肌肉萎縮（圖9）。接著進行動態評估，以徒手方式評估尺側屈腕肌（FCU）、屈指淺肌（FDS）的肌力。FDS方面，屈曲各手指的近端指間（PIP）關節，在PIP關節遠端施加阻力，評估此時的肌力。尤其要評估外上髁炎患者無名指及小指PIP關節屈曲阻力測試，評估尺側的抓握機能（圖10）。此外，讓棒球肘患者仰臥，在施加肘外翻應力誘發疼痛後，讓小指屈曲、尺側偏移且讓各手指握緊，再施加外翻應力，評估此時的疼痛變化，如果疼痛沒有減弱或消失，則懷疑FCU、FDS機能低下（圖11）。除此之外，施行腕關節背屈阻力測試，評估腕關節背屈位下的穩定性（圖12）。如果發揮肌力時出現左右差異，則懷疑舟狀骨相

III<br>機能損傷別之處置

**圖9　肘關節外翻排列**

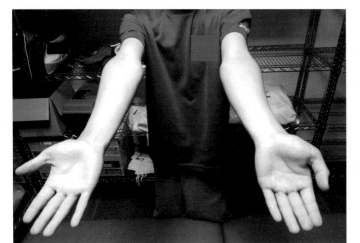

投球側：左手。評估外翻排列及前臂尺側的萎縮情況。

**圖10　無名指、小指的PIP關節屈曲阻力測試**

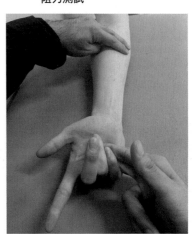

如果機能不全，可輕易伸直無名指、小指的PIP關節。

**圖11　疼痛測試**

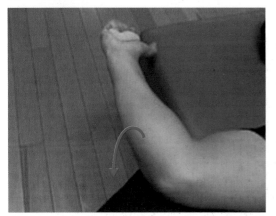

在FCU、FDS收縮的狀態下，評估外翻應力的疼痛是否減弱或消失。

**圖12　評估腕關節背屈位的穩定性**

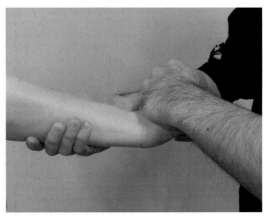

以腕關節背屈位施行背屈阻力測試，確認發揮的肌力有無左右差異。

對於橈骨的嵌合度低下，或前臂伸肌群機能不全。

### ●腕關節、手部

靜態評估方面，要評估腕關節排列，以視診確認排列是否往尺側偏移。此外透過視診及觸診評估腕骨橫弓的狀態（**圖13**）。接著確認腕關節背屈可動性，評估舟狀骨往掌側的可動性（**圖14**）。除此之外，評估橈側偏移活動度，正常的腕關節橈側偏移活動度是25°[46]。如果橈側偏移受限，便將舟狀骨往掌側推擠，藉此確認橈側偏移活動度有無改善（**圖15**），如果有改善，便懷疑是舟狀骨往背側位移。

### ●拇指、小指對掌機能

靜態評估方面，以視診確認小魚際肌群有無萎縮。此外，讓小指拇指

**圖13　評估腕骨橫弓**

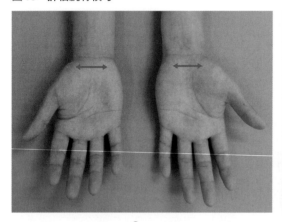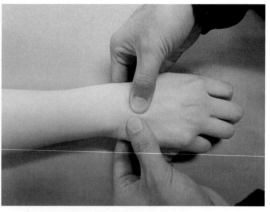

a　　　　　　　　　　　　　　　　　　　　b

確認舟狀骨與豆狀骨間的距離有無左右差異（**a**）。此外，以月狀骨為頂點，確認腕骨橫弓形成的狀態（**b**）。如果發現舟狀骨背側位移或月狀骨掌側位移，則腕骨橫弓會降低。

**圖14　評估腕關節背屈可動性**　　　　　**圖15　橈側偏移限制與舟狀骨往掌側的可動性**

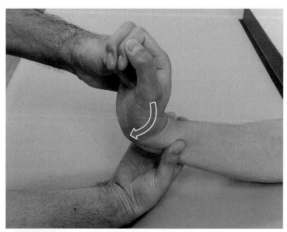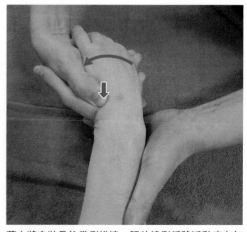

一邊像要將舟狀骨往掌側推擠，一邊讓腕關節背屈，評估舟狀骨的掌側可動性。　　藉由將舟狀骨往掌側推擠，評估橈側偏移活動度有無改善。

圖16　拇指小指對掌機能

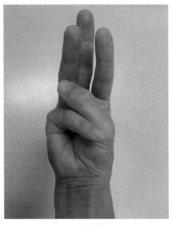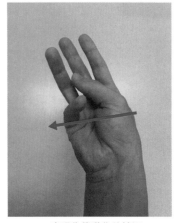

　　　a 正常　　　　　　　　　b 出現代償動作的情況

讓拇指小指對掌，評估此時的手部橫弓、腕關節排列。
評估有沒有如圖b一般，由於對掌不完全，出現了尺側偏移的代償動作。

對掌貼合，評估此時的手部橫弓、腕關節排列（圖16）。如果小魚際肌群機能不全，腕關節大多會呈現尺側偏移、背屈位[31]。接著在拇指小指對掌的狀態下，對拇指與小指施加阻力，評估此時的肌力。評估手指抓握機能後，評估握球方式，看是否用拇指尺側握球[45]。

## 腕關節、手指抓握機能損傷之治療

### ➤概要

　　針對肘關節損傷相關的腕關節、手指抓握機能損傷，其治療目標為：修正腕關節排列、改善腕關節背屈與橈側偏移的活動度、獲得腕關節在背屈角度下的穩定性、獲得手指抓握機能的近端橫弓形成與拇指小指對掌機能、獲得抵抗肘外翻應力的尺側屈腕肌（FCU）、屈指淺肌（FDS）機能。如果主要問題在於腕關節、手指抓握機能，首先要改善舟狀骨的排列，之後再針對腕骨橫弓治療，以獲得抗腕關節伸直阻力或抵抗肘關節外翻應力等機能為目標。

### ➤針對各機能損傷的治療法
#### ●改善腕關節機能

　　發現橈側偏移受限，如果藉由將舟狀骨往掌側推擠改善了橈側偏移限制，便以相同的方法施行關節活動度（ROM）運動（圖15）。指示患者進行自我ROM運動（圖17）。改善橈側偏移限制之後，施行舟狀骨掌側鬆動術，同時改善背屈可動性（圖18）。

#### ●獲得腕骨橫弓

　　以形成手部近端橫弓為目的，讓患者進行拇指小指對掌運動。此時誘

導患者別產生腕關節尺側偏移、背屈，如果有困難，就一邊用對側的手輔助一邊進行對掌運動（圖19）。對掌運動並非要讓指尖彼此貼合，而是專注讓掌心做出縱向皺紋般形成近端橫弓。如果機能有改善，便緩緩減少對側的手輔助，進行自主運動。接著維持對掌同時進行腕關節背屈運動，在維持強化手內在肌與腕骨橫弓的狀態下，施行腕關節伸肌訓練（圖20）。

### ●腕關節、手指抓握機能

改善腕關節、手部橫弓機能損傷後，一邊讓肘關節與手指機能連動，一邊訓練抓握機能。首先以無名指、小指抓握，結合腕關節背屈運動，努力提升尺側抓握機能與腕關節伸肌機能（圖21）。訓練尺側屈腕肌（FCU）時，希望是在小魚際肌群活動、穩定豆狀骨的狀態下進行。在導

**圖17　自己進行橈側偏移活動度運動**

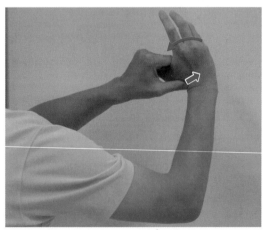

一邊將舟狀骨往掌側推擠，一邊進行橈側偏移活動度運動。

**圖18　舟狀骨掌側鬆動術**

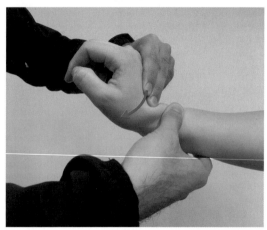

一邊抓住舟狀骨，針對橈骨往掌側施行鬆動術，一邊讓腕關節背屈。

**圖19　拇指小指對掌運動**

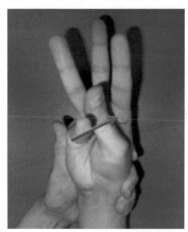

一邊用對側的手輔助，一邊進行對掌運動。

**圖20　維持腕骨橫弓的狀態下腕關節背屈**

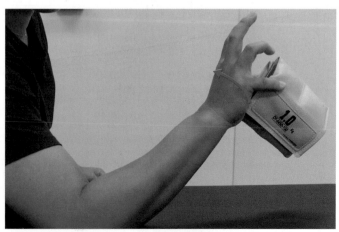

拇指小指對掌的同時抓住1kg的重物，讓腕關節背屈。藉由抑制FDS或屈指深肌，來訓練手內在肌。

入階段，以小指屈曲抓握著海綿的狀態，進行尺側偏移、掌屈運動（圖22）。如果動作做起來不勉強，就換成啞鈴，提升到用小指抓握不會鬆開的重量進行訓練。此外，同時施行抓住棍棒，以尺側偏移狀態拿起棍

**圖21　尺側抓握下的腕關節屈曲**

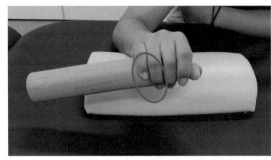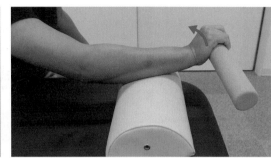

只用無名指、小指抓握，屈曲腕關節。

**圖22　與指頭動作連動的FCU運動**

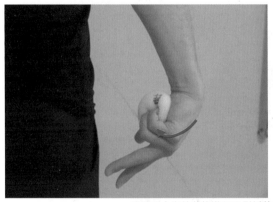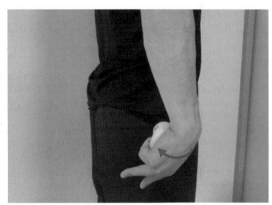

以屈曲小指的狀態進行尺側偏移、掌屈運動。

**圖23　利用球棒的FCU運動**

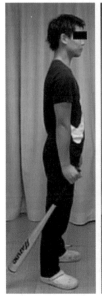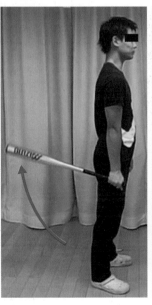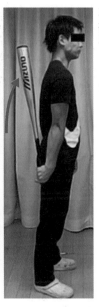

專注小指用力抓握球棒的狀態下，尺側偏移抬起球棒。注意進行時不能出現肩關節伸直、肩帶前傾的代償動作。

棒的訓練（**圖23**）。訓練屈指淺肌（FDS）時，要以專注在近端指間（PIP）屈曲的狀態下進行。目標為與尺側屈腕肌（FCU）連動，在屈曲無名指、小指PIP關節的狀態下，施行掌屈運動。此外，為了應對球離手前後增大的外翻應力、擠壓球體的力量，也在屈曲食指、中指近端指間（PIP）關節的狀態下進行掌屈運動（**圖24**）。與尺側屈腕肌（FCU）相同，訓練要逐漸從海綿換成啞鈴，提高負重。最後，複合動作的訓練時，仰臥抓住海綿球，在肩關節90°外展、肘關節90°屈曲位下，進行

**圖24　FDS運動**

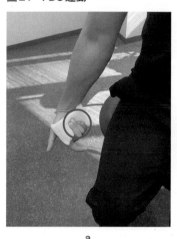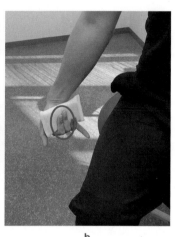

a　　　　　　　　　　　　　　　　　b

目標為與FCU連動，在屈曲無名指、小指PIP關節的狀態下，施行掌屈運動（**a**）。
為了應對球離手前後增大的外翻應力、擠壓球體的力量，在屈曲食指、中指PIP關節的狀態下進行掌屈運動（**b**）。

**圖25　複合動作訓練**

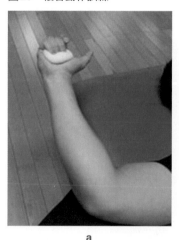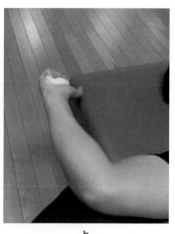

a　　　　　　　　　　　　　　　　　b

仰臥抓住海綿球，在FDS、FCU收縮的狀態下，進行肩關節外轉（**a**）、肘關節外翻（**b**）運動

**圖26　以模擬投擲動作的姿勢運動**

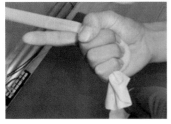

a

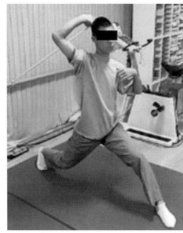

b

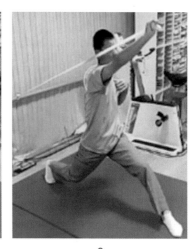

c

以抓住海綿球的狀態（a），利用軟管／彈力帶的阻力進行肩關節外轉運動（b、c）。

**圖27　對牆運球**

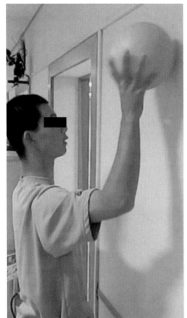

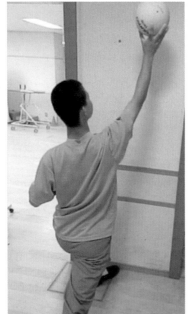

穩定肩帶，用手腕、指頭有節奏地連續運球。

肩關節外轉、肘關節外翻運動（**圖25**），以模擬投擲動作的姿勢利用軟管／彈力帶的阻力進行肩關節外轉運動（**圖26**），進行離心收縮在內的對牆運球（**圖27**），以接近實際動作的形式逐步進行訓練。

参考文献

1) van Rijn RM, et al : Associations between work-related factors and specific disorders at the elbow : a systematic literature review. Rheumatology (Oxford) , 48 (5) : 528-536, 2009.

2) Snijders CJ, et al : Provocation of epicondylalgia lateralis (tennis elbow) by power grip or pinching. Med Sci Sports Exerc, 19 (5) : 518-523, 1987.

3) Blackwell JR, et al : Wrist kinematics differ in expert and novice tennis players performing the backhand stroke : implications for tennis elbow. J Biomech, 27 (5) : 509-516, 1994.

4) Seeley MK, et al : Tennis forehand kinematics change as post-impact ball speed is altered. Sports Biomech, 10 (4) : 415-426, 2011.

5) Elsaftawy A : Radial wrist extensors as a dynamic stabilizers of scapholunate complex. Pol Przegl Chir, 85 (8) : 452-459, 2013.

6) Shibata S, et al : Kinetic Analysis of Fingers During Aimed Throwing. Motor Control, 22 (4) : 406-424, 2018.

7) 高木陽平, ほか : 手関節・手指の関節に着目した投球動作解析. 日本手外科学会誌, 31 (1) : 2-Po2-2, 2014.

8) 水谷未来, ほか : 女子プロ野球選手における投球時の手指動作がボール速度およびボール回転数におよぼす影響. スポーツパフォーマンス研究, 9 : 288-297, 2017.

9) Udall JH, et al : Effects of _exor-pronator muscle loading on valgus stability of the elbow with an intact, stretched, and resected medial ulnar collateral ligament. J Shoulder Elbow Surg, 18 (5) : 773-778, 2009.

10) Park MC, et al : Dynamic Contributions of the Flexor-Pronator Mass to Elbow Valgus Stability. J Bone Joint Surg Am, 86 (10) : 2268-2274, 2004.

11) Lin F, et al : Muscle contribution to elbow joint valgus stability. J Shoulder Elbow Surg, 16 (6) : 795-802, 2007.

12) Heales LJ, et al : Forearm muscle activity is modified bilaterally in unilateral lateral epicondylalgia : A case-control study. Scand J Med Sci Sports, 26 (12) : 1382-1390, 2016.

13) Manickaraj N, et al : Muscle Activity during Rapid Wrist Extension in People with Lateral Epicondylalgia. Med Sci Sports Exerc, 48 (4) : 599-606, 2016.

14) Manickaraj N, et al : Lateral epicondylalgia exhibits adaptive muscle activation strategies based on wrist posture and levels of grip force : a case-control study. J Musculoskelet Neuronal Interact, 18 (3) : 323-332, 2018.

15) Rogowski I, et al : Trunk and upper limb muscle activation during flat and topspin forehand drives in young tennis players. J Appl Biomech, 27 (1) : 15-21, 2011.

16) Kelley JD, et al : Electromyographic and cinematographic analysis of elbow function in tennis players with lateral epicondylitis. Am J Sports Med, 22 : 359-363, 1994.

17) Gupta A, et al : In vivo CT study of carpal axial alignment. Surg Radiol Anat, 25 (5-6) : 455-461, 2003.

18) Fleisig GS, et al : Kinetics of baseball pitching with implications about injury mechanisms. Am J Sports Med, 23 (2) : 233-239, 1995.

19) Werner SL, et al : Biomechanics of the elbow during baseball pitching. J Orthop Sports Phys Ther, 17 (6) : 274-278, 1993.

20) Solomito MJ, et al : Deceleration phase elbow varus moments : a potential injury mechanism for collegiate baseball pitchers. Sports Biomech, 12 : 1-10, 2019.

21) Ahmad CS, et al : Biomechanical Evaluation of a New Ulnar Collateral Ligament Reconstruction Technique with Interference Screw Fixation. Am J Sports Med, 31 (3) : 332-337, 2003.

22) Morrey BF, et al : Articular and ligamentous contributions to the stability of the elbow joint. Am J Sports Med, 11 (5) : 315-319, 1983.

23) Kinoshita H, et al : Finger forces in fastball baseball pitching. Hum Mov Sci, 54 : 172-181, 2017.

24) Pexa BS, et al : Medial Elbow Joint Space Increases With Valgus Stress and Decreases When Cued to Perform A Maximal Grip Contraction. Am J Sports Med, 46 (5) : 1114-1119, 2018.

25) Otoshi K, et al : The proximal origins of the flexor-pronator muscles and their role in the dynamic stabilization of the elbow joint : an anatomical study. Surg Radiol Anat. 36 : 289-294, 2014.

26) Avery DM, 3rd et al : Sports-related wrist and hand injuries : a review. J Orthop Surg Res, 11 (1) : 99, 2016.

27) Kane PM, et al : Relative Contributions of the Midcarpal and Radiocarpal Joints to Dart-Thrower's Motion at the Wrist. J Hand Surg Am, 43 (3) : 234-240, 2018.

28) Salva-Coll G, et al : Effects of forearm muscles on carpal stability. J Hand Surg Eur, 36 (7) : 553-559, 2011.

29) Nakamura T, et al : Cine MRI of the Triangular Fibrocartilage Complex during Radial-Ulnar Deviation. J Wrist Surg, 7 (4) : 274-280, 2018.

30) Davidson PA, et al : Functional Anatomy of the Flexor Pronator Muscle Group in Relation to the Medial Collateral Ligament of the Elbow. Am J Sports Med, 23 (2) : 245-250, 1995.

31) 宮下浩二 : 投球障害に対する競技現場でのリハビリテーションとリコンディショニングの実際. 投球障害のリハビリテーションとリコンディショニング, p187-202, 文光堂, 2010.

32) 河上敬介, ほか：第Ⅲ章 上肢の筋. 骨格筋の形と触察法, 改訂第2版, p260-267, 大峰閣, 2013.

33) Xiu KH, et al：Biomechanics of the transverse carpal arch under carpal bone loading. Clin Biomech (Bristol, Avon), 25 (8)：776-780, 2010.

34) Li ZM, et al：Narrowing carpal arch width to increase cross-sectional area of carpal tunnel--a cadaveric study. Clin Biomech (Bristol, Avon), 28 (4)：402-407, 2013.

35) 川口浩太郎, ほか：手関節の不安定性と理学療法のポイント. 理学療法, 27 (11)：1295-1304, 2010.

36) 川野哲英：運動および動作時の姿勢とアライメント変化. ファンクショナルエクササイズ, p188-192, ブックハウスHD, 2004.

37) 宮西智久, ほか：野球のスナップのバイオメカニクス. バイオメカニクス研究, 4 (2)：136-144, 2000.

38) Sirkett DM, et al：A kinematic model of the wrist based on maximization of joint contact area. Proc Inst Mech Eng, H218：349-359, 2004

39) Marai GE, et al：A kinematics-based method for generating cartilage maps and deformations in the multi-articulating wrist joint from CT images. Conf Proc IEEE Eng Med Biol Soc, 1：2079-2082, 2006.

40) Lee JA, et al：The Effect of Wrist Position on Grip Endurance and Grip Strength. J Hand Surg Am, 41 (10)：e367-e373, 2016.

41) 小倉　丘, ほか：【肘の不安定症】肘関節内側側副靱帯の機能解剖. 整形・災害外科, 46 (3)：189-195, 2003.

42) 中川宏樹, ほか：浅指屈筋の収縮が内側側副靱帯前斜走線維に与える影響. 日本整形外科超音波学会会誌, 27 (1)：44-48, 2016.

43) Butler TJ, et al：Selective recruitment of single motor units in human flexor digitorum superficialis muscle during flexion of individual fingers. J Physiol, 567 (Pt 1)：301-309, 2005.

44) Kilbreath SL, et al：Distribution of the forces produced by motor unit activity in the human flexor digitorum profundus. J Physiol, 543 (Pt 1)：289-296, 2002.

45) 水谷仁一, ほか：ボールの握り方の違いが投球動作における上肢の運動に及ぼす影響について. 東海スポーツ傷害研究会会誌, 26：21-23, 2008.

46) 日本整形外科学会：関節可動域表示ならびに測定法. 日整会誌, 69：240-250, 1995.

Ⅲ

機能損傷別之處置

# 2 肩複合關節、胸廓活動度障礙對肘關節之影響

**摘要**

■ 所謂「肘部降低」的不良投擲動作，與肩關節動作有密切的關係。此外，肩關節動作會受到駝背等不良姿勢的影響，因此包含肩帶、軀幹在內的評估很重要。姿勢不良的選手會引起肩關節動作受限，結果便提高肘關節損傷的風險。

■ 從全身尋找產生肘關節疼痛的要因，有必要迅速消除疼痛。藉由施行共9項構成的全身即時調整法（IBC），便能即刻找出問題點。

■ 針對找到的問題點提供確實的調節，便能早期讓疼痛消失。

## 前言

IBC：
immediate body
conditioning

下肢、軀幹的不良狀態、姿勢異常或不良投球姿勢會增加投擲動作時的機械應力，所以為了替棒球肘復健或預防肘關節損傷產生，下肢、軀幹的狀態很重要。

上肢運動時，不僅投擲動作，就連肩關節上舉、外展或外轉運動等單純的動作也會受到下肢、軀幹的影響。尤其駝背之類的不良姿勢會妨礙肩胛骨運動，引起上肢運動損傷。

本項將說明下肢、軀幹對上肢關節動作的影響，並說明探討肘關節疼痛原因的評估方法及治療方法。

## 基礎知識

### ➤概要

#### ●姿勢對上肢運動的影響

MER：
maximum external
rotation

投擲動作中施加於肘關節的機械應力增大有：肩關節最大外轉（MER）時所謂的「肘部降低」、從加速期到球離手時的「肘部超前、突出」投法、「長揮臂」等等情況。

如**表1**所示，無論哪種對肘關節施加過度負荷的不良動作，都與肩關節動作有密切關係。也就是說，要修正著眼於肘關節的不良投擲動作，改善肩關節動作很重要。

表1　不良動作與肩關節動作

| 不良動作 | 肩關節動作 |
| --- | --- |
| 肘部降低 | 肩關節外展受限 |
| 長揮臂 | 肩關節外轉受限 |
| 肘部超前、突出投法 | 肩關節外轉受限 |

### ●優良姿勢、不良姿勢對上肢運動（尤其是肩關節）的影響

上肢上舉運動姿勢良好時，肩胛骨會往後傾、內收，可順暢地抬高。另一方面，駝背等不良姿勢時，肩胛骨會前傾、外展，使得上舉受限（圖1）。不良姿勢會影響到肩胛骨，因此不僅上舉動作，連投擲動作必要的外展運動（揮臂初期的拉回）或外轉運動（肩關節最大外轉MER時的彎曲）也會受到影響。

姿勢與棒球肘之間的關係方面，以264名少年棒球選手為對象進行調查後，其報告指出胸椎後彎角增加（30°以上）為肘關節內側損傷的危險因素[1]。換句話說，胸椎後彎的選手肩關節外轉運動受限，有可能引起肘關節內側損傷。此外，以60名國中生、108名高中生為對象，使用SpinalMouse®脊柱測量儀調查兩上肢下垂、與最大上舉位時的胸椎後彎角及腰椎前彎角以及其變化量[2]，結果國中生組下垂時的腰椎前彎角在肘損傷群體中明顯數值高，也就是說，搖擺背之類的姿勢恐怕會引起肘關節損傷。而高中生組下垂時與抬高時的胸椎後彎角變化量在損傷群體中明顯數值低，上肢抬高時無意識的胸椎伸直受限可能與肘關節損傷有關係。由以上可知，對小學、國中、高中學生而言，不良姿勢恐有誘發棒球肘的風險。

**圖1　姿勢與肩胛骨的關係**

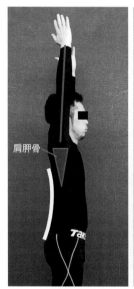
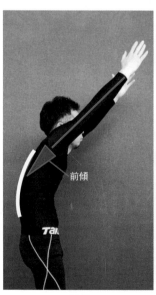
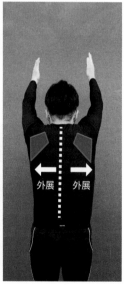

肩胛骨　　側方　　　　　後方　　　　　　側方　　　　　後方

肩胛骨　前傾　外展　外展

**a　優良姿勢**　　　　　　　**b　不良姿勢**

**Memo**　**肘關節內側損傷的危險因素**

關於發作於少年棒球選手身上肘關節內側損傷的危險因素，以下介紹進行為期1年前瞻性調查的報告[1]：以264名小學5年級以下的學生為對象，邏輯式迴歸分析的結果，其危險因素有肘部降低的投球姿勢、胸椎後彎角度增加（30°以上）、踏地腳的髖關節內轉受限（5°以上）、肩部後方緊繃（0°以上）、肩部總旋轉活動度減少（165°以下）幾點。

●**不良姿勢下的投擲動作**

　　如前所述，不良姿勢即使在靜態站姿也會造成肩關節動作受限。一旦肩關節動作受限，恐怕會與投擲動作中肘部降低等不良動作有關係。接著投球時，準備抬腿期會以單腳站立，直到腳觸地都是在單腳站立的狀態下進行平移動作。腳觸地之後，會進行從側向弓箭步變成前跨弓箭步的旋轉運動，因此投球時必須要一邊穩定軀幹，一邊高速運動（圖2）。所以如果是靜止站姿時產生肩關節動作損傷的選手，其影響在投球運動中很可能變得更嚴重。

## 評估

➤概要

●**評估流程**

　　首先要針對選手主訴的「肘關節疼痛」狀態仔細確認。之後從全身探索產生肘關節疼痛的要因，藉由改善肌肉張力或姿勢，評估來自各部位的影響程度有多大（圖3）。

➤**掌握疼痛現狀：確認產生肘關節疼痛的狀態**

　　評估在肘關節哪個部位、程度多少、產生怎樣的疼痛。就理學檢查所見，肘關節內側及後方的應力測試如**表2**所示。

圖2　投擲動作中的軀幹穩定性

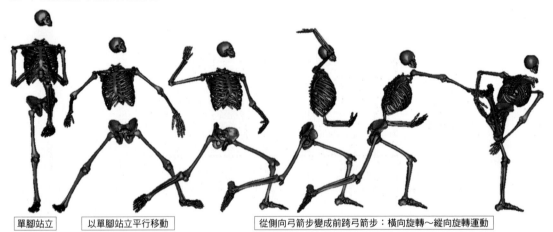

| 單腳站立 | 以單腳站立平行移動 | 從側向弓箭步變成前跨弓箭步：橫向旋轉～縱向旋轉運動 |

**Clinical Hint**

**觀察姿勢的重要性**

　　姿勢（軀幹排列）會影響到四肢的關節活動度及肌力。尤其肩關節處有肩胛骨（肩胛胸廓關節），因此如圖1所示會受到巨大影響。不僅投擲動作，觀察選手在治療室裡不經意流露出的姿勢、動作也很重要。

## 圖3　評估流程

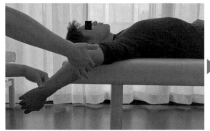

對肘關節施加應力測試
（上肢零度位置外翻應力測試）

全身即時調整法（IBC）
（改善肌肉張力及姿勢）

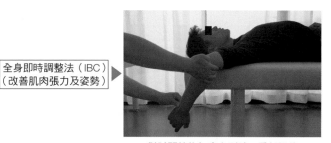

對肘關節施加應力測試、重新評估
（確認疼痛、活動度的變化）

## 表2　肘關節內側及後方應力測試

| 外翻應力測試（圖4） | |
|---|---|
| 意義 | 檢測出有無內側副韌帶損傷、肱骨內上髁、尺骨冠狀突處的疼痛。 |
| 方法 | 固定肘關節，前臂旋後。讓肘關節屈曲角度在30～120°間變化，強制外翻。 |
| 判定 | 確認外翻不穩定性、疼痛部位（韌帶、內上髁、尺骨冠狀突、肌肉著骨點等等）及疼痛強度。 |
| 過度伸直應力測試（圖5） | |
| 意義 | 檢測出鷹嘴突及鷹嘴窩夾擠。 |
| 方法 | 固定肘關節，前臂旋後下，強制肘關節伸直。此外，以肘關節10°屈曲位施行外翻應力測試。 |
| 判定 | 確認伸直方向的阻力、終末感覺、肘關節後方有無疼痛。施行肘關節10°屈曲位外翻應力測試時，確認肘後內側的疼痛情況。 |
| 上肢零度位置外翻應力測試（圖6） | |
| 意義 | 接近實際投球角度的肩關節角度下，評估肩關節外轉運動的同時也評估肘關節外翻應力。如果肩關節動作受限，會增大施加於肘關節的應力，因此可評估姿勢（肩關節）造成的影響。 |
| 方法 | 仰臥，讓肩關節呈上肢零度位置（選手投球時的外展角度），強制將肘關節外翻。 |
| 判定 | 確認有無對肩關節外轉運動的阻力、肘關節內側部分疼痛。 |

## 圖4　外翻應力測試

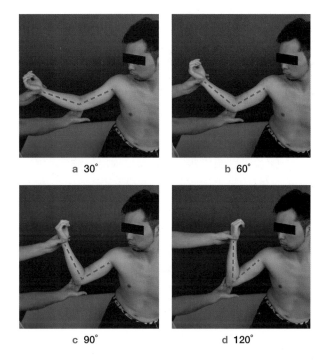

a　30°

b　60°

c　90°

d　120°

**圖5　過度伸直應力測試**

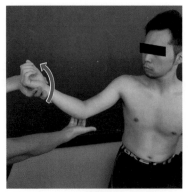 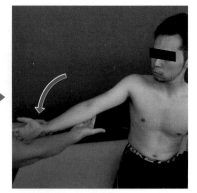

a 屈曲位　　　　　　　　　　　　　　b 伸直位

**圖6　上肢零度位置外翻
　　　應力測試**

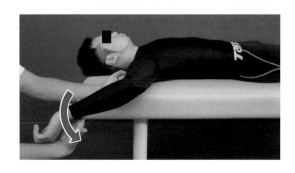

### ➤評估源自全身的影響：探索產生疼痛的原因

#### ●全身即時調整法（IBC）

　　棒球肘選手主訴肘關節疼痛，**表2**應力測試呈陽性，其要因可說是肩關節外轉受限。然而如前所述，肩關節會受到姿勢等源自全身的影響，因此在輕易治療患部的肘關節或肩關節之前，有必要排除髖關節、軀幹對上肢產生的影響。

　　調查影響肩關節要因用的全身性篩檢方法方面，IBC很有用[3,4]。IBC的概念在於調整肌肉張力、改善姿勢異常。

#### ●實際施行IBC

　　IBC是由調整頸部、軀幹（腹肌群、背肌群）、髖關節肌肉張力的9個項目所構成（**表3**）。表3的A～E項是在調整關節排列、促進交互神經支配及調整肌肉張力。F及G項是促使肌肉收縮、活化肌肉。H及I項則是治療肩帶、盂肱關節。以順序來說，先施行上肢零度位置外翻應力測試檢查疼痛情況，之後再施行IBC各項20～30秒左右，再次確認疼痛情況、活動度，評估IBC的即時效果（**圖3,7**）。

　　從A項開始依序施行，如果發現有項目的肩關節外轉活動度增加或疼痛明顯減輕，則判斷該項目為選手身上的主因，結束IBC。

#### ●複合式全身即時調整法（Combined IBC，CIBC）

　　全身即時調整法（IBC）是10分鐘左右就能施行的簡易方法。然而在

**表3　實際施行IBC**

| A. 鬆弛頸部 | 將頸部往投球方向及反方向旋轉，評估胸鎖乳突肌、上斜方肌、提肩胛肌等的影響。 |
|---|---|
| B. 強制胸椎伸直 | 將直徑10cm左右柔軟的彈力球放到背部，強制胸椎伸直。<br>※每次上下移動球幾公分左右，尋找肩關節旋轉角度改善最多的位置。 |
| C. 立起膝蓋 | 屈曲膝關節、髖關節，誘導骨盆成正中位置，鬆弛髂腰肌。 |
| D. 鬆弛背肌群 | 讓腹肌群最大收縮20秒左右，利用交互抑制作用鬆弛背肌群。 |
| E. 鬆弛腹肌群 | 俯臥，先將彈力球壓在肚臍下方，再往上方滾動，停留各位置時深呼吸10次左右，鬆弛腹部。 |
| F. 活化腹橫肌 | 進行腹部凹陷動作（收緊運動）10次，讓腹橫肌收縮。此時要盡量抑制腹直肌等的收縮，選擇性讓腹橫肌收縮。此外，選擇用四肢著地、立膝坐姿等腹橫肌容易收縮的姿勢。 |
| G. 活化後鋸肌 | 側臥，屈曲雙膝、髖關節，固定軀幹的狀態下舉起下肢。另個方法是以坐在椅子或床邊雙腳下垂的端坐姿，盡量不產生骨盆的代償翹腳，軀幹往同側上方旋轉，活化後鋸肌。 |
| H. 肩胛骨後傾 | 仰臥，讓疼痛側上肢呈零度位置。伸直肘關節的狀態下，一邊在上臂下方放個球讓肩胛骨後傾，一邊將球壓扁。 |
| I. 誘發旋轉肌 | 端坐姿，上肢放在床上，以放鬆不使力的狀態進行肩關節內外轉的自主運動。用對側上肢抓住、鬆動三角肌。如果有困難，由施測者抓住三角肌。 |

**圖7　IBC的順序**

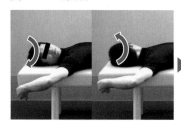

A. 鬆弛頸部

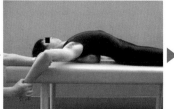

B. 強制胸椎伸直

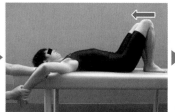

C. 立起膝蓋

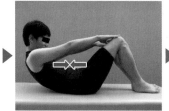

D. 鬆弛背肌群

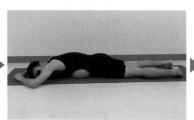

E. 鬆弛腹肌群

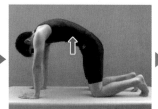

F. 活化腹橫肌

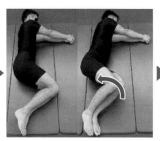

G. 活化後鋸肌

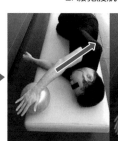

H. 肩胛骨後傾

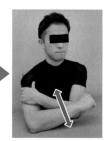

I. 誘發旋轉肌

從A開始依序進行，例如「A→確認疼痛、活動度→B→確認疼痛、活動度→……」，結束1項評估後確認疼痛及活動度的變化。

賽季等時候，有時需要更即時地讓疼痛消失。這種情況下，要迅速施行CIBC，努力用更短的時間找出大略的問題點並消除疼痛。

方法與IBC相同，首先以上肢零度位置外翻測試確認疼痛。之後再讓兩側上肢呈零度位置，屈曲兩側膝關節、髖關節，往對側（非投球側）轉動約20次。治療師以徒手輔助選手胸廓旋轉（改善胸廓可動性，圖8a），此時注意別讓上肢離開地面。如果疼痛沒有變化，讓選手進行相同動作，治療師一邊輔助胸廓旋轉，一邊以對側上肢對旋轉的雙膝關節追加輕度阻力（誘發後鋸肌，圖8b）。如果這階段疼痛沒有變化，則伸展投球側上肢，加上誘發下斜方肌（肩胛骨後傾，圖8c）。藉由施行本方法，有可能更即時地改善疼痛，然而這樣是複合式施行IBC，所以有必要知道如此很難找出詳細的問題點。

圖8　CIBC

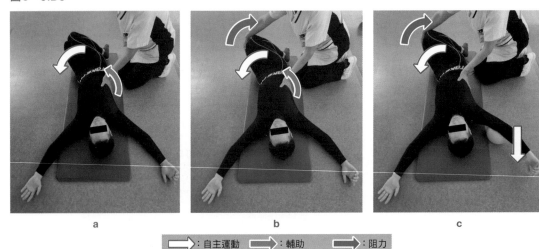

a　　　　　　　　　　b　　　　　　　　　　c

⇒：自主運動　　⇒：輔助　　⇒：阻力

**Clinical Hint**

**疼痛的原因**

　　看診的選手如果主訴為肘關節疼痛，其要因大多隱藏在全身。有必要使用IBC篩檢出疼痛的主因，確實並早期地解決問題點。此外，透過評估全身、改善疼痛或機能，也可以讓選手理解不僅肩、肘關節周圍重要，下肢、軀幹在內的全身狀態也很重要。

## 治療

　　投擲損傷選手的治療流程分為：「疼痛期」、「投球準備期」、「復出賽事期」3階段（圖9）。本項將以「疼痛期」為中心，解說如何建立治療計畫及早期疼痛改善法。

### ➤全身即時調整法（IBC）改善運動

在疼痛期，要盡早改善選手主訴的疼痛，並以早期重新開始投球為目標。從初診起到施行物理治療第2、3次之間，可透過IBC得知局部（肘關節）處產生疼痛的要因，讓疼痛消失。如果施行了IBC也無法消除疼痛，則懷疑是發炎性疼痛（疼痛發病後2週以內）、患部廢用性或構造上的破損。如果判斷為發炎，指示選手要靜養1～2週，並視情況需要進行抗發炎處置。如果患部明顯攣縮或肌力低下，考慮源自全身影響的同時，也要積極地治療患部。如果疑似構造上破損，選手抗拒保守治療的可能性很高，有必要由醫師進行影像診斷等，早期考慮手術治療（圖10）。

施行IBC，無論哪個項目的疼痛消失或者明顯減弱，都可推測出該項目為主要原因，提供相對應的治療運動（圖11～15）。

**圖9　投擲損傷診療的流程**

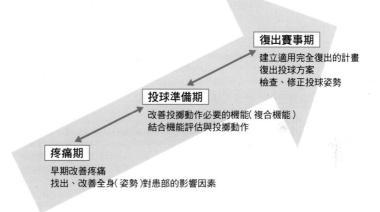

**圖10　建立治療計畫**

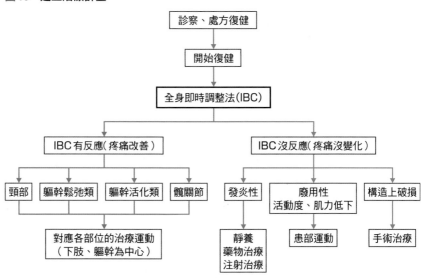

**圖11　IBC各項相對應的訓練：頸部技法（鬆弛頸部）**

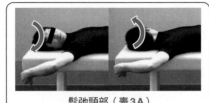

鬆弛頸部（表3A）

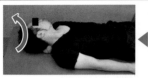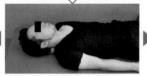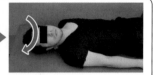

在頸部下方放球，左右轉動頸部。
＊左右來回20次

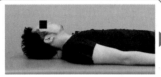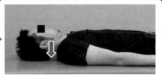

擠壓頸部下方的球。
＊10～20次左右

轉動頸部後疼痛改善時進行。

**圖12　IBC各項相對應的訓練：軀幹技法（鬆弛類）**

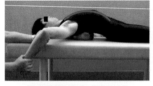

強制胸椎伸直（表3B）

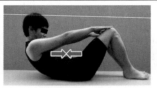

鬆弛背肌群（表3D）

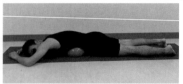

鬆弛腹肌群（表3E）

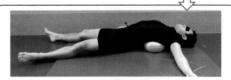

①仰臥，依序在背部3個位置下面放球。
②每個地方停留1分鐘左右，深呼吸。
③如果習慣了，略略左右錯開再反覆同樣動作。

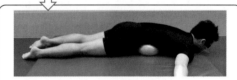

①俯臥，依序在腹部3個位置下面放球。
②每個地方停留1分鐘左右，深呼吸。
③如果習慣了，略略左右錯開再反覆同樣動作。

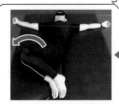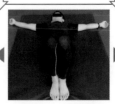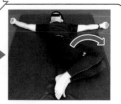

仰臥，屈曲雙膝、髖關節，往左右倒。注意肩膀不能離開地面。
＊左右20次 × 3組（上肢位置抬高，適度變更為零度位置）

鬆弛軀幹肌群後疼痛改善時進行。

圖13　IBC各項相對應的訓練：髖關節技法（立起膝蓋）

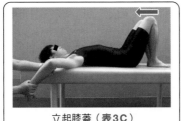

立起膝蓋（表3C）

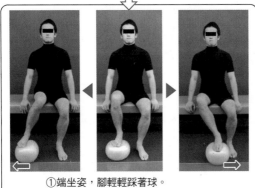

①端坐姿，腳輕輕踩著球。
②下肢往前後左右移動。
＊20次 × 3組（左右）

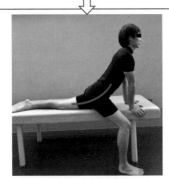

①伸直髖關節，對側屈曲，拉伸髂腰肌。
②注意腰椎別過度伸直。
＊20次 × 2、3組（左右）

立起膝蓋後疼痛改善時進行。

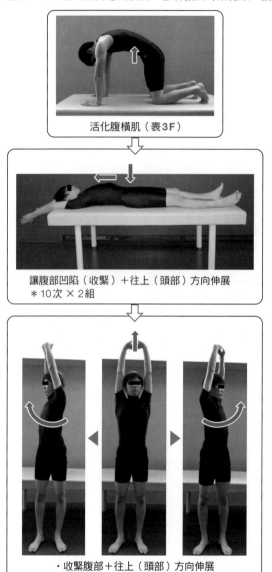

圖14 IBC各項相對應的訓練：軀幹技法（活化類：腹橫肌）

活化腹橫肌（表3F）

讓腹部凹陷（收緊）＋往上（頭部）方向伸展
＊10次×2組

・收緊腹部＋往上（頭部）方向伸展
・轉動軀幹（不轉動髖關節）
＊10次×2組

活化腹橫肌後疼痛改善時進行。

　　基本上會進行自我訓練，確認目標動作是否確實。此外選手自己也要有自覺地一邊自我確認每個項目肩、肘關節機能是否改善，一邊進行訓練，這很重要。

圖15　IBC各項相對應的訓練：軀幹技法（活化類：後鋸肌）

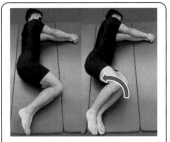

活化後鋸肌（表3G）

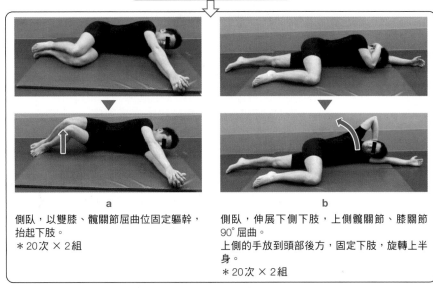

| a | b |
|---|---|
| 側臥，以雙膝、髖關節屈曲位固定軀幹，抬起下肢。<br>＊20次 × 2組 | 側臥，伸展下側下肢，上側髖關節、膝關節90°屈曲。<br>上側的手放到頭部後方，固定下肢，旋轉上半身。<br>＊20次 × 2組 |

活化後鋸肌後疼痛改善時進行。

### ➤從疼痛期進入投球準備期

盡快讓肘關節疼痛消失很重要，然而不良姿勢、不良動作會影響到上肢，因此有必要在投球準備期，早期評估改善姿勢訓練、深蹲、弓箭步動作、跑步動作等體育運動中投球以外的基礎動作，小心別形成不良姿勢（圖9）。

**參考文獻**

1）　坂田　淳,ほか：少年野球選手における肘内側障害の危険因子に関する前向き研究. 整スポ会誌, 36：43-51, 2016.
2）　松井知之,ほか：中・高校生野球選手における姿勢と肘関節痛との関係. 日本肘関節学会雑誌, 25（2）：219-221, 2018.
3）　松井知之,ほか：投球障害肩の病因を探索するスクリーニング検査の試み. 肩関節, 38（3）：1004-1007, 2014.
4）　松井知之：身体機能から考える投球障害アプローチ. 全身から患部へのアプローチMB Med Reha, 239：27-34, 2019.

# 3 肩複合關節、軀幹穩定機能損傷對肘關節之影響

**摘要**

■ 肘關節是為了讓上肢有效率運動，力學上擔當接續、傳遞角色的關節，因此肘關節物理治療中，與鄰近關節的關聯性極度重要。

■ 尤其運動動作中，肩複合關節不僅是上肢運動的基礎，從「投、打、推、撐」等動力鏈的觀點來看，也負責非常重要的角色。

■ 一定要記住，由於可動性低下或肌力低下等軀幹穩定機能損傷或不良姿勢，引起肩胛骨排列異常，會續發性增大施加於肘關節的機械應力。

## 前言

　　肘關節創傷、損傷的物理治療實務中，問題只單獨出現在肘關節的情況相當少見。說起來，肘關節原本就是為為了擴大手部作業的空間範圍、實現有效率上肢運動的關節。此外，上肢空間作業方面各關節負責的機能中（**表1**），肘關節機能是與手部一起，用於空間上調整與標的物位置或距離的「調整距離機能」，不僅如此，肘關節也藉由與前臂共同運作讓前臂旋前旋後，在空間上運動具有調整手掌方向的「冠狀面上的調整機能」。也就是說，肘關節是力學上擔當接續、傳遞角色的關節，無論在日常生活、運動動作等何種情況中，都幾乎見不到肘關節單獨動作。由此可想見，肘關節本身的機能低下很少會成為產生創傷、損傷的要因，而肘關節以外的身體機能低下、姿勢排列不良或動作不良則為其要因，結果增大了施加於肘關節的機械應力。

　　物理治療實務中，推測、驗證什麼原因會引起施加於肘關節的機械應力極度重要。本項主題為肩複合關節、軀幹穩定機能損傷，但無法忽視發揮動態穩定機能的排列異常及可動性問題。以下將整理出運動動作中肩複合關節、軀幹機能損傷（尤其穩定機能損傷）對肘關節的影響，同時簡單說明實際評估、治療的流程。

**表1　上肢空間作業方面各關節負責的機能**

| 部位 | 機能 |
|---|---|
| 肩關節 | ・讓手部維持在目標場所的「維持上肢機能」<br>・決定手部目標方向的「調整方向機能」 |
| 肘關節 | 調整手部與標的物位置關係的「調整距離機能」 |
| 前臂 | 調整手掌方向的「冠狀面上的調整機能」 |
| 腕關節 | 些微調整最終手部位置或手掌方向的「矢狀面及水平面上的最終調整機能」 |
| 手部、手指 | ・精密動作「運動機能：抓、握、捏等等」<br>・作為感覺受器的「感覺機能」等等 |

## 肩複合關節損傷對肘關節之影響

　　肩複合關節既是肘關節的近端鄰近關節，也在各種運動、動作中深深影響著肘關節。尤其運動動作中肩複合關節不僅身為上肢運動的基礎，從投、打、推、撐等動作的動力鏈觀點來看，也負責非常重要的角色。

　　此外，肩複合關節是包含了肩關節、肩鎖關節、胸鎖關節及肩胛胸廓關節的關節複合體。

### ➤排列異常對肘關節的影響（圖1）

　　自然下垂時的上肢中，通常肱骨內上髁與外上髁的連線會接近肩胛骨面，呈肘關節伸直、前臂正中位置。如果肩胛骨前傾強，有時手部位置會藉由肱骨相對外轉且前臂過度旋前排列[1]（圖1c）。這種情況下，不僅前臂的旋前肌群會過度緊繃，因為肱二頭肌過度緊繃致使肘伸直限制者也不在少數。此時讓患者仰臥可凸顯問題。

　　此外，體育賽事的上肢承重動作中，肩胛骨排列異常是對肘關節施加巨大機械應力的要因。體操競技中的倒立姿勢可藉由讓肩胛骨最大往上轉動來控制肱骨內轉、外轉。如果肩胛骨最大往上轉動不足，便無法形成穩定的上肢承重軸，而在中間關節的肘關節處產生巨大的應力（圖2）。

**圖1　前臂相對於肱骨的排列（自然下垂）**

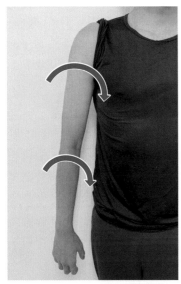 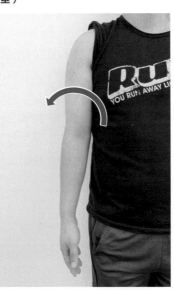 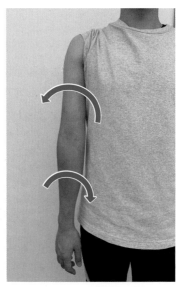

**a　肱骨內轉下的前臂正中位置**
這種情況下肱骨與前臂的位置關係並無異常，問題大多在於肩關節。

**b　肱骨外轉下的前臂正中位置**
這種情況下問題大多在於前臂肌群。

**c　肱骨外轉下的前臂旋前位**
這種情況下肱骨與前臂的位置異常，通常肩關節與前臂都有問題。

圖2　倒立時的肩胛骨排列異常

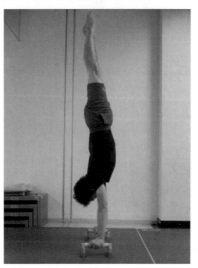

由於肩胛骨充分往上旋轉，關節盂整個朝向地面，因此能以垂直方向承接肱骨頭，對肘關節施加穩定的負荷。

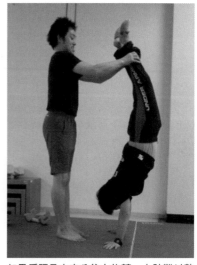

如果肩胛骨未充分往上旋轉，上肢難以整個往上舉高，便無法對肩關節、肘關節施加垂直方向的負荷。因此會在肩關節、肘關節處產生巨大的應力。

### ➤肩複合關節柔軟度低下對肘關節的影響

UCL：
ulnar collateral ligament

MER：
maximum external rotation

　　運動動作中投球時產生肘關節過度外翻應力，會對肘內側部分也就是肘內側副韌帶（UCL）施加非常大的負荷。有報告指出，施加於肘關節內側的負荷從揮臂後期到加速期約為64Nm，是很強大的外翻應力在作用[2]。如前所述，接著投球時的外翻應力呈現雙峰性，在肩關節最大外轉（MER）前一刻肘關節80～90°屈曲位下到達顛峰，下個峰值則在球離手後的瞬間肘關節伸直範圍的附近出現。報告指出，一般球離手後的瞬間肘關節並未完全伸直，而是成約20°屈曲[3]。可想見針對棒球肘，我們應該應對的機械應力是揮臂後期～加速期時的外翻應力，以及球離手時的伸直外翻應力。

### ➤肩複合關節的肌肉施力、肌肉協調性低下對肘關節的影響

　　體育運動的肘關節損傷患者中，可見到非常多損傷側肩複合關節的肌力低下。尤其投擲動作等過肩運動時，要靠著過度使用肘關節或前臂來補足肩複合關節肌力低下的情況，可想見長時間反覆該動作將成為產生損傷的要因。

　　接著在類似體操競技中使用上肢作為承重關節的情況下，維持肱骨內轉很重要，肱骨外轉下，會藉由增加前臂旋前，以肘關節伸直進行骨性支撐，可想見與剝離性軟骨炎等肘關節損傷有相關（圖3）。

　　肘關節屈曲、伸直主動作肌的肱二頭肌、肱三頭肌都是雙關節肌，無論哪塊肌肉，為了更有效率地發揮肌肉力矩，利用三角肌、結合肩關節動作很重要，單憑著肘關節的單關節動作會降低運動效率（圖5）。

圖3　上肢承重時肱骨旋轉之差異

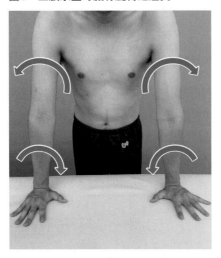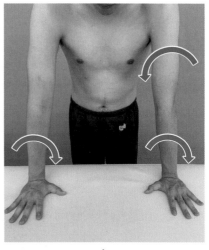

a

由於承重時肱骨外轉，強調了前臂旋前，肘關節成為骨性支撐，因此增大了施加於關節的承重應力。

b

承重時左肱骨內轉，強調了前臂旋後，肘關節成為肌性支撐，然而右肱骨內轉肌力不足使得右肘關節依舊為骨性支撐，增加了損傷產生的可能性。

---

**Memo** **肩關節外展角度變化與肘外翻應力**

　　Matsuo等人[4]調查了所謂「肘部降低」，肩關節外展角度變化與肘外翻應力之間的關係，結果顯示，無論肩關節外展角度減少還是增加，肘外翻應力都會增加，而在肩關節外展90～100°時肘外翻應力最小。實際上試著讓肘內側部分疼痛的選手改變外展角度，施加外翻應力，外展100°時未出現肘部疼痛，但在外展70°、120°時則出現外轉活動度受限，選手也表示肘關節內側部分會疼痛。

圖4　肩關節外展角度與肘外翻應力

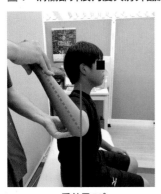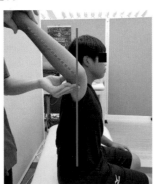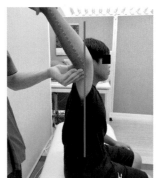

a 肩外展70°　　　　　　　b 肩外展100°　　　　　　　c 肩外展120°

---

　　如圖5所示，使用肱二頭肌時藉由利用後三角肌、使用肱三頭肌時藉由利用前三角肌，可輔助控制雙關節肌最佳的收縮速度及長度。尤其體育賽事等要求動作迅速及強大力量的運動時，肩複合關節具有非常重要的協同肌角色[5]。

**圖5　肘關節肌群協同三角肌的作用**

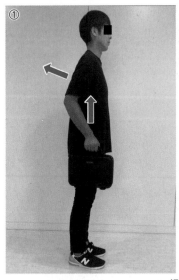
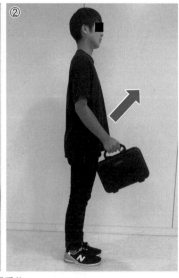

**a　提重物**

如 a 一般提起重物時，會怎樣使用肘關節呢？

①是利用後三角肌提起重物的方法，可有效率發揮肱二頭肌的肌肉力矩。

②以與①同樣的肘關節屈曲角度提起重物，但肩關節沒有伸直，所以肱二頭肌沒有受到拉伸。結果肱二頭肌縮短程度大增，變成施加持續性的過度收縮。

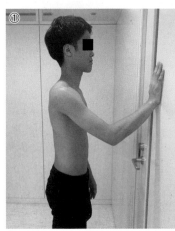
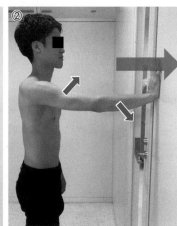

**b　推門**

也同樣來思考如 b 一般推門的動作。

這種需要肘關節伸直的情況下，為了有效率地發揮肱三頭肌的肌肉力矩，要利用前三角肌執行推的動作。

①的姿勢只使用肱三頭肌，要肘部從遠端往前下方用力推門很困難。

如②一般協同前三角肌及肱三頭肌運作，便可迅速且強力地動作。

## 軀幹穩定機能損傷對肘關節之影響

「軀幹」一詞代表除去頭部、頸部及四肢後，包含胸骨、肋骨在內的身體部分。軀幹穩定機能損傷對肘關節產生的影響，除了日常生活的動作，在運動強度高的運動動作等時候尤其經常成為問題。

### ➤不良姿勢對肘關節的影響

不良姿勢是肩胛骨排列不良所引起的，因此會續發性地增大施加於肘關節的機械應力。代表性的不良姿勢為頭部往前的姿勢，像是配合增強胸椎後彎般，容易形成肩胛骨前傾、往下旋轉姿勢，會讓提肩胛肌過度收縮，讓包含上斜方肌在內的肩胛骨周圍肌肉負荷大大的離心性應力，結果引起肩複合關節的排列異常。尤其過肩運動員身上的胸椎後彎增

大，不僅會造成肩胛肱骨節律的損傷、妨礙上舉動作，還會因為限制軀幹旋轉，提高肩關節或肘關節處產生過度負荷的可能性。

### ➤軀幹穩定機能損傷對肘關節的影響

大部分肘關節損傷問題不只在於損傷部位，其他部位身體機能問題的影響很大。比方說使用上肢的體育賽事，為了傳遞來自各關節動力鏈的能量，特定部位的機能不全會使得肩關節、肘關節產生過度負荷。尤其軀幹部位負起從下肢傳遞能量到上肢的重責大任，相較於四肢的活動度較小，因此也是乍看之下容易錯放其機能低下的部位。此外，各體育種類需要的軀幹機能不同，橄欖球或美式足球等接觸性運動中，需要可與對手體重或加速度對峙的堅韌軀幹，也就是腹部、腰部的瞬間爆發性等長性收縮。另一方面，非接觸性運動中軀幹部位需要維持持續性張力，視情況必要，腰部、腹部還要發揮旋轉軀幹、跳躍踏步或著地動作等結合向心收縮及離心收縮的機能。無論哪種運動，除了考慮肘關節損傷，可動態穩定骨盆帶在內的軀幹部位機能也不可或缺。

此外，軀幹部位的可動性與肘關節損傷在過肩運動中有著無法切割的關係。排球的殺球動作等打擊點需要在高位的情況下，需要軀幹伸直及側彎活動度，而投擲動作這類需要並行運動與旋轉運動的情況下，軀幹部位的伸直或旋轉活動度便很重要。如果這些活動度受限，會對整體動作產生不良影響，很可能對肩、肘關節局部產生過度應力。

## 肩複合關節方面之實際評估

### ➤肩複合關節的可動性檢查

CAT：
combined
abduction test

HFT：
horizontal flexion
test

肩關節是以關節複合體進行運動，因此不僅盂肱關節，牽涉胸骨、鎖骨、肩胛骨等所有部位都要實施測定。實際上除了測量盂肱關節平常的活動度，還要加上固定肩胛骨，進行複合外展測試（CAT）、水平屈曲測試（HFT）、檢查肩關節 90° 外展位下的旋轉活動度等等（圖6）。實際檢查中，要藉由改變各運動方向與肩胛骨等固定處，評估軟組織延展性，鎖定限制因素。此外，闊背肌測試可認為是在現場也方便實施的有效測試（圖7）。

### ➤肩複合關節的肌力檢查

MMT：
manual muscle
testing

除了肩關節的徒手肌力測試（MMT），還要施行旋轉肌機能檢查，個別測試棘上肌、棘下肌、小圓肌、肩胛下肌的肌力（圖8,9）。尤其外展及內外轉肌力檢查時，大多會以肩胛胸廓關節來補足[6]，藉由外力固定肩胛骨，有時發揮的肌力會減少，有時會增加（圖10）。如果由於固定肩胛骨使得發揮肌力降低，則患者有可能以肩胛胸廓關節來代償旋轉肌的機能低下，有必要將重點放在改善旋轉肌機能上。另一方面，如果由

**圖6　肩複合關節可動性檢查**

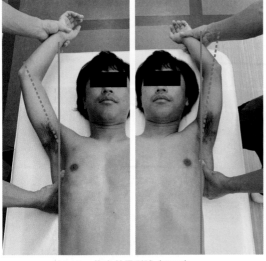

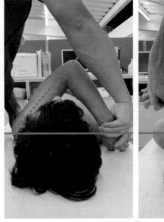

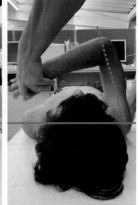

b　水平屈曲測試（HFT）

a　複合外展測試（CAT）

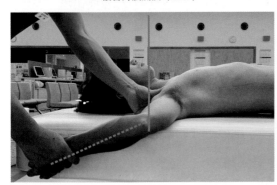

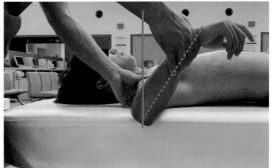

c　肩關節90°外展位的旋轉活動度檢查

**圖7　闊背肌測試**

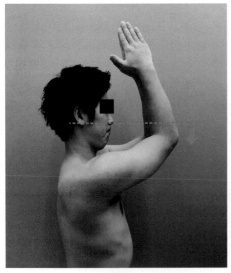

a　陽性　　　　　　　　　　　　　　　　　b　陰性

左右肘部相碰的狀態下將肘部抬到最高的測試。如果肘部無法抬到鼻子的高度，或者左右肘部無法相貼著上舉，即為陽性。

### 圖8 個別旋轉肌檢查方法①

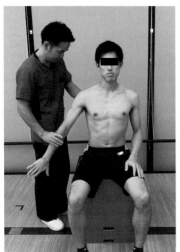

**a 空罐測試（empty-can test）**
觀察棘上肌損傷或肌力低下的測試。
讓患者肩關節在肩胛骨面上外展
45°，拇指朝下，整體上肢內轉。治
療師將患者前臂部分往下壓。

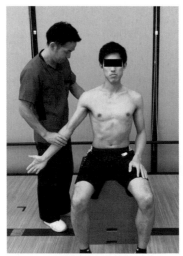

**b 滿罐測試（full-can test）**
觀察棘上肌損傷或肌力低下的測試。
讓患者肩關節在肩胛骨面上外展
45°，拇指朝上，整體上肢外轉。治
療師將患者前臂部分往下壓。

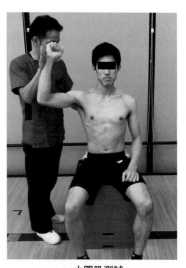

**c 小圓肌測試**
觀察小圓肌損傷或肌力低下的測試。
讓患者肩關節在肩胛骨面上外展
90°，肘關節90°屈曲。治療師往內
轉方向施加阻力。

### 圖9 個別旋轉肌檢查方法②

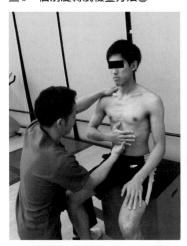

**a 壓腹測試（belly press test）**
觀察肩胛下肌損傷或肌力低下的測
試。讓患者肘關節屈曲，掌心貼在腹
部。治療師將自己的手掌插入患者手
掌與腹部之間，施加推離患者腹部的
力量，患者要進行抵抗。

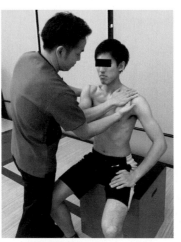

**b 抱熊測試（bear hug test）**
觀察肩胛下肌損傷或肌力低下的測
試。患者將手放在對側肩膀，治療師
將自己的手掌插入患者手掌與肩膀之
間，施加推離患者肩膀的力量，患者
要進行抵抗。

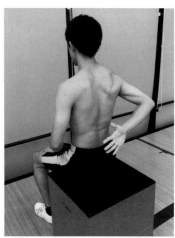

**c 離背測試（lift off test）**
觀察肩胛下肌損傷或肌力低下的測
試。患者屈曲肘部，手背貼在腰部。
患者要自己用力讓手背離開腰部，如
果無法離開腰部即為陽性。此動作不
需治療師，應積極活用於自我訓練。

於固定肩胛骨使得發揮肌力增加，則要懷疑有肩胛胸廓關節機能損傷，特別是肩胛骨穩定的能力[7]。

此外，斜方肌（包含上、中、下斜方）、前鋸肌或菱形肌的肌力低下時，肩胛骨會陷於不穩定的狀態，可想見會引起續發性的旋轉肌機能不全。除了一般的肌力測試，確認抑制軀幹旋轉等代償時，兩側同時抬高來測試（圖11c），或確認被動最大活動度（圖11a）與主動最大活動度（圖11b）之間的差異也很重要。

圖10　固定、未固定肩胛骨時各肌肉出力的差異

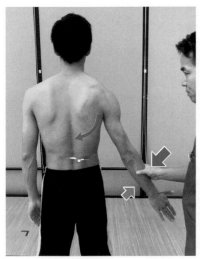 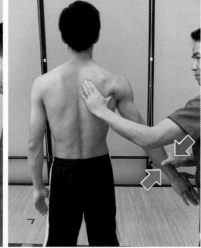

未固定肩胛骨的外轉阻力測試時，出現肩胛骨往下旋轉可認為是受檢者無法抵抗阻力。
如右圖徒手固定肩胛骨時，若能充分抵抗來自施測者的阻力，則問題在於肩胛骨固定性低下，而不是旋轉肌機能低下。

a　外展45°阻力測試

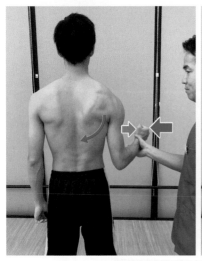 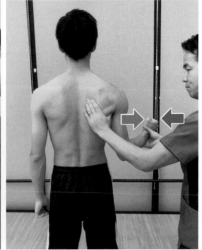

未固定肩胛骨的肩關節自然下垂位外轉阻力測試時，出現肩胛骨往下旋轉可認為是受檢者無法抵抗內轉阻力。
如右圖徒手固定肩胛骨時，若能充分抵抗來自施測者的阻力，則問題在於肩胛骨固定性低下，而不是旋轉肌機能低下。

b　肩關節自然下垂位外轉阻力測試

**圖11　肩複合關節的肌力檢查（下斜方肌）**

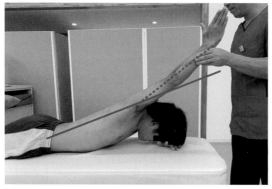

a　俯臥時的被動最大上舉

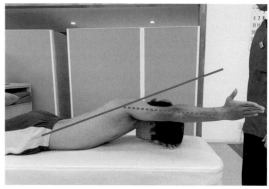

b　俯臥時的自主最大上舉

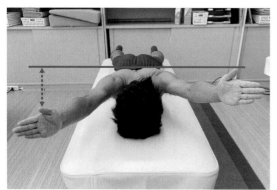

c　俯臥時的兩側上肢最大上舉

本檢查的解釋

| 檢查法 | 結果 | 解釋 |
|---|---|---|
| a，b | 被動最大上舉＝自主最大上舉 | 肌肉出力良好 |
| | 被動最大上舉＞自主最大上舉 | 肌力低下 |
| | 被動最大上舉＜自主最大上舉 | 疼痛、不穩定感（＋） |
| c | 單側上肢上舉＞兩側上肢上舉 | 軀幹的代償運動（＋） |

※ 結合自主運動、被動運動、兩側、單側來解釋，便可更詳細地看出問題點。

## 軀幹穩定機能損傷方面之實際評估

### ➤姿勢排列

　　靜態站姿用Kendall等人[8]的姿勢分類來確認（圖12）。後彎－前彎姿勢是強調伴隨著胸椎後彎、骨盆前傾的腰椎前彎姿勢。平背姿勢是伴隨著骨盆後傾，胸椎、腰椎變得平坦的姿勢。搖擺背姿勢可發現胸椎後彎增大，但特徵在於骨盆後傾、腰椎平坦化致使上半身往後方偏移。無論哪種不良姿勢都會讓頭部往前，因此引起肩胛骨排列異常，結果有可能影響到肘關節。

　　一般理想的排列從矢狀面來看，顳骨乳突（耳垂後方）、肩峰、大轉子、膝關節前方、脛骨外髁前方會在垂直線上；冠狀面上從後方來看，枕骨粗隆、椎骨棘突、臀溝、兩側膝關節內側中心、兩側內髁中心會在垂直線上。

### ➤軀幹肌群的肌力檢查

　　除了一般徒手肌力測試（MMT）中軀幹肌群的腹肌群（腹直肌、腹斜肌、腹橫肌等）及豎脊肌的肌力檢查，還要利用主動直膝抬腿測試（active SLR test）[9-11]，仔細確認腳跟離開地板時主觀的下肢重量，與

SLR：
straight leg raising

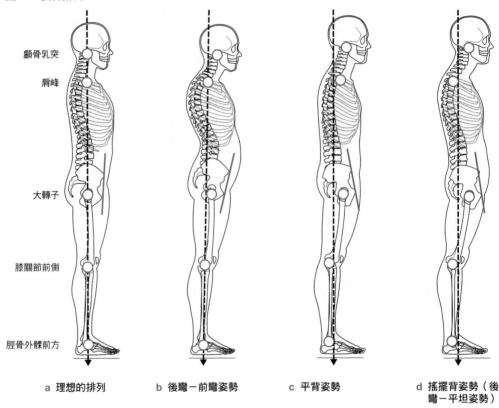

圖12　姿勢排列

顴骨乳突

肩峰

大轉子

膝關節前側

脛骨外髁前方

a 理想的排列　　　b 後彎－前彎姿勢　　　c 平背姿勢　　　d 搖擺背姿勢（後彎－平坦姿勢）

（引用自文獻8）

ASIS：
anterior superior
iliac spine

PSIS：
posterior superior
iliac spine

客觀觀察骨盆旋轉及用腰椎的代償運動（圖13a,b）。如果抬高下肢時藉由徒手壓迫兩側的髂前上棘（ASIS）便可輕鬆抬起，問題大多是因為前方的腹橫肌或腹內斜肌機能低下所引起；如果藉由徒手壓迫兩側的髂後上棘（PSIS）便可輕鬆抬起，問題大多是因為後方的多裂肌或胸腰筋膜機能低下所引起的（圖13c,d）。此外，為了確認軀幹部位應對外力的動態穩定性及肌肉收縮的反應，要從肩胛骨上方瞬間施予強大外力，來看看是否能維持穩定的姿勢（圖14）。

➤軀幹部位的可動性檢查

軀幹的屈曲伸直活動度不用說，也要視需求檢查旋轉、側彎活動度。此外，不僅要檢查關節活動度，透過更偏向機能性檢查的往左右或斜前方伸取測試，判斷肩胛骨與軀幹、骨盆帶能否協調地活動（圖15）。施行此檢查不僅能確認伸取動作時伴隨骨盆帶運動的軀幹側彎或旋轉可動性，也可有效地獲得下半身平衡或頭頸部的翻正反應等各種資訊。

### 圖13　主動直膝抬腿測試（active SLR test）

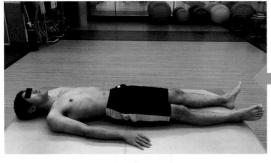
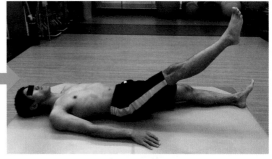

a　　　　　　　　　　　　　　　　　　　　　b

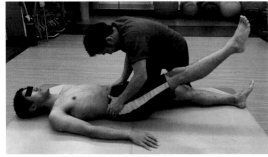
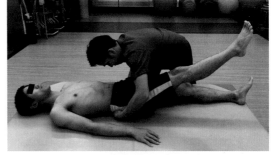

c　徒手壓迫ASIS　　　　　　　　　　　　　d　徒手壓迫PSIS

確認伴隨自主抬高運動的疼痛或不適感，以及隨之而來的骨盆帶、腰椎運動節律（a↔b）。
如果抬高下肢時藉由徒手壓迫兩側髂前上棘（ASIS）便可輕鬆抬起，問題大多是因為前方的腹橫肌或腹內斜肌機能低下所引起（c）；如果藉由徒手壓迫髂後上棘（PSIS）便可輕鬆抬起，問題大多是因為後方的多裂肌或胸腰筋膜機能低下所引起的（d）。

### 圖14　軀幹的動態穩定性測試（從上方壓迫測試）

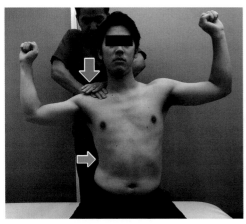
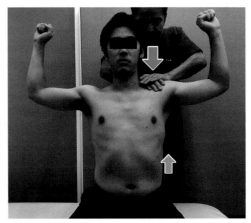

a　　　　　　　　　　　　　　　　　　　　　b

為了確認軀幹部位應對外力的動態穩定性及肌肉收縮的反應，要從肩胛骨上方瞬間施予強大外力，來看看是否能維持穩定的姿勢。
b圖可見到患者充分抵抗從上方往軀幹長軸方向施加的阻力，但a圖的軀幹在施行阻力測試時卻往側邊坍陷。為了不與肩胛骨周圍肌肉的肌力低下混淆，最好合併施行其他肌力檢查。

圖15　側邊伸取測試

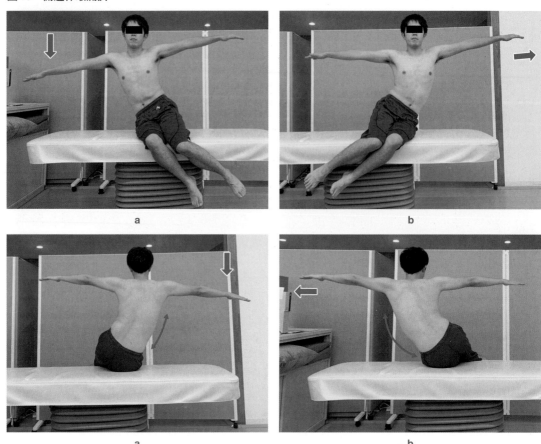

軀幹右側部位的離心收縮並不充分，往右側伸取（a）時肩胛骨外展、往上旋轉、肩關節外展並不完全。

## 針對肩複合關節、軀幹穩定機能損傷之治療實務

### ➤針對肩複合關節損傷之治療實務

　　治療肩複合關節時最需要注意的重點是：要在維持肱骨頭相對於肩胛骨關節盂向心位的環境下施行運動。旋轉肌運動原則上要低負荷高頻率，從和緩的速度開始，確認活動度中能充分維持向心位的狀態下，逐漸移往有節奏的運動速度（圖16）。針對柔軟度低下，結合持續的靜態伸展、配合自主運動的動態伸展、直接壓迫肌腹的直接伸展，便能相對較容易地改善關節可動性（圖17）。肩胛骨周圍肌肉運動並非單純以提高肌肉力量為目標，重點在於要考慮到肩胛骨力偶機轉及肩胛肱骨節律，進行徒手誘導或施加阻力（圖18）。自主運動時也相同，不僅思考肩胛骨的活動，也要顧慮到相鄰關節的位置關係，同時提高自己可控制更大活動度的能力，這很重要（圖19）。

### 圖16 旋轉肌運動的重點

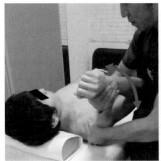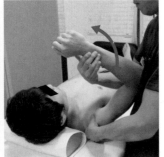

確實觸摸到肱骨頭，同時維持固定的節奏讓患者反覆進行內轉、外轉運動（輔助自主運動）。
一邊改變上肢角度，一邊盡可能時常持續「維持向心性機能」進行訓練。

**a 有節奏地反覆運動**

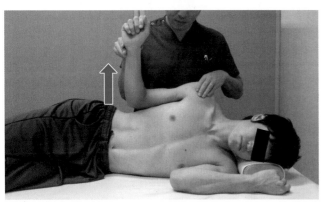

在可能的最大活動度下自主運動，藉由反覆地向心收縮及離心收縮，逐步獲得更協調的旋轉肌機能。
為了不引起肩胛骨外轉或內收的代償，有必要充分觀察，運動任務方面，要充分達成肩胛骨與肱骨的「活動的穩定度（stability on mobility）」。
此時治療師要適度施加阻力，誘導患者往外轉肌收縮的方向運動。

**b 自主固定肩胛骨且外轉運動**

### 圖17 改善肩複合關節損傷可動性的重點

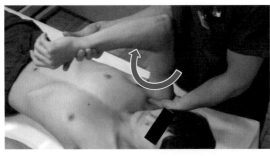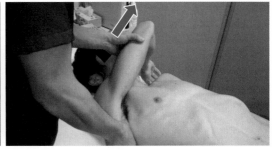

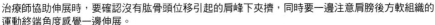

**a**

治療師協助伸展時，要確認沒有肱骨頭位移引起的肩峰下夾擠，同時要一邊注意肩膀後方軟組織的運動終端角度感覺一邊伸展。

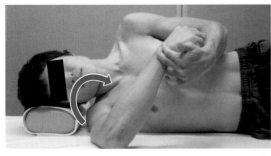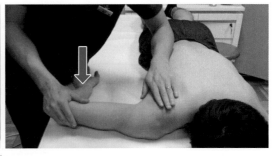

**b**

要確認沒有出現代償運動、確認沒有肩關節疼痛之後，再開始指導患者自主運動。

（下頁繼續）

Ⅲ 機能損傷別之處置

（接續前頁）

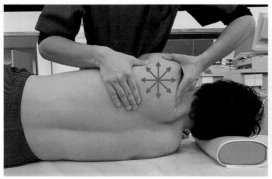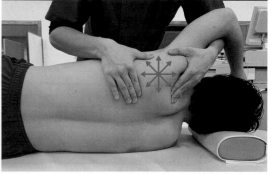

c

改善肩胛骨可動性的重點在於：上肢位於體側以及上肢上舉時，要邊確認肩胛骨有充分活動邊使其運動。邊考慮到肩胛骨往上旋轉的程度如何影響肩胛骨上舉、下沉、內收、外展，邊使其運動。

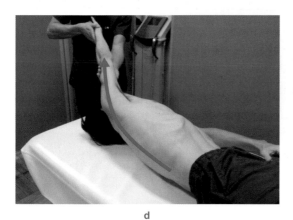

d

合併自主運動的動態伸展，可藉由改變上肢的上舉角度拉伸到不同部位。

### 圖18　徒手誘導進行的肩胛骨周圍肌肉運動

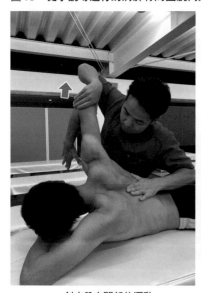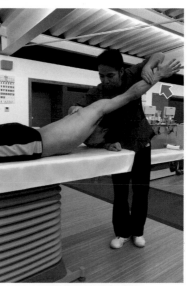

肩胛骨周圍肌肉運動時務必邊注意肩胛骨的力偶邊施行阻抗、誘導。
邊以觸診、視診確認無論在哪個運動方向肩胛骨與肱骨都要協調地運動邊進行，這點很重要。

a 斜方肌中間部位運動　　　　b 斜方肌下側部位運動

圖 19　包含胸廓運動在內的肩胛骨周圍肌肉自主運動

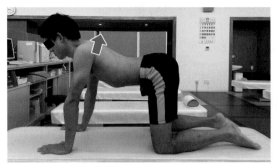
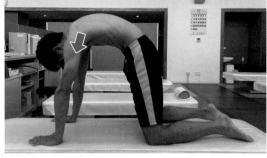

a　貓與駱駝式運動

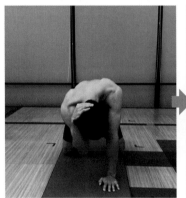
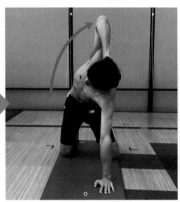
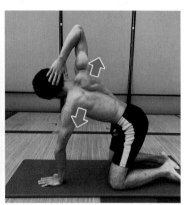

b　胸廓旋轉運動

OKC：
open kinetic chain

CKC：
closed kinetic chain

## ▶針對軀幹穩定損傷之治療實務

　　改善軀幹穩定機能之前，最好優先改善不良姿勢。尤其頭部長時間往前的姿勢大多會引起脊柱活動度低下或周邊軟組織延展性低下，使用瑜珈柱 (stretch pole) 等持續性的伸展非常有效（圖20）。此外，軀幹穩定損傷時加入收緊（draw-in）或繃緊（bracing）等核心穩定運動，不僅利用開放動力鏈（OKC）運動，利用閉鎖動力鏈（CKC）運動也可想見有其效果。採取俯臥姿勢，從軀幹正中位置開始，以各種姿勢組合上肢、下肢的運動，努力階段性地逐漸提升軀幹穩定機能（圖21）。配合提升軀幹穩定機能，也要積極活用伴隨骨盆運動、結合軀幹肌群向心收縮及離心收縮等運動（圖22）。

## 圖20 改善姿勢的運動

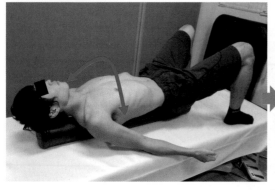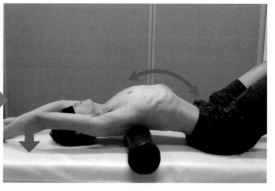

a

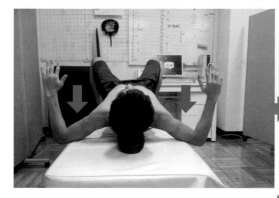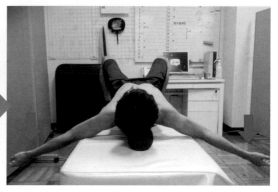

b

使用瑜珈柱提升脊柱及周圍軟組織的延展性。

## 圖21 實際進行核心穩定運動

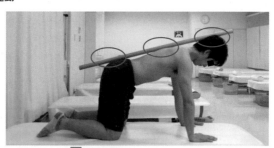

軀幹正中位置

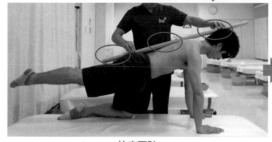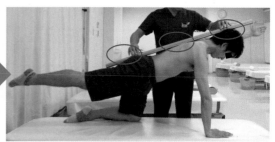

抬高下肢　　　　　　　　　　　　　　　抬高下肢、抬高上肢

a

為了意識到軀幹正中位置，讓枕骨粗隆－第7胸椎棘突－薦椎接觸指示棒。
以軀幹正中位置的姿勢專心進行draw-in，逐步給予抬高下肢、抬高上肢等複雜的運動的進階。

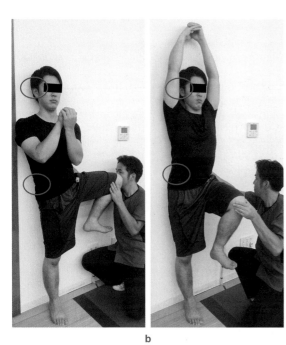

b

以軀幹正中位置的單腳站立姿勢專心進行draw-in運動，同時開合髖關節或抬高上肢。

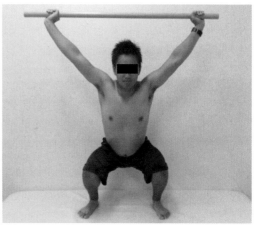

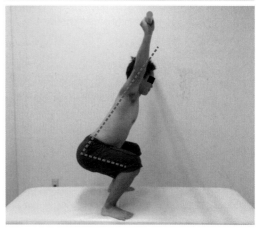

c

利用棍棒等物穩定肘關節、肩關節、肩帶，進行舉物深蹲等核心肌群運動。

**圖22　骨盆傾斜運動時的肌肉協調性運動**

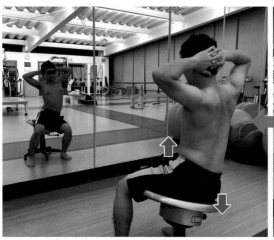

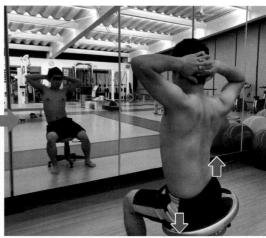

坐在可往前後左右旋轉的健身椅上，進行伴隨骨盆運動的腰部肌群協調性運動。
上圖為隨著骨盆往側邊傾斜，體側肌群向心收縮與對側肌群離心收縮，反覆左右交互的運動。
雙手放在腦後時，軀幹部位的協調性更為重要。

**参考文献**

1) 山口光國, ほか：結果の出せる整形外科理学療法, メジカルビュー社, 2009.

2) Fleising GS, et al：kinematics of Baseball pitching with implications about injury mechanisms . Am J Sports Med 23 (2)：233-239, 1995.

3) Sabick MB, et al：Valgus torque in youth baseball pitchers：A biomechanical study. J Shoulder Elbow Surg, 13 (3)：349-355, 2004.

4) Matuo T, et al：Influence of Shoulder Abduction and Lateral Trunk Tilt on Peak Elbow Varus Torque for College Baseball Pitchers During Simulated Pitching. J Appl Biomech, 22 (2)：93-102, 2006.

5) Neumann DA：筋骨格系のキネジオロジー(嶋田智明・平田総一郎 監訳), 医歯薬出版, 2005.

6) 伊藤信之：肩不安定症　その動態解析. 理学療法, 15 (5)：357-364, 1998.

7) 山口光圀：肩の深部筋トレーニングの理論と実際 −腱板機能に着目して−. 徒手的理学療法, 3 (1)：35-38, 2003.

8) Kendall FP, et al：筋：機能とテスト −姿勢と痛み−（栢森良二 監訳）, 西村書店, 2006.

9) Mens JM, et al：Relation between subjective and objective scores on the active straight leg raising test. Spine, 35 (3)：336-339, 2010.

10) Vleeming A：Movement, Stability & Lumbopelvic Pain：Integration of research and therapy. Churchill-Livingston, London, 191-205, 2007.

11) Mens JM, et al：Validity of the active straight leg raise test for measuring disease severity in patients with posterior pelvic pain after pregnancy. Spine, 27 (2)：196-200, 2002.

# 4　動力鏈缺損對肘關節之影響

摘要

■ 投擲動作是基於動力鏈的全身運動，具有下肢產出的能量可傳遞至遠端部位的特徵，下肢關節或軀幹的機能低下會對肘關節產生壞影響，容易變成棒球肘的發病因素。

■ 使用攝影機2D分析投擲動作是可充分執行的方法，也是很妥當的評估法。透過明確設定評估基準，在臨床現場也能進行可信度高的評估。

■ 完成良好動力鏈的重點在於「髖關節、骨盆的活動」，藉由獲得這些部位的柔軟度、肌力、機能性動作，可減輕投擲動作中施加於肘關節的力學負擔。

Ⅲ

機能損傷別之處置

## 前言

　　物理治療師為了尋找選手疼痛的原因，會根據肌動學進行動作分析，探討產生疼痛的機轉，評估機能損傷，明確找出問題點。過肩運動時反覆的力學負荷大多會產生肘關節創傷、損傷，棒球的投擲動作中，肘關節損傷是因為複合性地施加了投擲動作的外翻應力及伸直應力，使得組織產生微細損傷、導致疼痛。所以針對投擲損傷物理治療時，不僅要著眼於肘關節的機能損傷，也有必要從投擲動作的分析來考慮產生疼痛的因素。

　　投擲動作是基於動力鏈的全身運動，除了肘關節機能，肩複合關節、軀幹、下肢關節的機能損傷都會致使動力鏈缺損，容易成為投擲損傷產生的原因[1-3]。這種概念廣為人知，臨床現場或運動場中著眼於下肢關節機能的機會說不定也很多吧。

　　那麼，首先筆者想要來思考本項主題「動力鏈」一詞的定義。動力鏈在物理治療範疇是個耳熟能詳的詞彙，然而廣辭苑辭典（岩波書店）中並無記載，可想見使用本詞的人們見解各有不同。動力鏈的定義在醫學領域為「一旦某關節產生運動，便影響到鄰近關節」[4]。在生物力學領域中「身體中心部位或下肢產生的力量、能量、速度等，在適當的時機依序疊加、傳遞，讓末端的能量或速度變大」的原理稱為「動力鏈原理（kinetic chain principle）」[5]。由此可知，這是個在不同領域產生不同認知的語詞，因此有必要先統整動力鏈一詞的解釋。那麼本項中會從後者生物力學方面的觀點將動力鏈定義為「下肢關節、軀幹的機能損傷、動作不良導致末端的能量或速度無法增加，結果對肘關節產生壞影響」，統整出投擲動作需要的下肢關節機能或投擲動作中的下肢關節動作，從其機能或動作的關聯思考棒球肘產生的機轉，解說連結至實際評估、治療的臨床推理過程。

## 基礎知識

### ➤概要

　處置投擲損傷時不可或缺的是針對投擲動作的技法。然而投擲動作是高速運動，每個選手各有其特色，也是包含下肢關節、軀幹的全身性運動，可想見連結動作分析與機能損傷很困難。因此首先要從肌動學的觀點來解析投擲動作，逐一解說連結到機能損傷的基礎知識。

　投擲動作是結合軸心腳的平移動作、跨步腳的旋轉運動兩者產生的複合動作[6,7]。根據調查指導投擲動作中的報告，大多數著眼於下肢關節動作，顯示出指導投擲動作時注意下肢關節動作的重要性[8,9]。

　投擲動作相位一般可分為：準備抬腿期、揮臂初期、揮臂後期、加速期、減速期、隨勢期（圖1）。除了判斷其動作優劣，會造成混亂的要因之一便是投擲動作在矢狀面、冠狀面、水平面上的動作，再加上與所謂「時機」相關的條件[10-12]。換句話說，可想見分析投擲動作時要確實理解3個平面的動作，並且確立顯示動作切換時機的指標，這很重要，因此以下將統整評估下肢關節、軀幹動作時必要的知識。

### ➤軸心腳的動作

　投擲動作中軸心腳負責讓身體重心往投球方向移動，以及讓骨盆旋轉（如果是右投手就往左旋轉）。此時的重點在於流暢地進行將重量放在軸心腳上的同時支撐著身體、讓身體重心往投球方向移動、在適當時機讓骨盆旋轉的複合性動作。此階段中軸心腳動作紊亂會直接打亂整體投擲動作，或在整體投擲動作中延遲動作速度，但容易修正，因此許多分析或指導都在此階段[13]。

圖1　投擲動作的階段分期

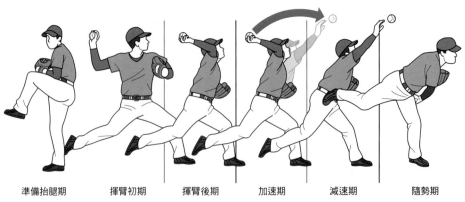

準備抬腿期　　揮臂初期　　揮臂後期　　加速期　　減速期　　隨勢期

## ●力學方面能量之發揮

揮臂初期會藉由髖關節外展讓身體重心往投球方向移動。身體重心的移動與髖關節外展肌群的向心收縮活動有關，這些肌群活動也會影響到投球速度。實際上，此階段可見到往投球方向的地板反作用力大小與投球速度之間的相關性，因此藉由髖關節外展肌群從地面獲得反作用力，讓骨盆往投球方向加速的動作很重要（圖2）[14-19]。

揮臂後期以臀大肌的活動與骨盆旋轉的角速度高度相關[20]。如圖3所示，揮臂初期外展肌群的活動結合伸直肌群的活動形成讓骨盆往投球方向旋轉的力量，因此為了讓骨盆往投球方向旋轉，平移動作時髖關節伸直肌群的向心性肌肉活動便很重要。

## ●支撐身體機能

從準備抬腳期到揮臂初期的投擲動作中，不僅需要藉由發揮力學方面的能量移動身體重心的機能，也需要從支撐面的腳底處維持身體重心偏移的不穩定姿勢。其中顯示了髖關節動作的重要性，重點在於：意識到骨盆前傾位時屈曲髖關節的姿勢（也就是所謂的「發力姿勢」），以及藉由內收肌群的離心性肌肉活動維持重心離開支撐面的姿勢[21,22]。髖關節屈肌群及腰椎伸肌群會引起自主的骨盆前傾，促使腰椎骨盆節律引起腰椎前彎姿勢，也對肩帶或肩關節可動性產生好影響，因此進行著眼於運動鏈的推理時，也應該著眼於骨盆或髖關節的機能或動作（圖4）[23]。

**圖2　軸心腳的地面反作用力**

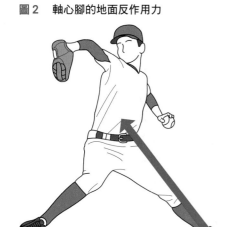

**圖3　平移動作時的肌肉活動**

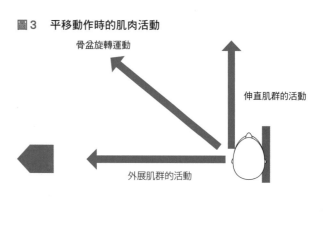

骨盆旋轉運動

伸直肌群的活動

外展肌群的活動

### ➤跨步腳的動作

　　揮臂後期以後會將透過軸 心腳平移動作產生力學方面的能量變換成以跨步腳髖關節動作為中心的旋轉運動，下肢關節處需要讓上肢流暢動作的支援機能[6,7]。此外，本階段也會產生肘部降低等與棒球肘大有關係的不良動作，掌握下肢關節動作的特徵很重要。

### ●力學方面能量之發揮

　　腳觸地以後跨步腳會與軸心腳一起讓骨盆往投擲方向旋轉。可想見看起來動作像是以髖關節內轉為主，肌肉機能方面以內收肌群的向心性肌肉活動引起的「內收」為主，藉此產生骨盆旋轉[24]（圖5）。筆者們比較、探討了揮臂後期、加速期的肌肉活動量，揮臂後期時內收肌群的活動量顯示非常高的數值，由此可認為髖關節內收機能對骨盆往投擲方向的旋轉很重要（圖6）。

圖4　腰椎骨盆節律

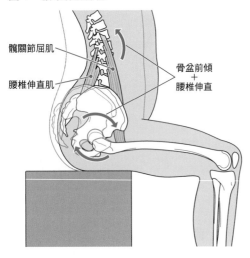

髖關節屈肌

腰椎伸直肌

骨盆前傾
＋
腰椎伸直

圖5　跨步腳髖關節內收產生的骨盆旋轉

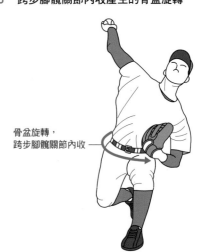

骨盆旋轉，
跨步腳髖關節內收

圖6　跨步腳的肌肉活動（階段別的比較）

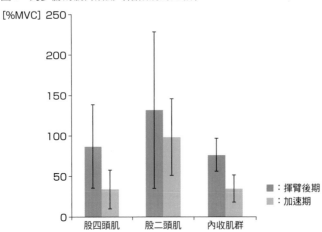

[%MVC]

■：揮臂後期
□：加速期

股四頭肌　　股二頭肌　　內收肌群

加速期到隨勢期時，投球技術好的選手會增加跨步腳髖關節屈曲角度、讓軀幹往投擲方向傾倒，藉此提高投球速度[25-28]。運動場經常有「請將球離手點往前」的指導，對軸心腳機能也要求有前面提過的「增加在發力姿勢的髖關節屈曲角度」效果（圖7）。

●**支撐身體機能**

揮臂後期以後的投擲動作特徵方面，以技術青澀的小學生來說，大多會呈現腳觸地之後跨步腳的膝關節屈曲角度增大，這個動作一般稱為「膝蓋縱向偏移」，被認為是不成熟的投球動作[29]（圖8）。此外，投球速度高的選手特徵則有保持跨步腳膝關節屈曲角度、腳觸地之後股四頭肌的肌肉活動數值顯示非常高，由此可知藉由固定膝關節，可完成良好的動力鏈[30-32]。

用下肢關節不穩定的姿勢揮臂，能輕易想像得到會對肘關節施加過度負荷，也會影響到棒球肘發病。下肢關節動作中，膝關節穩定性也可說有助於完成良好的動力鏈。

▶**動力鏈缺損的代表範例**

良好的下肢關節動作不僅可提高投擲技術，也顯示容易減少棒球肘發病的風險[33]。以下將逐一舉出成為動力鏈缺損原因，並對肘關節有壞影響的不良動作特徵。

**圖7　良好的球離手動作**

骨盆前傾，
跨步腳髖關節屈曲

**圖8　膝蓋縱向偏移**

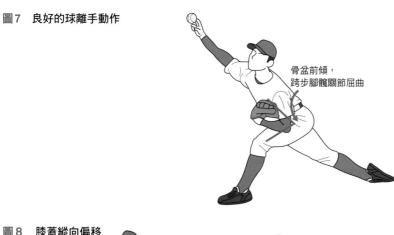

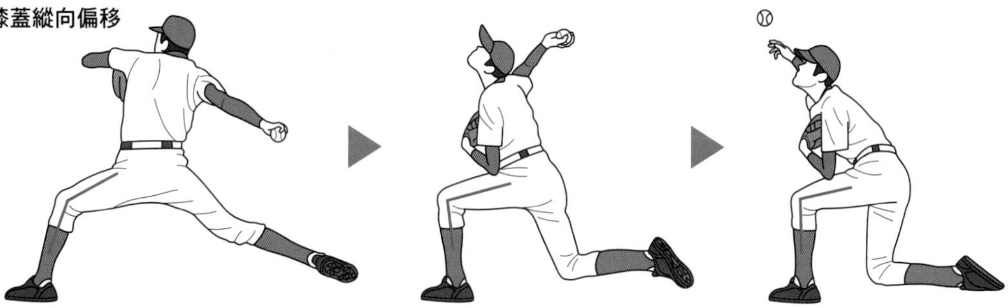

腳觸地之後，膝關節的屈曲角度增加。

### ●投擲平面（throwing plane）

首先檢查「揮臂方法」很重要，重點在於以信原等人主張的投擲平面概念為基礎，單平面（single plane）與雙平面（double plane）的分類方式很有用 13)（圖9）。將肩膀與肘部、肘部與手腕各自連線，投球時的描繪軌跡在同一平面者為單平面，而雙平面者的上肢加速方向與肘關節的伸直方向不一致，會增加肘關節外翻力矩。接下來，除了注意投擲平面的分類，也希望各位著眼於外轉總和（TER）。TER是盂肱關節、肩胛胸廓關節、脊柱、髖關節的動作總和，因此TER不充分的投擲動作也有很多呈現動力鏈缺損，是值得仔細注意、評估的關鍵。

**TER：**
total external
rotation

圖9　投擲平面 throwing plane

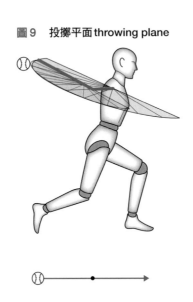
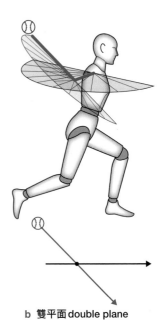

a　單平面 single plane　　　　　b　雙平面 double plane

（根據文獻 13、34 製圖）

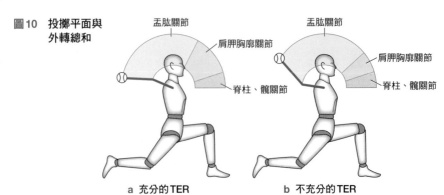

**Clinical Hint**

#### 外轉總和（TER）

著眼於投擲平面分類的同時，綜合考慮由下肢關節、軀幹、上肢關節等關節整體的外轉動作（TER）也很重要。TER與投擲平面有關，單平面是TER充分的投球動作，而雙平面則是TER不充分的投球動作 34)（圖10）。

圖10　投擲平面與
　　　外轉總和

盂肱關節　　　　　　　　　盂肱關節

肩胛胸廓關節　　　　　　　肩胛胸廓關節

脊柱、髖關節　　　　　　　脊柱、髖關節

a　充分的 TER　　　　　　b　不充分的 TER

### ●身體張開

大家耳熟能詳檢查投擲動作的重點——「身體張開」是非常籠統的表現方式，並無確切的定義。有報告利用攝影機拍攝進行2D分析，來評估腳觸地時手套側的肩膀是否朝著投擲方向（closed-shoulder）[33]。另一方面，在生物力學領域中，有許多報告使用顯示迎接骨盆相對於軀幹往左旋轉（右投手的情況下）角度最大值時的時間比例指標（TPR，骨盆旋轉時機，如果骨盆旋轉時機早則數值低），本項中將以該指標作為身體張開的定義進行說明[35,36]（圖11）。「身體張開」的原因大多發生在張開之前的動作，模糊地指導「身體不要張開」無法治本，因此建議最好基於肌動學探討考察，同時介入成為原因的動作或機能損傷。

**TPR：**
timing of pelvic rotation

Ⅲ
機能損傷別之處置

---

> **Memo** 骨盆旋轉時機（TPR）與肘關節力矩的關係
>
> 　有報告指出，在針對69位投手投擲動作3D動作分析的研究中，TPR與肘關節外翻力矩的關係呈現負相關，如果TPR數值低（也就是身體打開的時機早），則肘關節外翻力矩會增加[35]。

---

### ●軀幹往非投擲側的傾斜

從揮臂後期到加速期中，有時會讓軀幹過度往非投球側側彎，有報告指出這個動作會增大施加於肘關節的力學負荷，同時增加球速，可想見為了提升表現有時會應用此姿勢。所以是否應該將此姿勢視為不良動作來改善，也有必要考慮選手本身的特性再決定[37-40]。

### ●跨步腳橫向偏移／跨步側膝關節的前方移動

跨步腳橫向偏移指的是在腳觸地到球離手的區間，跨步腳的膝關節位置往非投球側位移的投擲動作。這個動作經常在腳觸地時造成姿勢不良，因此首先應該著眼於腳觸地時的姿勢。

**圖11　算出TPR的方法**

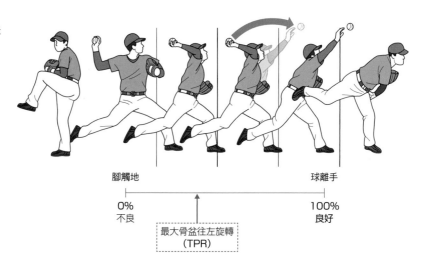

跨步側膝關節的前方移動指的是在同樣區間，膝關節位置往投球側位移的動作。如圖12所示，從側面觀察投擲動作中腳觸地時與球離手時的膝關節位置關係便可輕易辨別。

此階段中主要產生髖關節內收的骨盆旋轉，此時如果欠缺下肢關節穩定性，投擲動作容易變得依賴上肢關節，必須要注意[41,42]。

### ➤動力鏈缺損的評估與機能損傷的關聯性

投擲動作分析可分為使用攝影機的定性評估，與使用3D動作分析裝置等的定量評估，然而定量評估的規模大且必須要特殊機器，因此用途並不廣泛。由此可知，在運動場或臨床現場分析選手動作時一般會採用定性評估，也有讓選手從視覺上理解自己動作的優點[43,44]。那麼本項接下來將連同以往獲得的經驗，從增加棒球肘發生風險、也容易影響到投球表現的下肢關節、軀幹動作中，以透過判斷其好壞的定性評估尤其有憑有據者為中心進行解說，並列出評估投擲動作好壞的基準。

#### ●評估投擲平面（throwing plane）

MER：<br>maximum external<br>rotation

探討動力鏈有無缺損時會評估外轉總和（TER）充不充分然後判斷，因此要統一投球側肩關節最大外轉（MER）的時機點，找出TER。從前方評估時，要找出冠狀面上手腕與鷹嘴突呈垂直的位置，確認這兩點間的距離。評估基準定義為：如果TER充分，該距離短；另一方面，如果TER不充分，則該距離長（圖13a）。接著，在揮臂後期如果手腕隱藏在頭部後方，則TER充分，因此揮臂時要注意手腕進行評估（圖13b）。得過棒球肘的選手或所謂「容易看見投球點」的選手大多是以雙平面（double plane）投球，因此首先要確認這點，之後再詳細確認會影響投

圖12　跨步腳膝關節位置的前方移動

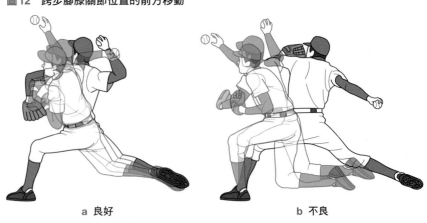

a　良好　　　　　　　　　　　　　b　不良

擲平面（throwing plane）的下肢關節動作，便能流暢地進行分析。

　　此外，從側面的評估要鑑別出外觀上的肩關節最大外轉（MER），藉由評估下肢關節、軀幹、投球側上肢描繪的曲線，來判斷TER是否充分（圖14）。

### ●評估身體張開程度

　　有報告指出身體張開與揮臂初期的軸心腳動作關係密切，腳觸地時軸心腳髖關節屈曲角度與評估身體張開的指標——骨盆旋轉時機（TPR）呈中等程度正相關[45]。因此以維持軸心腳髖關節屈曲角度的狀態移動體重，可想見能抑制骨盆的早期旋轉。此外，軸心腳髖關節動作的定性評估也可認為與TPR有關，所以評估有無骨盆早期旋轉將著眼於軸心腳的動作，其基準如圖15所示[46]。

**圖13　評估投擲平面**

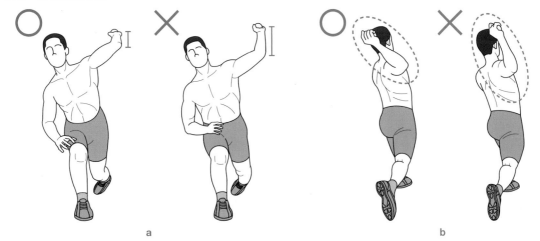

a　　　　　　　　　　　b

**圖14　評估TER**

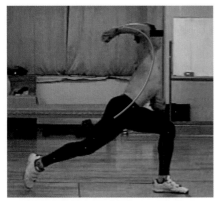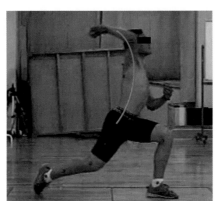

a 良好　　　　　　　　b 不良

圖15 評估軸心腳動作

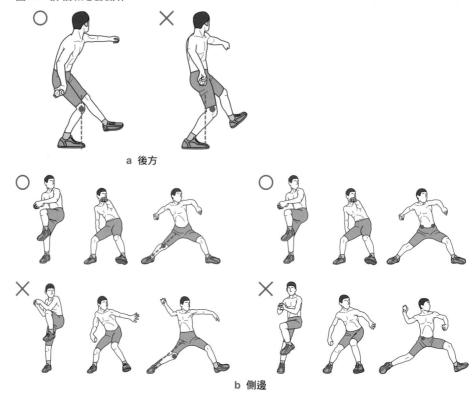

a 後方

b 側邊

| 從後方（圖15a）的評估基準 | 軸心腳膝關節中央在腳尖垂直線的附近。 |
|---|---|
| 從側邊（圖15b）的評估基準 | 腳觸地前瞬間可充分看見兩側髂前上棘，再加上軸心腳髖關節－膝關節中心－踝關節幾乎位於一直線上。 |

所有評估標準都符合的判定為良好，有任何一項未達標準的則判定為不良。

**Memo** **本評估與軸心腳髖關節角度、力矩的關聯**

判斷為良好的選手相較於判斷為不良的選手，其揮臂初期的軸心腳髖關節角度及伸直力矩的最大值數值高[18]。也就是說，本評估法為可找出軸心腳平移動作時，藉由髖關節伸直肌群活動維持其屈曲角度選手的指標，對被判斷為不良的選手，則應該評估有無軸心腳髖關節機能低下（圖16）。

圖16 軸心腳動作與髖關節伸直力矩、髖關節屈曲角度之比較

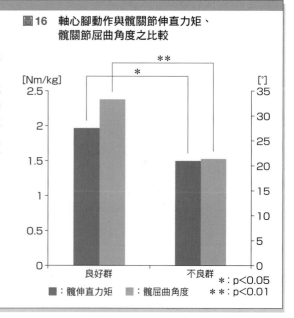

＊：p<0.05
＊＊：p<0.01

■：髖伸直力矩　■：髖屈曲角度

### ●評估軀幹往非投球側傾斜程度

　　有與從前方評估選手投擲平面（throwing plane）時相同，找出冠狀面上手腕與鷹嘴突位置關係相同的時間點，測量此時通過劍突的垂直線與劍突胸骨柄連線兩線之間的夾角，如果該角度大於30°，則判斷為過度側彎（圖17a）的方法，以及如果從踝關節垂直線到頭部中央垂直線的垂直距離大於頭部寬度，則判斷為過度側彎的方法（圖17b），無論哪種方法都顯示出其可靠性[37,47]。在運動場要測量角度有困難，因此從踝關節與頭部之間的位置關係來判斷好壞較為有用。

　　軀幹傾斜與增加肘關節力矩有關，同時也是提升球速的要因[37-40]，所以軀幹往非投球側傾斜是「迎接肩關節最大外轉（MER）之前階段的動作不良所造成的結果？」，抑或是「為了增加球速的投球動作特徵？」，要針對各個選手逐一考察，探討選手動作的機轉。

> **Memo** 軀幹肌力不足與往非投球側過度傾斜之間的關聯
>
> 　　以28名少年棒球選手為對象的研究中，軀幹往非投球側過度傾斜也有可能是為了提升球速的對策，然而也有可能是為了代償投球側腹斜肌群肌力不足所產生的動作，因此評估軀幹肌群也很重要[47]。

### ●評估有無跨步腳橫向偏移／跨步側膝關節前方移動

　　橫向偏移，是在評估腳觸地到球離手的區間中跨步腳側膝關節有無位置偏移（圖18）。骨盆旋轉是由髖關節內收肌群的向心性肌肉活動所產生的，所以要特別注意、評估髖關節內收運動[12,24]。與此同時，應該注意的還有腳觸地的姿勢，如果在這時機骨盆後傾，會由於下行性動力鏈

**圖17　軀幹往非投球側傾斜**

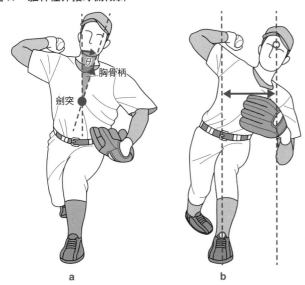

a：通過劍突的垂直線與劍突胸骨柄連線兩線
　之間的夾角
b：踝關節到頭部中央的距離

**III**

機能損傷別之處置

圖18　膝蓋的橫向偏移

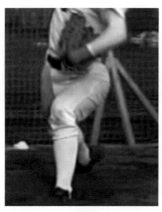

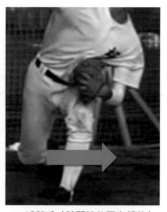

a　腳觸地　　　　　　　　b　球離手（膝關節位置有偏移）

使得骨盆旋轉的內收肌群發揮不充分。因此針對呈現橫向偏移的選手，評估腳觸地時的骨盆姿勢也很重要。

　　膝關節的前方位移要從側邊觀察，將跨步腳膝關節位置往前方偏移的動作判斷為不良[48]。這個區間藉由股四頭肌離心性肌肉活動來穩定膝關節很重要，肌肉活動量分析中，尤其腳觸地後瞬間的股四頭肌出現相當高的肌肉活動[31,32]。此外，揮臂後期可見到股四頭肌的離心肌肉活動不良，變成致使肩、肘關節力矩增加的原因之一，下肢肌力評估時，不僅要評估股四頭肌的向心性肌力，評估其離心性肌力也很重要[49,50]。

## 下肢關節機能之評估

### ➤概要

　　投擲損傷的風險因素包含了以髖關節機能為中心的下肢關節機能，介入時透過提升下肢關節、軀幹機能為目的的訓練，便可預防棒球肘的產生。這代表下肢關節機能損傷大多與動力鏈缺損相關，看清實情便掌握了投擲損傷物理治療處置的關鍵。

　　施行運動物理治療時無論以哪種競技為對象，投擲動作中的下肢關節動作都是複合性動作，因此不僅要測量關節活動度、進行徒手肌力測試，也要評估類似投擲動作時的下肢關節機能。

### ●發力姿勢

　　下肢關節、軀幹機能篩檢測試方面，要評估能否擺出發力姿勢。

　　評估方法：指示選手模擬去接滾過來的球，施測者從前方推擠選手的肩關節，如果選手站不穩、會往後方傾倒，則判斷為不良（圖19）。在指導者說「降低腰部」之後，許多棒球選手單純只降低腰部的位置，然而該姿勢在本評估法中有時也會被評為不良動作。呈現不良姿勢的選手在投擲動作中需要的骨盆前傾、胸椎伸直大多不充分，可想見機能方面

與髂腰肌的肌力低下、髖關節、胸椎活動度低下、胸廓柔軟度低下等有關，因此進行此評估法篩檢之後，要透過各關節活動度或徒手肌力測試來詳細評估各機能。

● **舉物深蹲**

舉物深蹲是包含在功能動作檢測（functional movement screen）中的測試之一[51]，已明確知道與投擲損傷之間有關聯[52]。本評估為定性的評估，已訂定了明確的基準，是要以雙腳打開如肩寬的姿勢抬高上肢，維持上肢抬高、胸椎伸直的姿勢進行深蹲，接著回到起始姿勢的一連串動作（圖20）。此時腳跟要貼緊地面，沒有膝蓋朝內（knee-in）或膝蓋朝外（knee-out）的情況，確認大腿降到低於水平面的位置，符合所有條件者為良好，即使只有1個動作未達標準也判定為不良。動作不良者大多是因為胸椎伸直活動度低下、髖關節屈曲活動度低下或髂腰肌肌力低下，使得抬高上肢時骨盆前傾、胸椎伸直不充分，由於有可能導致投擲動作紊亂，所以要針對不良者詳細評估各關節機能。

● **測量關節活動度（髖關節）**

**圖19　評估發力姿勢**

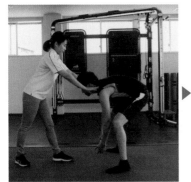
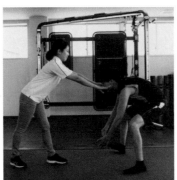
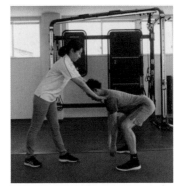

　　a　姿勢不良　　　　　　　　b　測試不良範例　　　　　　　c　姿勢良好

**圖20　舉物深蹲**

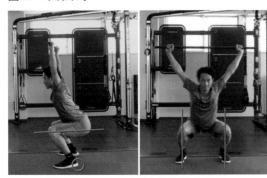
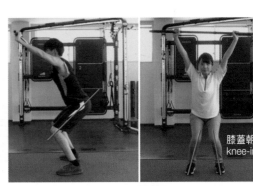

　　　a　良好範例　　　　　　　　　　　b　不良範例

測量髖關節的關節活動度時，是用一般方法稍加改編去測。具體來說，測量時選手仰臥，為了維持腰椎伸直，會下功夫在腰部下面墊枕頭或選手自己的手。這是為了在良好的投擲動作中，一邊維持骨盆前傾、胸椎伸直，一邊獲得髖關節可動性。

測量時應該重視屈曲及內收方向。跨步腳側的髖關節屈曲、內收動作與骨盆往投擲方向的旋轉或球離手時的姿勢相關，跨步腳呈現橫向偏移的選手前述活動度受到限制，大多會變成骨盆往前旋轉不足的類型。此外，大腿後肌群的柔軟度低下，致使無法採取發力姿勢的選手也很多，所以也要測量直膝抬腿（SLR）的活動度。尤其投手的柔軟度低下有引起動作紊亂的傾向，用於每天調整訓練中的檢查重點也很有用（**圖21**）。

SLR：
straight leg raising

### ●測量下肢肌力

#### ①單腳上下測試（SLUD test）

客觀評估運動選手下肢機能的指標之一，是黃川醫師等人提出報告的承重指數（WBI，每公斤體重的膝關節伸直肌力），健康體育選手的WBI是1.0kg/kg[53]。廣泛使用可簡單估計WBI的方法是從檯子起身站立的測試，單腳從10cm高檯子起身站立的測試，是估算體育活動中必要的WBI 1.0能力的指標。然而投擲動作中，尤其需要跨步腳股四頭肌離心性活動發揮肌力來穩定膝關節，所以希望各位也要測量其離心收縮時的肌力。此處筆者們考量出在起身站立測試追加評估「坐下動作」的單腳上下測試，活用於棒球選手股四頭肌離心性肌力的篩檢測試。

SLUD：
single leg up down

WBI：
weight bearing
index

探討與投擲損傷間關聯時，將單腳上下測試（SLUD test）中從20cm檯子起身坐下測試的承重指數WBI估計為1.0的指標，且發現了能否完成從20cm檯子起身坐下測試與投擲損傷有關聯，可想見測量下肢概略肌力時很有用（**圖22**）[54,55]。

本評估是讓選手一開始雙手抱胸，單腳從檯子起身再坐下的1種測

### 圖21　測量髖關節活動度

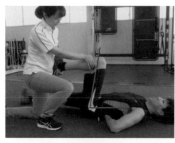

a　髖關節屈曲

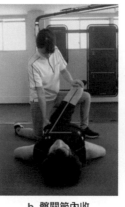

b　髖關節內收

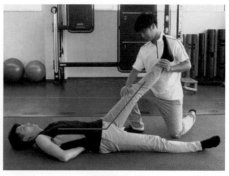

c　直膝抬腿SLR

試，口頭指示各選手的腳跟要踩在地面，最初坐著時調整支撐側的小腿與地面成70°左右，接著雙手抱胸，要選手用減少對檯面衝擊的方式緩緩坐下。評估基準：如果無法從檯子起身、軀幹過度側彎或產生膝蓋朝內（knee-in）的情況，則判斷為不可，評估能否完成從20 cm檯子起身的測試（圖23）。

### ②測量跨步腳髖關節內收肌肌力

**HHD：**
hand held dynamometer

　用模擬投擲動作的姿勢測量髖關節周圍的肌力。測量時使用手握式測力器（HHD），測量姿勢是選手從正對著施測者的位置跨步腳往前踩地站著，髖關節、膝關節輕度屈曲，呈內收外展及內轉外轉正中位置。接著在大腿遠端內側將設定好感應器的HHD用支柱固定，盡量使力約5秒進行等長運動（圖24）。再者，指示選手從軸心腳到跨步腳踩地位置的距離要與投擲動作中的跨步幅度相同，並注意別產生軀幹過度側彎及骨

**III**

**機能損傷別之處置**

**圖22** 單腳上下測試SLUD test與承重指數WBI的關聯性

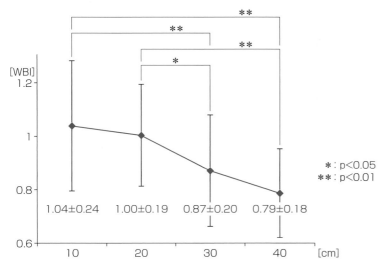

[WBI]

＊：p<0.05
＊＊：p<0.01

1.04±0.24　　1.00±0.19　　0.87±0.20　　0.79±0.18

10　　　　20　　　　30　　　　40　　[cm]

**圖23** 單腳上下測試SLUD test

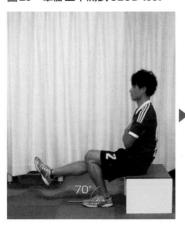
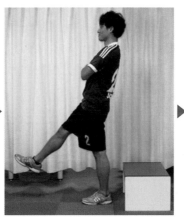
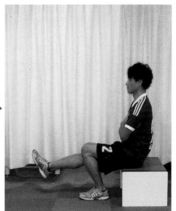

盆旋轉引起的代償動作。

　　本評估與腳觸地以後骨盆往前旋轉影響的跨步腳髖關節內收角速度相關，此姿勢無法充分發揮肌力的選手由於骨盆往前旋轉不充分產生代償動作，會引起揮臂後期以後肩關節水平內收角度增加類型的動力鏈缺損[41]。圖26a顯示的是本評估數值高、腳觸地以後髖關節內收角速度高的選手投擲動作，會伴隨髖關節內收運動進行骨盆及軀幹的旋轉。另一方面，圖26b顯示的是本評估數值低、腳觸地以後髖關節內收角速度低的選手投擲動作，下肢關節動作時無法充分旋轉，便產生了肩關節水平內

**圖24　測量髖關節內收肌肌力**

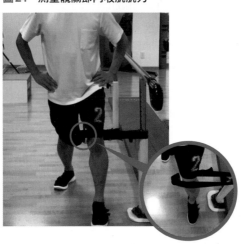

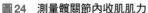

**Clinical Hint**

**跨步腳髖關節內收肌肌力與投擲動作的關聯**

　　可見到跨步腳髖關節內收肌肌力與腳觸地之後髖關節內收角速度呈中等正相關（r＝0.54），與肩關節水平內收角度則呈中等負相關（r＝-0.59），髖關節內收肌肌力低下會由肩關節動作來代償不良的下肢關節動作，結果便有可能對肘關節施加過度的負荷（圖25）[41]。

**圖25　跨步腳髖關節內收肌肌力與投擲動作的關聯**

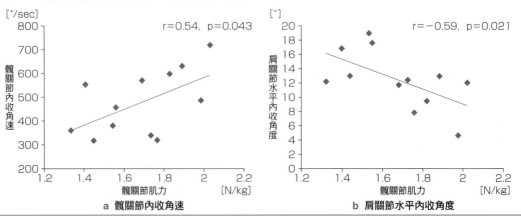

a　髖關節內收角速

b　肩關節水平內收角度

收角度增大型的動力鏈缺損。藉由如此施行模擬投擲動作的髖關節內收肌力評估，便可考慮到選手的動作特性。

### ●下肢平衡測試

軸心腳在揮臂初期如何控制骨盆動作與投擲損傷有關，因此需要藉由單腳支撐來控制重心的能力。可施行坂田物理治療師等人思考出來的外滑測試（LST）來評估此機能（圖27）[56]，測試時要維持單腳站姿，另一腳往外側滑動。

**LST：**
lateral slide test

為了完成此測試，需要在保持良好骨盆排列的狀態下，進行髖關節屈曲運動，該動作類似投擲時良好的軸心腳動作，所以LST不良的選手也可想見容易軸心腳動作不良。

再者，LST低下與「身體張開」有關，因此本評估數值低、加上投擲動作分析結果呈現軸心腳動作不良的選手，能判斷為由於動力鏈缺損有可能致使身體張開。

**圖26　髖關節內收機能與投擲動作的關聯**

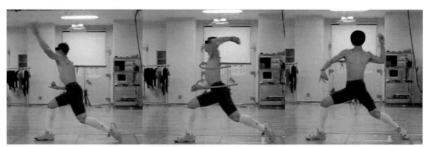

**a　髖關節內收肌肌力數值高的選手**

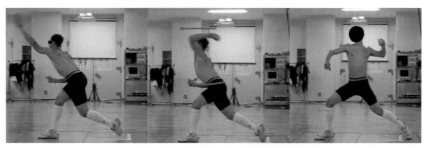

**b　髖關節內收肌肌力數值低的選手**

機能損傷別之處置

圖27　LST

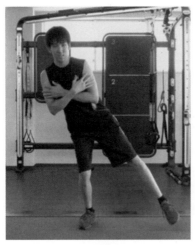
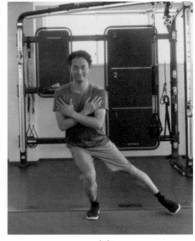

a 不良　　　　　　　　　　b 良好

**Clinical Hint**

**投球數增加引起的投擲動作變化**
　　有報告指出，以大學棒球選手為對象的研究中，連續投球會使得跨步腳發揮的力量低下，或平移動時軸心腳動作產生變化[57,58]。此外另有以成長期棒球選手為對象的研究報告指出，連續投球會使得球離手時的膝關節動作產生變化[59]。由此可知，以復出賽事為目的時，有鑑於投球數增加產生的影響，可想見必須要介入處置下肢關節、軀幹的動作。

## 針對動力鏈缺損處之治療

### ➤概要
　　運動物理治療的最終目的是復出賽事，有必要獲得高負荷下反覆完成運動的機能。為了復出要循序漸進，如果是以改善投擲動作為目的，在初期階段要獲得投擲動作需要的基本機能，正確地完成基礎的動作。此外，投擲動作是結合3個平面的運動，首先從單一平面上的運動開始，再逐漸進行到複合動作也很重要。由坂田物理治療師等人思考、可見有預防棒球肘效果的投擲損傷預防方案「橫濱棒球9式（YKB-9）」中，改善下肢關節、軀幹機能的項目也占了半數以上，顯示針對這些機能的技法與棒球肘有關[60]。所以本項將階段性解說在投擲動作指導前期階段，針對必要的下肢關節、軀幹機能施行的技法。

### ➤針對柔軟度低下的技法
#### ●髖關節、軀幹
　　已知改善髖關節機能可有效預防棒球肘[61,62]，在其初期階段必須獲得柔軟度。投擲動作中軸心腳處會藉由骨盆前傾位的屈曲、外展來移動體重，跨步腳處則會產生屈曲、內收為主的骨盆運動，因此必須要確保這

YKB-9：
Yokohama
Baseball-9

148

些活動度的柔軟度。接著經過所有投擲階段會產生軀幹的旋轉、側彎運動，因此要施行讓髖關節與軀幹連動的拉伸運動（圖28）。

### ➤針對下肢、軀幹肌力不足的技法

已知在類似比賽的連續投球前後，髖關節的內收外展肌力會隨著連續投球逐漸低下[63]，所以為了維持好表現，有必要強化髖關節周圍的肌力。初期階段時在單一平面上施行阻力運動，此時為了連結肌肉強化與改善投擲動作，意識到骨盆排列很重要，要注意能否在維持發力姿勢的狀態下動作（圖29）。

接下來，由於腹斜肌群的左右差異與投擲動作時軀幹往非投球側過度傾斜有關[47]，所以也應該強化軀幹肌群。此時利用平衡球等，擺出類似投擲動作肩關節最大外轉（MER）的軀幹伸直位為起始姿勢，可見有其效果（圖30）。

**III 機能損傷別之處置**

**圖28 改善髖關節、軀幹柔軟度**

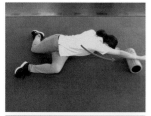
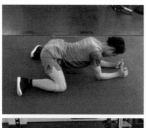
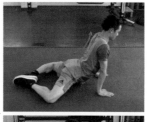
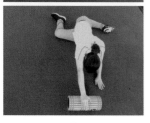
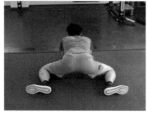
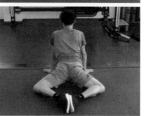

a        b

**圖29 髖關節內收、外展訓練**

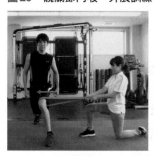
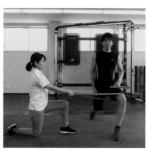
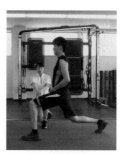
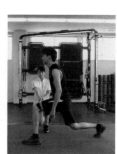

a 內收     b 外展     c 良好姿勢     d 不良姿勢

圖30　使用平衡球訓練軀幹旋轉肌群

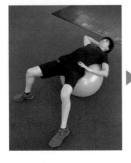 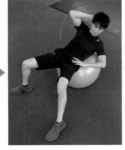 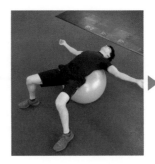 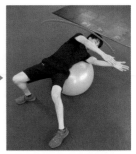

圖31　側向弓箭步

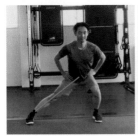 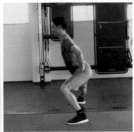 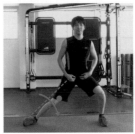 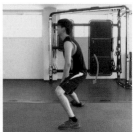

　　　　　　　　　　a　良好　　　　　　　　　　　　　　b　不良

### ➤針對機能性動作不良的技法

　　在初期階段施行完針對柔軟度低下及肌力不足的技法，接著進行機能性訓練。最終目標是可完成三平面的複合動作，不過還是先從單一平面的運動開始。

### ●單一平面上的運動
#### ①側向弓箭步

　　想像軸心腳的平移動作，完成在冠狀面上的動作。與評估軸心腳動作時一樣，運動時注意髖關節—膝關節—踝關節要成一直線（圖31）。

#### ②髖關節鉸鏈

　　以發力姿勢為起始姿勢，為了與投擲動作相同讓股四頭肌產生等張收縮、股二頭肌產生離心收縮，要用固定膝蓋的姿勢反覆進行髖關節屈曲，來獲得矢狀面上的動作[64]。如圖32a所示，膝關節角度不變，目的在於自主進行髖關節屈曲，然而很多人會像圖32b一樣膝關節穩定性不夠或者骨盆後傾，必須多注意。如果在低負荷狀態下可完成此動作，便加上啞鈴等重物施行。

#### ③後跨弓箭步／單腳硬舉

　　如果能藉由髖關節鉸鏈獲得矢狀面上的動作，便進行後跨弓箭步或單腳硬舉擴大其活動度，以能單腳完成動作為目標。此時也是以骨盆前傾

的姿勢，目的在於完成髖關節屈曲－伸直動作，施行同時要注意別讓膝關節位置往前位移（圖33）。

如果選手能不加入代償動作地完成單一平面上的動作，接下來進行結合複數平面的運動。

### ●複數平面上的運動
### ①側向弓箭步＋軀幹旋轉

揮臂初期，以軸心腳控制重心的狀態下，會一邊旋轉軀幹一邊舉起上肢。此時發力姿勢凌亂的選手，大多無法辦到下肢－軀幹的分離運動。這種情況下要使用瑜珈柱或棍棒等物，結合側向弓箭步與旋轉動作，一邊施加類似投擲動作的負荷，一邊以完成動作為目標（圖34）。

**圖32　髖關節鉸鏈**

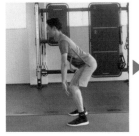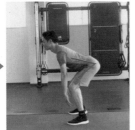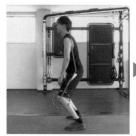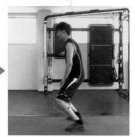

a　良好　　　　　　　　　　　　　　　b　不良

**圖33　單腳硬舉、後跨弓箭步**

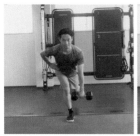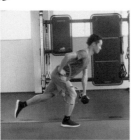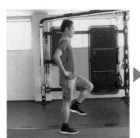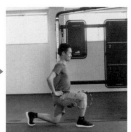

a　單腳硬舉　　　　　　　　　　　　　b　後跨弓箭步

**圖34　側向弓箭步＋軀幹旋轉**

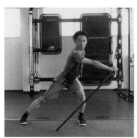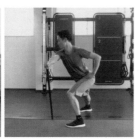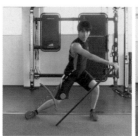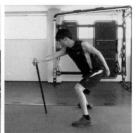

a　良好　　　　　　　　　　　　　　　b　不良

### ②髖關節鉸鏈＋軀幹旋轉

本項也要維持發力姿勢來完成軀幹旋轉的動作。先以輕微負荷學習動作，之後再提高藥球重量或以單腳進行動作等方法調控負荷量，如此便有效果（圖35）。

### ③單腳硬舉＋划船

施行目的在於結合單腳動作與軀幹旋轉。注意之處：划船時膝關節位置不要偏移，或者不要改變骨盆排列（圖36）。

像這樣藉由調整與訓練相關的運動平面及單腳／雙腳負荷量，努力改善投擲動作中必須的機能。

**圖35　髖關節鉸鏈＋軀幹旋轉**

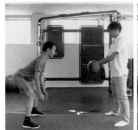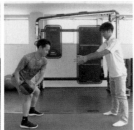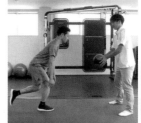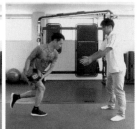

a 雙腳　　　　　　　　　　　　　　　　b 單腳

**圖36　單腳硬舉＋划船**

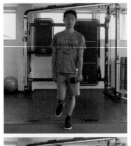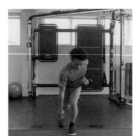
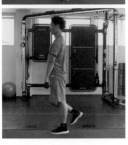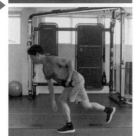

**參考文獻**

1) Kung SM, et al：Changes in Lower Extremity Kinematics and Temporal Parameters of Adolescent Baseball Pitchers During an Extended Pitching Bout. Am J Sports Med, 45 (5)：1179-1186, 2017.

2) Oyama S, et al：Improper trunk rotation sequence is associated with increased maximal shoulder external rotation angle and shoulder joint force in high school baseball pitchers. Am J Sports Med, 42 (9)：2089-2094, 2014.

3) Urbin MA, et al：Associations between timing in the baseball pitch and shoulder kinetics, elbow kinetics, and ball speed. Am J Sports Med, 41 (2)：336-342, 2013.

4) Steinder A：Kinesiology of human body under normal and pathological conditions, 63-64, Charles C Thomas Pub Ltd, 1955.

5) 阿江通良, ほか：スポーツバイオメカニクス20講, 朝倉書店, 2002.

6) 島田一志, ほか：野球のピッチング動作における体幹および下肢の役割に関するバイオメカニクス的研究. バイオメカニクス研究, 4：47-60, 2000

7) 島田一志, ほか：野球のピッチング動作における力学的エネルギーの流れ. バイオメカニクス研究, 8：12-26, 2004.

8) 松尾知之, ほか：投球動作指導における着眼点の分類と指導者間の意見の共通性　プロ野球投手経験者および熟練指導者による投球解説の内容分析から. 体育学研究, 55：343-362, 2010.

9) 松尾知之, ほか：発話解析から探る欠陥動作の連関性　投球解説の発話共起度によるデータマイニング. 体育学研究, 58：195-210, 2013.

10) Scarborough DM, et al：Kinematic sequence patterns in the overhead baseball pitch. Sports Biomech, 14：1-18, 2018.

11) Seroyer ST, et al：The kinetic chain in overhand pitching：its potential role for performance enhancement and injury prevention. Sports Health, 2 (2)：135-146, 2010.

12) Milewski MD, et al：Adolescent baseball pitching technique：lower extremity biomechanical analysis. J Appl Biomech, 28：491-501, 2012.

13) 信原克哉：肩 第4版：その機能と臨床, p349-416, 医学書院, 2012.

14) 蔭山雅洋, ほか：大学野球選手における下肢関節の力学的仕事量と投球速度の関係. 体育学研究, 60：87-102, 2015.

15) 長谷川　伸：投球動作における軸脚の股関節周囲筋の筋電図学的分析. 九共大紀要, 5：23-28, 2014.

16) Oyama S, et al：The Relationship Between the Push Off Ground Reaction Force and Ball Speed in High School Baseball Pitchers. J Strength Cond Res, 32 (5)：1324-1328, 2018.

17) MacWilliams BA, et al：Characteristic ground-reaction forces in baseball pitching. Am J Sports Med, 26 (1)：66-71, 1998.

18) McNally MP, et al：Stride Leg Ground Reaction Forces Predict Throwing Velocity in Adult Recreational Baseball Pitchers. J Strength Cond Res, 29 (10)：2708-2715, 2015.

19) Guido JA Jr, et al：Lower-extremity ground reaction forces in collegiate baseball pitchers. J Strength Cond Res, 26 (7)：1782-1785, 2012.

20) Oliver GD, et al：Gluteal muscle group activation and its relationship with pelvis and torso kinematics in high-school baseball pitchers. J Strength Cond Res, 24 (11)：3015-3022, 2010.

21) 瀬尾和弥, ほか：高校生野球投手における投球側下肢に着目した投球動作解析. 日本臨床スポーツ医学会誌, 21：618-622, 2013.

22) 内田智也, ほか：投球動作のEarly Cocking期における軸足股関節の運動学・運動力学的特徴. 日本臨床スポーツ医学会誌, 25：16-23, 2017.

23) Donald AN：筋骨格系のキネシオロジー, 原著第3版, 医歯薬出版, 2018.

24) 内田智也, ほか：中学野球選手のステップ脚股関節動作に関する生体力学的分析. 日本臨床スポーツ医学会誌, 26：410-416, 2018.

25) Werner SL, et al：Relationships between ball velocity and throwing mechanics in collegiate baseball pitchers. J Shoulder Elbow Surg, 17 (6)：905-908, 2008.

26) Fleisig GS, et al：Kinematic and kinetic comparison of baseball pitching among various levels of development. J Biomech, 32 (12)：1371-1375, 1999.

27) Fleisig GS, et al：Variability in baseball pitching biomechanics among various levels of competition. Sports Biomech, 8 (1)：10-21, 2009.

28) Riff AJ, et al：Epidemiologic Comparison of Pitching Mechanics, Pitch Type, and Pitch Counts Among Healthy Pitchers at Various Levels of Youth Competition. Arthroscopy. 32 (8)：1559-1568, 2016.

29) 伊藤博一, ほか：年代別にみた投動作の特徴（第二部）-加速期における下肢・股関節運動-. 日本臨床スポーツ医学会誌, 19：489-497, 2011.

30) Matsuo T, et al：Comparison of Kinematic and Temporal Parameters between Different Pitch Velocity Groups. J Apply Biomech, 17 (1)：1-13, 2001.

31) 古旗了伍, ほか：投球動作時における下肢筋の筋活動（筋電図解析）. 臨床バイオメカニクス, 32：509-514, 2011.

32) Campbell BM, et al：Lower extremity muscle activation during baseball pitching. J Strength Cond Res, 24 (4)：964-971, 2010.

33) Davis JT, et al：The effect of pitching biomechanics on the upper extremity in youth and adolescent baseball pitchers. Am J Sports Med, 37 (8)：1484-1491, 2009.

34) 瀬戸口芳正，ほか：投球動作のマルアライメントと障害発生. MB Orthopaedics, 30 (12)：33-42, 2017.

35) Aguinaldo AL, et al：Correlation of throwing mechanics with elbow valgus load in adult baseball pitchers. Am J Sports Med, 37：2043-2048, 2009.

36) Aguinaldo AL, et al：Effects of upper trunk rotation on shoulder joint torque among baseball pitchers of various levels. J Appl Biomech, 23 (1)：42-51, 2007.

37) Oyama S, et al：Effect of excessive contralateral trunk tilt on pitching biomechanics and performance in high school baseball pitchers. Am J Sports Med, 41 (10)：2430-2438, 2013.

38) Solomito MJ, et al：Lateral trunk lean in pitchers affects both ball velocity and upper extremity joint moments. Am J Sports Med, 43 (5)：1235-1240, 2015.

39) Huang YH, et al：A comparison of throwing kinematics between youth baseball players with and without a history of medial elbow pain. Chin J Physiol, 53 (3)：160-166, 2010.

40) Tocci NX, et al：The Effect of Stride Length and Lateral Pelvic Tilt on Elbow Torque in Youth Baseball Pitchers. J Appl Biomech, 33 (5)：339-346, 2017.

41) 内田智也，ほか：ステップ脚股関節筋力と投球動作の関連性に関する運動学的検討. 日本臨床スポーツ医学会誌，27：450-457, 2019.

42) 宮下浩二，ほか：投球動作で要求される下肢関節機能に関する検討. Journal of athletic rehabilitation, 2：65-72, 1999.

43) Oyama S, et al：Reliability and Validity of Quantitative Video Analysis of Baseball Pitching Motion. J Appl Biomech, 33 (1)：64-68, 2017.

44) DeFroda SF, et al：Two-Dimensional Video Analysis of Youth and Adolescent Pitching Biomechanics：A Tool For the Common Athlete. Curr Sports Med Rep, 15 (5)：350-358, 2016.

45) 内田智也，ほか：投球動作におけるフットコンタクト時の軸足股関節屈曲角度と骨盤回旋の関係. 日本臨床スポーツ医学会誌，25：333-338, 2017.

46) 内田智也，ほか：投球動作における"体の開き"の評価基準の提示. 日本臨床スポーツ医学会誌，27：222-228, 2019.

47) Oyama S, et al：Trunk Muscle Function Deficit in Youth Baseball Pitchers With Excessive Contralateral Trunk Tilt During Pitching. Clin J Sport Med, 27 (5)：475-480, 2017.

48) 内田智也，ほか：投球動作中のステップ側膝関節動作と肘関節外反トルクの関係性. 理学療法学，2020.（inpress）

49) 内田智也，ほか：投球動作におけるステップ側下肢筋力と身体重心速度および肩関節内旋トルクの関係. スポーツ傷害，22：20-22, 2017.

50) 内田智也，ほか：中学野球選手におけるステップ脚膝関節および股関節の力学的仕事量と肩関節トルクの関係. 理学療法学，45：75-81, 2018.

51) Cook G, et al：Functional movement screening：the use of fundamental movements as an assessment of function - part 1. Int J Sports Phys Ther, 9 (3)：396-409, 2014.

52) 内田智也，ほか：中学野球選手におけるFunctional Movement Screenと投球障害の関係. 体力科学，65 (2)：237-242, 2016.

53) 黄川昭雄，ほか：機能的筋力測定，評価法-体重支持指数（WBI）の有効性と評価の実際. 日本臨床整形外科スポーツ医学会誌，10：463-468, 1991.

54) 松本晋太朗，ほか：中学野球選手における下肢筋力と投球障害の関係：日本臨床スポーツ医学会誌，26 (1)：60-65, 2018.

55) 内田智也，ほか：Single Leg Up Down テストと体重支持指数（Weight Bearing Index）の関連. 理学療法科学，31 (6)：791-794, 2016.

56) 坂田 淳，ほか：投球時体幹回旋のタイミングに対する下肢バランス機能の重要性. 整スポ会誌，35 (1)：56-62, 2015.

57) 平山大作，ほか：野球選手の投球数の増加による下肢関節の力学的仕事量の変化. 体力科学，59：225-232, 2010.

58) Grantham WJ, et al：The Impact of Fatigue on the Kinematics of Collegiate Baseball Pitchers. Orthop J Sports Med, 2 (6)：1-10, 2014.

59) Erickson BJ, et al：The Impact of Fatigue on Baseball Pitching Mechanics in Adolescent Male Pitchers. Arthroscopy, 32 (5)：762-771, 2016.

60) Sakata J, et al：Efficacy of a Prevention Program for Medial Elbow Injuries in Youth Baseball Players. Am J Sports Med, 46 (2)：460-469, 2018.

61) Sakata J, et al：Physical Risk Factors for a Medial Elbow Injury in Junior Baseball Players：A Prospective Cohort Study of 353 Players. Am J Sports Med, 45 (1)：135-143, 2017.

62) Laudner K, et al：The relationship between clinically measured hip rotational motion and shoulder biomechanics during the pitching motion. J Sci Med Sport, 18 (5)：581-584, 2015.

63) Yanagisawa O, et al：Changes in lower extremity function and pitching performance with increasing numbers of pitches in baseball pitchers. J Exerc Rehabil, 14 (3)：430-435, 2018.

64) Erickson BJ, et al：Are the hamstrings from the drive leg or landing leg more active in baseball pitchers? An electromyographic study. J Shoulder Elbow Surg, 26 (11)：2010-2016, 2017.

# IV

# 機能損傷別病例研究

**A** 以局部為中心之評估與物理治療

**B** 受其他部位影響之評估與物理治療

# 1 肘關節伸直機能損傷

**摘要**

■ 本患者在抱石中摔下，手以右肘關節伸直位撐在身後，造成肘關節後向脫臼。

■ 除了肘內側副韌帶（UCL）損傷，還合併屈指淺肌（FDS）損傷，呈現明顯的伸直受限。另外，也可預想到損傷後抓握機能低下。

■ 患者也有駝背、肩關節上舉及髖關節外轉活動度受限，可想見抱石往上攀爬時軀幹會離開牆壁，穩定性低下。

■ 努力改善肘關節活動度的同時，也改善屈指深肌機能以及肩、髖關節柔軟度。

■ 從肘關節伸直時的肱三頭肌等長收縮逐漸進行到閉鎖動力鏈（CKC）運動，藉由一邊確認肩胛骨在內的上肢穩定性改善情況一邊重新開始運動，便可順利復出。

## 患者資訊

**UCL：**
ulnar collateral ligament

**FDS：**
flexor digitorum superficialis

**CKC：**
closed kinetic chain

➤**一般資訊**

年齡：26歲

性別：男性

身身高、體重：173㎝／65㎏

主訴：由於疼痛無法伸直肘關節。

位置、競技等級：抱石（休閒等級）

➤**醫學資訊**

診斷名稱：右肘關節脫臼

既往病史：無特別病史

➤**影像資訊**

●**普通X光影像**

肘關節後向脫臼

●**磁振造影MRI**

復位後有UCL損傷、FDS損傷以及關節內水腫（**圖1**）。

➤**目前病史**

患者抱石中挑戰比平常困難一點的路徑時，沒有抓好塊體摔了下來，手以右肘關節伸直位撐在身後受傷。同一天由救護車送來本院，照X光後診斷為肘關節後向脫臼。MRI時可見到UCL損傷及FDS損傷。指示患者復位後用夾板固定2週，並且只能在疼痛可忍受的程度內拆掉夾板屈

伸肘部，2週之後再以改善活動度與身體機能為目的，開始積極地進行物理治療。

## 物理治療評估

### ▶問診

• 肘關節伸直、屈曲時肘前內側部分疼痛。

• 患者說不曉得是不是髖關節僵硬的緣故，踩在塊體上的動作很不靈活。

### ▶視診、觸診

鷹嘴突外側有肘關節內腫脹，從肱骨遠端到前臂內側有腫脹、皮下出血（圖2）。內上髁附近大範圍會發熱、壓痛。

**圖1　磁振造影MRI**

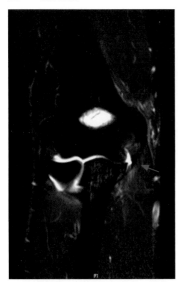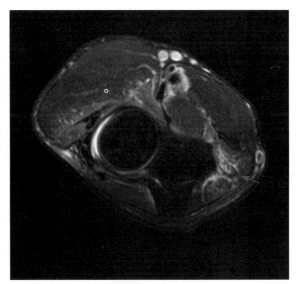

a　肘關節內側副韌帶（UCL）損傷　　　　　b　屈指淺肌（FDS）損傷

MRI時可見到UCL損傷及FDS損傷。

**圖2　視診**

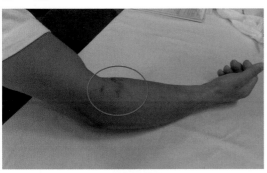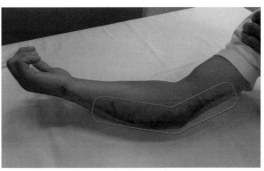

a　鷹嘴突外側　　　　　　　　　　　　　　b　前臂內側

可見到鷹嘴突外側有關節內腫脹以及前臂內側有皮下出血。

➤評估排列

肩胛骨前傾、往下旋轉，胸椎後彎。

➤評估可動性（右／左，單位：°）

●肘關節

• 伸直：-30／0；屈曲：70／135（伸直、屈曲時肘前內側都會疼痛）

●肩關節

• 屈曲：150／160

●髖關節

• 外轉：40／40（伸直位）

※肘關節伸直時，誘導橈骨頭往後時有改善活動度（-25°），此外，誘導尺骨內翻時疼痛減弱。

※肘關節屈曲時，橈骨頭往背側拉出有改善活動度（85°）。

➤評估鬆弛性

初診時考慮到對組織的負擔並未施行。

➤評估肌肉機能

屈指淺肌（FDS）收縮時會疼痛。伸直阻力測試時肱三頭肌內側頭收縮不全。

➤統整與解釋

問題點有：（a）肘關節腫脹、（b）肘關節活動度受限、（c）駝背姿勢、（d）肩、髖關節活動度受限。

肘關節後向脫臼時產生肘內側副韌帶（UCL）損傷，合併FDS損傷。駝背姿勢再加上明顯的肩關節上舉及髖關節外轉活動度受限，因此抱石的攀登動作時，軀幹會遠離牆壁，穩定性低下，可想見會是摔落的遠因。

## 治療及其效果

➤治療計畫與治療方針

●治療計畫

①改善肘關節伸直機能

②改善抓握機能

③改善肩關節、髖關節柔軟度

④改善不良姿勢

### ①關節活動度運動

　為了開始物理治療（受傷後2週）改善橈骨頭後方可動性，按摩肱二頭肌（Ⅲ-A-1的**圖14**，p48）。此外，由於誘導肘關節內翻可減弱疼痛，所以要按摩肱橈肌（Ⅲ-A-1的**圖15**，p49）。肘關節後向脫臼時也經常可見到肘前方關節囊損傷，為了防止衍生的肱肌滑動性低下，受傷第3週起也要努力改善肱肌的柔軟度（Ⅲ-A-1的**圖16**，p50）。受傷第3週起也要施行肘關節屈曲運動，改善肘後外側組織柔軟度，擴大橈骨頭及鷹嘴突後側間隙（Ⅲ-A-1的**圖18,20**，p51、52）。受傷後4週時肘關節內不再腫脹，伸直終端角度處的疼痛消失時，便施行尺骨內翻自我鬆動術（Ⅲ-A-2的**圖16b**，p69）。與此同時，為了改善肩關節屈曲運動，要拉伸闊背肌。除此之外，要藉由拉伸闊筋膜張肌來努力擴大髖關節外轉活動度。

### ②針對不良姿勢的技法

　開始物理治療早期起，便以坐姿進行肩胛骨內收運動。受傷後5週以後則施行承重下的肩胛骨內收外展運動（貓與駱駝式）。

### ③肌力訓練

　鑑定出屈指淺肌（FDS）損傷後的肌力低下，為了應對其代償，要早期施行屈指深肌的訓練（**圖3**）。

　第3週起也逐步開始FDS的拉伸及收縮（Ⅲ-A-2的**圖21**，p72）。肘關節伸直時疼痛消失之際（4週），施行肱三頭肌等長收縮(setting)（Ⅲ-A-1的**圖21a**，p53）。開始物理治療6週時，讓個案開始做伏地挺身等伴隨肘關節動作的閉鎖動力鏈（CKC）運動。

**圖3　訓練屈指深肌**

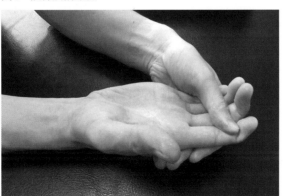

DIP：
distal
interphalangeal
joint

誘導只讓遠端指間關節（DIP）屈曲，讓屈指深肌收縮。

## ●治療方針

- 短期目標（4週）：改善到肘關節伸直0°。
- 中期目標（6週）：肘關節屈曲活動度改善，增加肩關節屈曲、髖關節活動度。
- 長期目標（8～10週）：完全復出。

### ➤治療效果及治療經過

在6週時肘關節不穩定性有改善傾向，活動度也只剩下肘屈曲活動度有5°限制，而肩關節及髖關節活動度的改善情況良好。在醫師的指示下重新開始運動，8週時開始引體向上，9週時開始攀爬低處塊體，10週時攀爬上原先高度，完全復出。物理治療開始後10週之間沒有疼痛及不安感，由於已可回歸抱石，便結束了物理治療。

---

## 總結

患者身上可見明顯肘關節腫脹及肘關節內側副韌帶（UCL）損傷致使肘關節伸直機能低下，再加上駝背，肩關節上舉及髖關節外轉活動度受限顯著，可想見抱石攀爬動作時軀幹離開牆壁與受傷機轉有關。透過早期開始物理治療，除了訓練肘關節伸直也訓練損傷組織之外的抓握機能，再改善肩關節及髖關節可動性，復出時便能獲得流暢的攀爬動作。如此一來，可想見摔下的可能性減少，也能減弱症狀復發的風險。

# 2 肘關節外翻制動機能損傷

**摘要**

■ 本患者是在標槍比賽中肘內側副韌帶（UCL）急性損傷。

■ 由於UCL損傷加上屈指淺肌（FDS）損傷，肘關節的動態外翻制動機能低下。

■ 從磁振造影（MRI）所見也可考慮安排手術，不過除了改善動態肘外翻制動機能的技法，還要再加上改善髖關節柔軟度來改善助跑動作的技法，以復出賽事為目標。

■ 復出賽事為目標治療時症狀復發，因此合併使用高濃度血小板血漿（PRP）治療，終於完全復出賽事。

## 患者資訊

> **➤一般資訊**

年齡：21歲

性別：女性

身高、體重：156cm／54kg

主訴：由於疼痛無法伸直肘關節。

位置、競技等級：標槍（日本全國錦標賽出賽等級）

> **➤醫學資訊**

診斷名稱：右肘內側副韌帶損傷

既往病史：腰椎解離（高中3年級時）

> **➤影像資訊**

> **●MRI**

UCL前斜向纖維（AOL）尺骨著骨點損傷。FDS的AOL附著部位有損傷（圖1）。

**UCL：**
ulnar collateral
ligament

**FDS：**
flexor digitorum
superficialis

**PRP：**
platelet-rich
plasma

**AOL：**
anterior oblique
ligament

**圖1　磁振造影MRI**

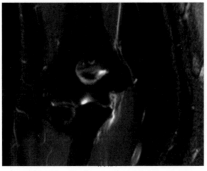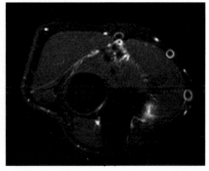

冠狀面影像中可見到AOL尺骨著骨點損傷，而且橫切面（尺骨冠狀突的高度）中也可觀察到FDS損傷。

➤目前病史

標槍比賽中腳步的時機沒有配合好，硬投，結果出現劇烈疼痛，就這麼棄權。2週後再度投擲時疼痛惡化，隔天來醫院。

## 物理治療評估

➤問診

投擲標槍前（加速期）肘內側部分產生疼痛。

➤視診、觸診

肘關節內腫脹。前斜向纖維AOL處出現壓痛，肘關節伸直時、屈曲時、強制外翻時會疼痛。

➤評估排列

肘外翻排列增大（圖2）。靜止站立時右肩胛骨下角浮起。

➤評估可動性（右／左，單位：˚）

●肘關節

• 伸直：-5／5；屈曲：130／145（伸直、屈曲時肘內側都會疼痛）
 ※肘關節伸直時，誘導尺骨內翻可減輕疼痛。

●肩關節

• 90°外展位外轉：130／130；90°外展位內轉：30／35

**圖2　觀察肘外翻排列**

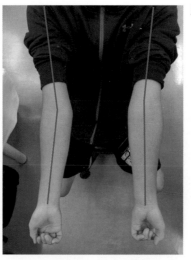

肘關節伸直時，右肘外翻角明顯增大。

●髖關節
• 屈曲位內收：15／25；屈曲位內轉：40／40

RDA：
ring-down artifact

➤評估鬆弛性
　不穩定（前臂自身重量外翻應力下出現關節內餘音假影RDA，圖**3**）。

➤評估肌肉機能
• 外翻應力下屈指淺肌（FDS）Ⅲ、Ⅳ收縮時關節內RDA（－），Ⅳ、Ⅴ
  收縮時關節內RDA（－），Ⅱ、Ⅴ收縮時關節內RDA（＋）（圖**4**）。
• 拇指小指對掌時，大魚際肌群相對於小魚際肌群強勢（圖**5**）。
• 斜方肌（右／左）：5／5，前鋸肌（右／左）：3／4
• 闊背肌緊繃（圖**6**）。

**圖3　超音波影像**

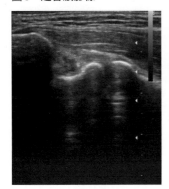

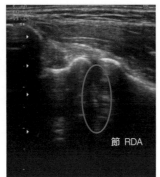

節 RDA

a　靜止時　　　　　b　前臂自身重量外翻應力下

外翻應力下（**b**）出現關節內RDA。

**圖4　超音波影像**

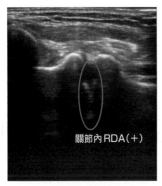
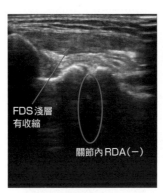
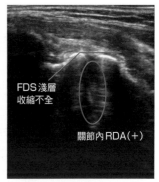

關節內RDA（＋）

FDS淺層
有收縮

關節內RDA（－）

FDS淺層
收縮不全

關節內RDA（＋）

a　前臂自身重量應力下　　b　前臂自身重量應力下＋FDS　　c　前臂自身重量應力下＋FDS
　　　　　　　　　　　　　　　 Ⅳ、Ⅴ收縮時　　　　　　　　 Ⅱ、Ⅴ收縮時

FDS食指近端指腹機能低下（**c**），無法讓前斜向纖維AOL緊繃，關節內RDA沒有消失。

圖5　評估拇指小指對掌

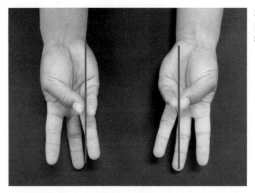

右手拇指小指貼合的位置比中指還要偏向無名指，所以大魚際肌群的手內在肌機能比小魚際肌群來得強勢。

圖6　評估闊背肌緊繃

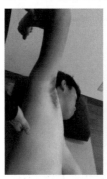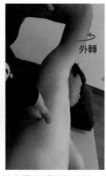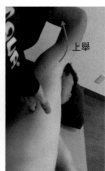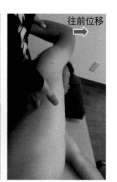

外轉　上舉　往前位移

如果發現闊背肌緊繃，首先擺出肩關節外展、最大外轉的姿勢，藉由肩關節上舉拉伸肩關節、增加肘關節往前位移（照片與本項所提患者為不同人）。

➤投擲動作

利用影片確認受傷時的投擲動作，發現腳步時機沒有配合好，是以手臂留在身後的姿勢投擲出標槍（圖7a）。此外1個月前的影片中（圖7b），也可見到最後交叉步起左腳的踏地方向與擲標槍的方向不一致，結果使得軀幹側彎、上肢留在身後。

➤統整與解釋

問題點有：（a）肘外翻不穩定、（b）屈指淺肌（FDS）機能低下、（c）闊背肌緊繃、（d）後腳髖關節內收受限、（e）投擲動作不良。

除了急性肘內側副韌帶（UCL）損傷，還可見到FDS損傷，便使得靜態及動態肘外翻制動機能低下。尤其食指、小指FDS的機能低下，因此可想見會導致讓前斜向纖維（AOL）緊繃的作用低下。投擲動作特徵方面，由於後腳髖關節內收受限，使得最後交叉步起前腳踏出時的方向偏往左邊，不同於擲標槍的方向，可想見如此會讓手臂留在身後，增大施加於肘關節的外翻應力。再者，軀幹會側彎，助長了闊背肌緊繃，結果在加速期無法維持肱骨在肩胛骨平面上，這也可認為是症狀復發的要因。

圖7 評估擲標槍的動作

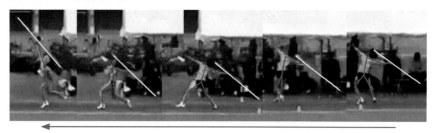

a

受傷時的影片顯示，是在手臂留在身後的狀態下投出標槍。

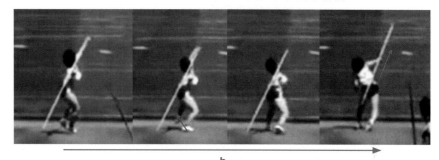

b

受傷前1個月的影片顯示，最後交叉步（last cross）起的前腳踏地方向不同於擲標槍的方向，標槍離手時軀幹往左偏移，手臂便留在身後。

## 治療及其效果

➤治療計畫與治療方針

●治療計畫

①改善肘關節外翻制動機能

②改善闊背肌柔軟度

③改善擲標槍的動作

**①改善肘關節外翻制動機能**

　　從開始物理治療起，便要一邊注意疼痛出現情況，一邊先從肱橈肌開始施行肘外側肌群鬆動術，努力改善肘外翻排列。

　　在開始物理治療第3週，急性期症狀的肘關節伸直、屈曲疼痛消失後，重新評估肘外翻制動機能時，肘內翻阻力測試會引發疼痛，食指近端指間關節（PIP）屈曲會疼痛，中指、無名指PIP屈曲時可見到疼痛減弱（Ⅲ-A-2的**圖7**，p62）。確認屈指淺肌（FDS）單獨收縮時沒有出現疼痛，為了促使FDS滑動性改善及FDS收縮，要在同部位施行高壓間歇式直流電治療（**圖8a**）。除此之外，要改善食指FDS柔軟度（Ⅲ-A-2的**圖21b**，p72），訓練位於淺層的Ⅲ、Ⅳ指（Ⅲ-A-2的**圖19a**，p70）、訓練位於深層的Ⅱ、Ⅴ指（Ⅲ-A-2的**圖21a**，p72）。接著為了抑制FDS過度活動，也要追加訓練手內在肌（**圖8b**）。

### ②改善肩胛胸廓關節機能

開始物理治療起，為了改善闊背肌緊繃，要針對闊背肌、大圓肌之間的滑動性及闊背肌柔軟度施行技法（圖9a）。

急性期症狀消失之後，以肩關節最大外轉位對食指、中指施加阻力，往前方用力時誘發疼痛，藉由誘導肩胛骨下角往外側移動來確認疼痛是否減弱（Ⅲ-A-2的圖8，p63）。也要進行促使前鋸肌收縮的運動（圖9b）。

### ③改善擲標槍的動作

肘關節動作疼痛消失後，便可開始努力改善髖關節內收活動度。之後練習沒有擲標槍動作的交叉步。接受重新開始擲標槍動作的醫囑，拉扯彈力繩確認擲標槍動作的同時，也進展到突刺、無助跑擲標槍、有助跑擲標槍。

**圖8　針對肘內側副韌帶（UCL）損傷患者肘外翻制動機能的技法**

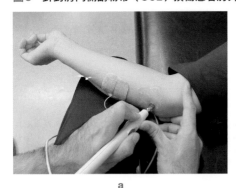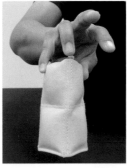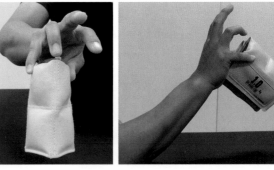

a

確認近端指間關節（PIP）屈曲的同時，用高壓間歇式直流電刺激屈指淺肌（FDS）。

b

用拇指及小指抓住1kg左右的重物，背屈腕關節，進行只有手內在肌的抓握動作。

**圖9　針對UCL損傷患者肩胛胸廓關節機能的技法**

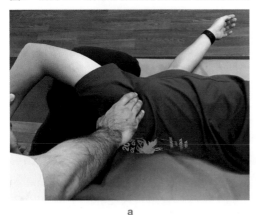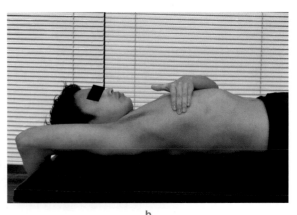

a

手指壓進闊背肌與大圓肌之間，改善期滑動性與柔軟度。

b

以肩關節最大外轉、上舉位，一邊觸診前鋸肌，一邊讓肩胛骨下角往上突出般運動，使前鋸肌收縮（照片與本項所提患者為不同人）。

## ●治療方針

也考慮醫師建議的手術，不過患者是大學生，大賽結果會影響未來，所以選擇了物理治療。

- 短期目標（4週）：肘部運動時疼痛消失、闊背肌柔軟度改善。
- 中期目標（2個月）：重新獲得屈指淺肌（FDS）機能、前鋸肌機能改善、交叉步動作改善、開始空想練習。
- 長期目標（3個月）：獲得安全的擲標槍動作。

### ➤治療效果及治療經過

受傷後1個月時肘部運動疼痛或活動度都有改善，但在3個月時，開始助跑在內的擲標槍動作時症狀復發，合併使用了高濃度血小板血漿（PRP）治療。雖然復出需要半年，但動態的肘外翻制動機能有所改善，可復出賽事，所以結束了物理治療。

---

## 總結

本患者身上可見到肘內側副韌帶（UCL）遠端部位損傷，加上還有動態肘外翻制動機能低下，也可考慮手術治療。而患者透過改善動態肘外翻制動機能、獲得肩胛胸廓關節機能、獲得投擲動作，曾嘗試過復出，不過症狀一度復發，之後合併使用了PRP治療。充分改善了動態肘外翻制動機能後，擲標槍動作時疼痛消失，重新認識到肘外翻制動機能的重要性。

# 3 前臂旋轉機能損傷

**摘要**

■ 本患者是表現優異的投手，主訴投球球離手時肘前內側部分有放射痛。

■ 患者無外翻應力引起的症狀，而是旋前圓肌強力收縮引起疼痛，因此被認為病理是正中神經損傷，予以治療。

■ 由於正中神經的神經解套注射（原文為 hydro-release，即 Hydrodissection）及改善前臂旋轉機能損傷，局部症狀消失。

■ 藉由改善肘外翻制動機能、肩胛骨機能、骨盆運動，症狀不再復發。

■ 針對神經症狀，掌握患者詳細問題點及調節全身很重要。

## 患者資訊

➤**一般資訊**

年齡：20歲

性別：男性

身高、體重：183 cm／90 kg

主訴：球離手時肘前內側部分疼痛。

位置、競技等級：投手（左投，大學甲級聯盟等級）

**UCL：**
ulnar collateral ligament

➤**醫學資訊**

診斷名稱：正中神經損傷

既往病史：肘內側副韌帶（UCL）損傷（高中3年級時）

**RDA：**
ring-down artifact

➤**影像資訊**

●**超音波影像**

　UCL著骨點肥厚，且靜止時有些微關節內餘音假影（RDA，圖1）。

圖1　超音波影像

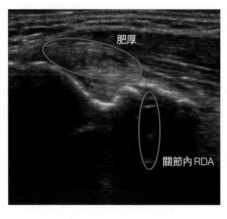

UCL肥厚，且靜止時可見到些微關節內 RDA。

肥厚

關節內 RDA

➤目前病史

聯盟賽比賽期間，投完球後肘關節屈曲、伸直會出現「卡卡」的異樣感（肘後內側部分），接著球離手時肘前內側部分漸漸感受到放射痛。聯賽結束後停止投球，症狀沒有改善，便來醫院看病。

---

## 物理治療評估

➤問診

投球球離手時在肘前內側部分產生放射痛。肘關節伸直、屈曲時有異樣感（嵌合不好）。

➤視診、觸診

食指有血腫（圖2）。肘內側副韌帶（UCL）前斜向纖維（AOL）有壓痛，但外翻時不會疼痛。腕關節掌屈、手指抓握下自主旋前運動時會誘發放射痛。

AOL：
anterior oblique ligament

➤排列、可動性評估（右／左，單位：°）

- 明顯的旋後限制與鷹嘴突往外偏移（圖3），食指伸直時可見到近端指間關節（PIP）屈曲增大。
- 靜止時可見到肩胛骨上舉、往下旋轉，肩關節內轉時可見到肩胛骨上舉（圖4）。

●肘關節

- 伸直：0／0；屈曲：145／145

圖2　視診

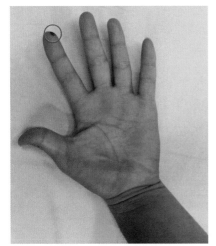

食指尖端可見到血腫。

圖3　觸診

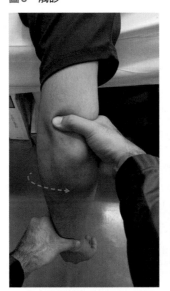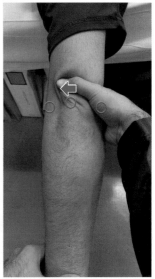

可見到明顯旋後受限，以及肘伸直位時鷹嘴突往外偏移。

圖4　肩胛骨排列

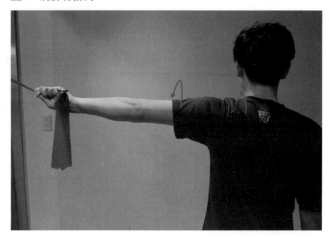

肩關節內轉時，肩胛骨上舉、穩定性低下。

### ●前臂
• 旋後：85／100；旋前：80／80

### ●肩關節
• 90°外展位外轉：140／150；90°外展位內轉：25／5

### ●髖關節
• 屈曲位內收：15／15；屈曲位內轉：40／30

### ➤評估鬆弛性
　　靜止時及前臂自身重量應力下都是關節內餘音假影（RDA）（＋）。

### ➤評估肌肉機能
　　肘外翻應力下屈指淺肌（FDS）Ⅲ、Ⅳ收縮時關節內RDA（－），Ⅱ、Ⅴ收縮時關節內RDA（－），Ⅳ、Ⅴ收縮時關節內RDA（＋）。
　　肱肌、旋前圓肌緊繃。
　　軸心腳髖關節伸直位下無法維持外轉（**圖5a**），軸心腳髖關節無法維持最大外展位（**圖5b**）。

FDS：
flexor digitorum
superficialis

### ➤投擲動作
　　問診時得知選手軸心腳的髖關節無法維持平衡到最後，軸心腳的膝蓋會跑進內側，此外，踏地時無法以髖關節為中心活動。

### ➤統整與解釋
　　問題點有：（a）靜止時關節間隙張大、前臂旋前排列；（b）肱肌、旋前圓肌緊繃；（c）Ⅳ、Ⅴ指FDS機能低下；（d）肩關節內轉受限及內轉時肩胛骨上舉；（e）投擲動作不良（骨盆運動）。

圖5　軸心腳髖關節機能評估（照片與本項所提患者為不同人）

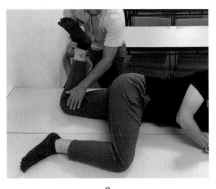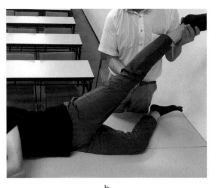

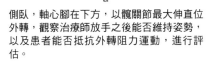

a

側臥，軸心腳在下方，以髖關節最大伸直位外轉，觀察治療師放手之後能否維持姿勢，以及患者能否抵抗外轉阻力運動，進行評估。

b

側臥，軸心腳在上方，觀察髖關節在略略伸直、內轉位加上最大位轉位能否維持姿勢，以及患者能否抵抗外展阻力運動，進行評估。

　　球離手或旋前圓肌強力收縮時絞扼正中神經，可預測將產生症狀。不僅如此，往日的肘內側副韌帶（UCL）損傷引起靜止時關節間隙張大（elbow valgus subluxation），以及伴隨明顯旋後限制的尺骨內轉排列引起肘關節內側吻合度不良，也可想見會在肘部屈伸時產生異樣感。具有動態肘外翻制動機能的屈指淺肌（FDS）方面，從血腫位置便可知道食指FDS所在，由於球離手時過度使用產生肌肉緊繃。此外，無名指、小指的機能低下，尤其造成後方共同肌腱的外翻制動機能低下，所以有可能由前方共同肌腱產生外翻制動機能，引起旋前圓肌過度活動作為代償。再者，肩關節內轉受限或肩胛骨固定性低下，軸心腳髖關節外展、外轉機能低下或踏地腳支撐性低下致使骨盆旋轉運動不完全的投擲動作，也會在球離手時加強過度的肘關節伸直及前臂旋前，可想見會產生肱肌、旋前圓肌緊繃。慢性的肱肌、旋前圓肌緊繃，可想見會使得正中神經滑動性低下，拖延症狀長久不癒。

## 治療及其效果

➤治療計畫與治療方針

●治療計畫

①改善肱尺關節面吻合度及前臂旋後可動性

②改善動態肘外翻制動機能

③改善肩內轉時肩胛骨穩定性

④改善骨盆運動

**①改善肱尺關節面吻合度、前臂旋後可動性**

　　開始物理治療起便施行肱橈肌伸展（Ⅲ-A-2的圖15，p68）、尺骨內翻自我鬆動術（Ⅲ-A-2的圖17，p69），努力改善肱尺關節面吻合度。

此外，為了改善旋後活動度，要按摩旋前方肌（Ⅲ-A-3的**圖8**，p80）或按摩旋前圓肌（Ⅲ-A-3的**圖9**，p81），努力改善旋後活動度。還要改善肱肌柔軟度（Ⅲ-A-1的**圖16**，p50），來減少正中神經絞扼。

### ②改善屈指淺肌（FDS）機能
開始物理治療起便積極促進無名指、小指FDS收縮（Ⅲ-A-2的**圖20**，p71）。

### ③改善肩內轉可動性及肩胛骨穩定性
開始物理治療起便針對肩膀後方緊繃拉伸（**圖6**）。後方柔軟度獲得充分改善後，維持肩帶內收位進行內轉外轉運動，改善肩胛骨穩定性（**圖4**）。

### ④改善髖關節機能及骨盆運動
由於患者是表現優異的選手，所以不直接針對投擲動作施行技法，而是以骨盆動作正常化為目標。

如**圖5a**，以軸心腳髖關節伸直位下的外轉姿勢放下下肢，讓外轉肌離心收縮。此外，如**圖5b**，從軸心腳髖關節外展終端角度的姿勢進行外展運動。最後在踏地腳的支撐下進行骨盆上舉或骨盆旋轉動作（**圖7**）。

### ▶治療方針
目標設定：短期目標（2週）：肘運動時疼痛消失、肩膀後方緊繃改善。
中期目標（1個月）：FDS機能、骨盆運動改善，重新開始投球。
長期目標（2個月）：以投手身分復出賽事。

### ▶治療效果及治療經過

**圖6　針對肩膀後方緊繃的拉伸**

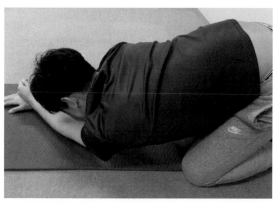

四肢著地趴著，一邊在上肢施加負荷，上半身一邊往後外側退後，拉伸肩膀後方。

圖7 以改善骨盆運動為目的的運動

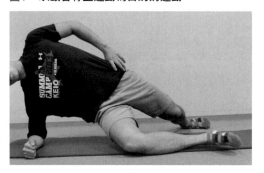

a

踏地腳在下方，以髖關節屈曲位抬高骨盆。

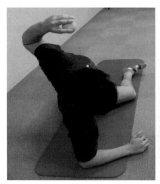
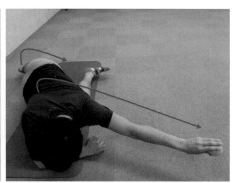

b

手往前伸，維持骨盆抬高的姿勢轉動骨盆。

隨著肱尺關節外翻及前臂旋後活動度改善，肘關節屈曲、伸直時的異樣感消失。腕關節掌屈、手指抓握下前臂旋前運動（旋前圓肌強烈收縮）的放射痛，透過施行針對正中神經的神經解套注射暫時消失。然而隨著重新開始投球，旋前圓肌良烈收縮時的放射痛又復發，藉由投球後改善肱肌、旋前圓肌之間的滑動性，穩住了症狀。由於學習到維持肩胛骨內收下的肱骨內轉運動與抗重力下的骨盆旋轉動作，症狀不再復發。

## 總結

本患者主訴在投球球離手時肘前內側部分有放射痛，雖然懷疑肘內側副韌帶（UCL）損傷，但並沒有外翻應力引起的症狀，由於旋前圓肌強烈收縮引起疼痛，及針對正中神經施行神經解套注射後症狀暫時消失，可掌握病理為正中神經損傷進而治療。除了改善前臂旋前攣縮，再加上改善容易成為其原因的外翻制動機能、肩胛骨機能、骨盆運動，症狀便不再復發，顯示出掌握患部詳細狀況且調整全身的重要性。

# 1 腕關節、手指抓握機能低下對肘關節之影響①

**摘要**

■ 本患者從投擲動作的肩關節最大外轉（MER）到球離手時出現左肘內側疼痛、後內側疼痛，造成全力投球困難。

■ 盂肱關節、肩帶機能沒有大問題，但產生肘關節外翻排列、腕關節橈側偏移受限、小魚際肌群萎縮，可想見屈指淺肌（FDS）、尺側屈腕肌（FCU）機能低下與投球中肘關節外翻不穩定有關，成為疼痛的原因。

■ 努力改善肘關節外翻排列，改善腕關節橈側偏移可動性之後，獲得小魚際肌群萎縮的改善、FDS、FCU肌肉機能改善、肘關節可動性改善，可見到疼痛消失。

■ 比肘關節還要遠端的機能低下與疼痛相關，根據排列及機能評估施行適當的技法很重要。

## 患者資訊

**MER：**
maximum external rotation

**FDS：**
flexor digitorum superficialis

**FCU：**
flexor carpi ulnaris

➤**一般資訊**

年齡：21歲（大學4年級）

性別：男性

身高：180cm

體重：72kg

主訴：投擲動作的MER到球離手時出現左肘內側疼痛、後內側疼痛。

體育活動：硬式棒球（體育會棒球社），每週練習6次，每次3～4小時
左右，大學畢業後決定就職於業餘成人棒球強手的球隊。

投球側：左

**UCL：**
ulnar collateral ligament

➤**醫學資訊**

診斷名稱：左肘內側副韌帶（UCL）損傷，後內側夾擠

既往病史：無

➤**影像資訊**

●**X光影像**

　肱骨內上髁下端可見到陳舊小骨頭碎片。往外翻方向施加應力的X光影像中，可見到投球側有明顯的外翻不穩定（圖1）。

●**磁振造影MRI**

　T2加權影像中，只有UCL起端近處一小部分出現強烈訊號（圖2），UCL維持了連續性。

● **超音波**

RDA：
ring-down artifact

靜止時（沒有外翻應力）可見到關節內餘音假影（RDA）[1]，外翻應力下也可見到關節間隙張大及關節內RDA（**圖3**）。再者，握起中指、無名指、小指時，可見到關節間隙寬度變狹窄，關節內RDA消失（**圖4**）。

**圖1　應力下X光影像（投球側：左）**

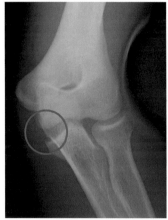

**a 左**　　　　　　　　**b 右**

可見到肱尺關節間隙張大（○）。

**圖2　磁振造影MRI**

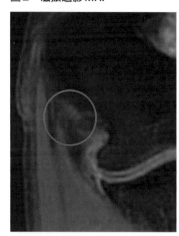

起端近端、中間部位只有一小部分出現強烈訊號（○）。

**圖3　利用超音波診斷裝置評估關節內RDA**

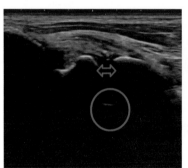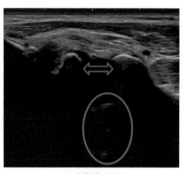

**a 靜止時**

可見到些許關節內RDA（○）。

**b 外翻應力下**

關節間隙比靜止時來得大（⇔）。關節內RDA也很明顯（○）。

**圖4　透過屈曲手指縮小關節間隙寬度及讓關節內RDA消失**

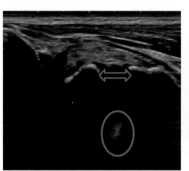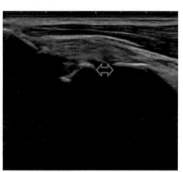

**a 外翻應力下**

可見到關節間隙張大及關節內RDA。

**b 外翻應力＋手指屈曲時**

可見到關節間隙變窄及關節內RDA消失。

IV
機能損傷別病例研究

➤**目前病史**

　　2月下旬時出現左肘內側疼痛。由於能全力投球，便在開幕戰連續踏上投手丘。3月上旬的熱身賽時疼痛惡化，活動度受限，無法全力投球，便來本院初診。

## 物理治療評估

➤**問診**

　　投接球中，開始投球時疼痛最強，疼痛隨著投球數增加逐漸緩和，但無法遠投、全力投球。尺側沒有麻痺，但肘屈曲或肩關節最大外轉（MER）時，肘內側會有被拉扯的尖銳疼痛。此外，到了球離手時還會出現後內側疼痛。活動度受到限制，肘伸直時會後內側痛，屈曲時除了內側疼痛，再加上前外側也出現疼痛。

➤**視診、觸診**

　　肘內側副韌帶UCL內上髁著骨點處會壓痛。

➤**評估排列**

●**肘關節**

　　肘伸直位時可見到投球側外翻排列（圖5）、橈骨頭往前位移，以及內上髁附近的肌肉萎縮。腕關節相對於前臂略略往尺側位移。

**圖5　肘關節外翻排列**

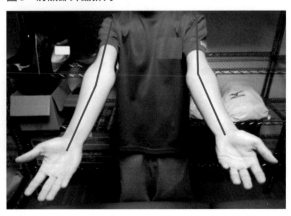

投球側：左手
肘外翻排列之外，還可見到腕關節的尺側位移。

176

## ●腕關節、手指

小魚際上可見到皺褶,小魚際肌群萎縮(圖6)。

# ➤可動性評估(左╱右,單位:˚)

## ●肘關節

- 屈曲:115╱145

＊旋後動作不完全。患者說肘內側疼痛,加上前方感覺緊繃。

- 伸直:-15╱0

＊橈骨頭往前方位移的狀態下,一邊用力外翻一邊伸直,患者說肘關節後內側會疼痛。

## ●腕關節

- 橈側偏移:5╱25

＊投球側明顯出現橈側偏移受限(圖7)。一邊將舟狀骨往掌側推擠,一邊橈側偏移,橈側偏移活動度便可獲得多至15˚的改善。

IV

機能損傷別病例研究

**圖6　小魚際肌群萎縮**

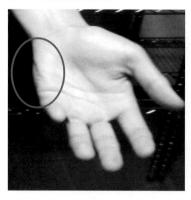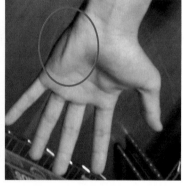

**圖7　腕關節橈側偏移受限**

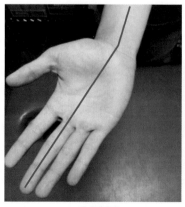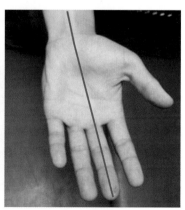

a 非投球側　　　　　　　　b 投球側

➤肌肉機能評估（左／右，數值以徒手肌力測試MMT的基準為準）

- 尺側偏移（FCU）：4／5
- 近端指間關節（PIP）屈曲（屈指淺肌FDS：Ⅱ～Ⅴ）：4／5
- 小指拇指對掌（小指對掌肌、拇指對掌肌）：4／5

  ＊小指拇指對掌時，出現尺側偏移代償動作（圖8）。

➤評估肘關節外翻不穩定性

- 擠奶測試[Y16]（milking test）：30°陽性（＋），60°陽性（＋），90°陽性（＋）。

- 移動外翻應力測試（MVST）：陽性（＋）

  ＊除了前述的超音波檢查，也施行仰臥位下的疼痛減弱測試（請參考Ⅲ-B-1的圖11，p91）。藉由屈曲中指、無名指、小指，可見到施加外翻應力時的疼痛減弱。

➤評估投球動作

　觀察受傷前的投球動作，發現從球離手到隨勢期，跨步側下肢會膝蓋朝外（knee out），骨盆往右轉動不完全，結果是以上側軀幹轉動及肩胛骨外展延遲的狀態投球（圖9）。以這種狀態投球，為了朝著投球方向，

**圖8　小指拇指對掌的尺側偏移代償動作**

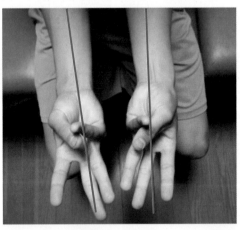

投球側：左手。
小指拇指對掌時明顯出現尺側偏移動作。

**圖9　受傷前投球動作**

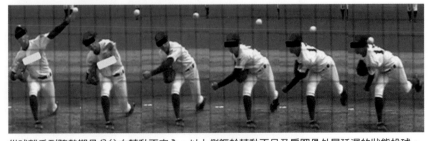

從球離手到隨勢期骨盆往右轉動不完全，以上側軀幹轉動不足及肩胛骨外展延遲的狀態投球。

可推測會用力地肩關節水平內收、內轉、前臂旋前、腕關節掌屈、手指屈曲來投球，之後隨勢期也無法流暢地讓上肢減速。如此反覆投球，肱橈肌被強迫過度離心收縮，可想見會讓橈骨頭往前方位移。此外，球離手時過度強迫腕關節掌屈、手指屈曲投球，也想見可能會助長舟狀骨往背側位移。這種不良動作與肘關節外翻排列、舟狀骨排列不良、手部近端橫弓降低有關，可預見將引起機能損傷。

如此下肢不良動作的原因可認為是右髖關節內轉受限及臀大肌下側纖維、臀中肌後側纖維的肌力低下。再者，本項是以腕關節、手指抓握機能低下造成對肘關節的影響為中心來論述，其他詳情就暫且不談。

➤ 統整與解釋

本患者主訴從投擲動作的肩關節最大外轉（MER）到球離手時出現左肘內側疼痛、後內側疼痛，疑似肘關節外翻制動機能低下。盂肱關節、肩帶機能、下肢軀幹機能並無大問題，且呈現肘關節外翻排列、腕關節橈側偏移受限、小魚際肌群萎縮。小魚際肌群、尺側屈腕肌（FCU）、屈指淺肌（FDS）的機能低下助長了投球中肘關節外翻不穩定性，可推測是造成疼痛的原因。

影像評估時，磁振造影（MRI）中可見到肘內側副韌帶（UCL）部分損傷但維持連續性，應力X光影像（圖1）中可見到明顯的外翻不穩定性，而超音波檢查中（圖3,4）則可見到由於FCU、FDS收縮改善了外翻不穩定性。視診中可見到肘外翻排列，屈曲旋前肌群在內上髁著骨點近端萎縮。此外，橈骨頭往前方位移，前臂呈現尺側位移。腕關節、手指抓握機能方面，可見到小魚際肌群萎縮、橈側偏移受限，小指拇指對掌時手部近端橫弓形成不充分，呈現尺側位移。

根據以上評估結果，伴隨腕關節、手指抓握機能低下的FCU、FDS機能不全使得外翻不穩定變成常態，可推測出與投球時的MER到球離手時出現左肘內側疼痛、後內側疼痛有關。由於舟狀骨往背側位移，手部橫弓無法發揮機能，小魚際肌群也難以收縮，所以無法穩定豆狀骨，可想見FCU肌肉機能也很難發揮。再者，呈現橈側偏移受限的手部橫弓是以機能低下的狀態抓握著球，FDS也無法充分發揮機能，可想見從MER到球離手期間會施加過度的肘關節外翻應力。

## 治療及其效果

➤ 治療計畫與治療方針
● 治療計畫
① 改善腕關節橈側偏移可動性
② 小指拇指對掌運動
③ 拉伸肱橈肌

④尺側屈腕肌（FCU）運動

⑤屈指淺肌（FDS）運動

### ●治療方針

　根據評估結果，要以改善腕關節橈側偏移可動性、重建手部橫弓機能、讓FCU、FDS正常發揮機能為目標。首先，為了改善腕關節橈側偏移限制，施行一邊將呈現背側位移的舟狀骨往掌側推擠，一邊帶出腕關節橈側偏移可動性的徒手技法（請參考Ⅲ-B-1的圖15，p92）。接著，指導患者自我鬆動術（圖10），用於患者的自主運動。同時以形成手部近端橫弓為目的，讓患者進行小指拇指對掌運動。此時小心別產生腕關節尺側偏移、背屈，在對側手的輔助下進行對掌運動（圖11）。改善肘關節外翻排列方面，要拉伸肱橈肌（圖12）。改善腕關節橈側偏移受限、小指拇指對掌機能、肘關節外翻排列之後，為了抵抗投球中的外翻應力，重新訓練FCU、FDS肌肉機能。如圖4所示，由於手指屈曲可縮小關節間隙並消除關節內餘音假影RDA，所以恢復FCU、FDS機能可想見能抵抗外翻應力。先用海綿訓練肌肉收縮（請參考Ⅲ-B-1的圖22,24，p95、96），再逐漸增加負荷，使用啞鈴訓練肌力（圖13）。焦點放在FCU的運動從拿著啞鈴橫槓尺側偏移的運動開始（圖14），逐步增加負荷，進展到拿著球棒的尺側偏移運動（請參考Ⅲ-B-1的圖23，p95）。最後用模擬投球的姿勢進行彈力帶的肩關節外轉阻力訓練、對牆運球（請參考Ⅲ-B-1的圖26,27，p97），用接近實際動作的形式來訓練，目標在於獲得可抵抗投球中肘外翻應力的機能。

**圖10　針對橈側偏移受限的自我鬆動術**

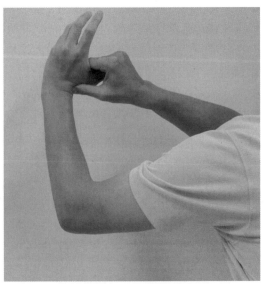

一邊將舟狀骨往掌側推擠，一邊訓練橈側偏移活動度。

**圖11　小指拇指對掌運動**

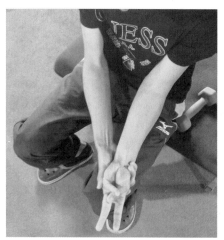

注意別讓腕關節尺側偏移、背屈，在對側手的輔助下進行對掌運動。

**圖12　拉伸肱橈肌**

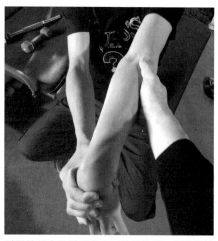

肘關節前方的皺褶朝向天花板進行，誘導肱橈肌的起端－止端有如遠離彼此般拉伸。

**圖13　尺側屈腕肌FCU、屈指淺肌FDS運動**

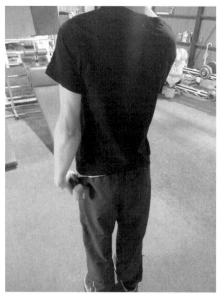

一邊意識著近端指間關節PIP屈曲，一邊腕關節掌屈。

**圖14　焦點放在FCU的運動**

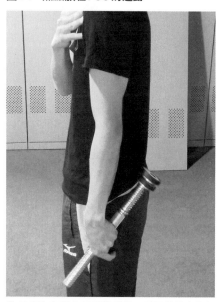

進行時注意別出現肩帶前傾、肩關節伸直的代償動作。

➤ 治療效果

● 排列

　　雖然殘留著些許肘外翻排列，但與治療前相比已獲得修正。

● 可動性

**譯肘關節（左側介入前→介入後，單位：°）**

- 屈曲：115→140

＊介入前出現的旋後動作不足、肘內側疼痛以及前方緊繃感消失了。

- 伸直：-15→-5
  ＊介入前出現的橈骨頭前方位移、後內側疼痛消失了。

**謢腕關節（左側介入前→介入後，單位：°）（圖15）**

- 橈側偏移：5→20

### ●肌肉機能（左側介入前→介入後，數值以徒手肌力測試MMT的基準為準）

尺側屈腕肌（FCU）、屈指淺肌（FDS）皆獲得改善。

- 尺側偏移（FCU）：4→5
- 近端指間關節（PIP）屈曲（FDS：II～V指）：4→5
- 小指拇指對掌（小指對掌肌、拇指對掌肌）：4→5

**圖15　腕關節橈側偏移活動度介入前後之比較**

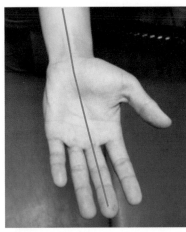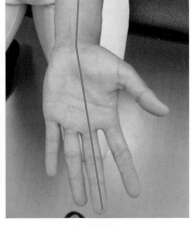

a 介入前　　　　　　　　b 介入後

與介入前（a）相比，介入後（b）橈側偏移仍舊略略受限但已改善。小魚際肌群仍有些微萎縮。

**圖16　小魚際肌群萎縮介入前後之比較**

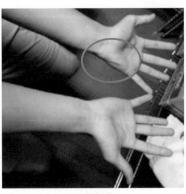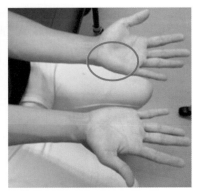

a 介入前　　　　　　　　b 介入後

投球側：左手。與介入前（a）相比，介入後（b）小魚際肌群的萎縮已有改善。

圖17　小指拇指對掌動作介入前後之比較

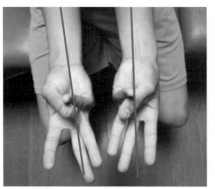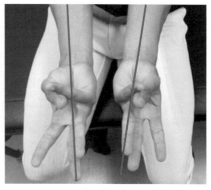

| a 介入前 | b 介入後 |
|---|---|

與介入前（a）相比，介入後（b）手部近端橫弓發揮了機能，尺側偏移代償動作也消失了。

＊雖然小魚際肌群仍舊略略萎縮，但有所改善（圖15,16）。

此外，小指拇指對掌時的尺側偏移代償動作也消失了（圖17）。

### ▶治療效果

- 排列
- 可動性
- 肌肉機能

### ●補充：投擲動作（復出時）

受傷前，從球離手到隨勢期的骨盆往右轉動不充分，因此是以上側軀幹轉動及肩胛骨外展延遲的狀態投球（圖9），其原因可想見是髖關節內轉受限，以及臀大肌下側、臀中肌後側的肌力低下。

本患者也針對髖關節機能低下同時施行技法，結果改善了投擲動作。與受傷前相比，看得出跨步側下肢沒有膝蓋朝外（knee out），而骨盆旋轉、上側軀幹旋轉、肩胛骨外展充分（圖18）。如果從預防復發的觀點觀察、評估投擲動作，找出與損傷之間的關聯，思考機能低下影響所及，那麼可想見介入對象不僅在於局部，也有必要針對其他部位以及動作介入。

### ▶治療經過

開始復健2週後再度開始傳球，3週後階段性地回歸練習，開始投球給打者。剛開始投球給打者，患者表示投滑球時肘關節內上髁附近會疼痛，不過開始復健4週後復出賽事踏上投手丘（1局），介入後6週投球時肘關節內側疼痛、後內側疼痛消失。

**圖18　受傷前與復出時投擲動作的差異**

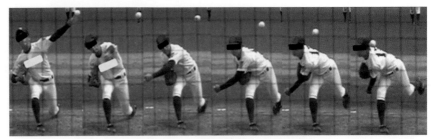

a 受傷前

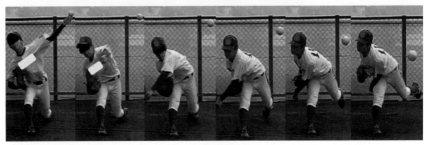

b 復出時

與受傷前（a）相比，復出時（b）的跨步側下肢沒有膝蓋朝外knee out，而骨盆轉動、上側軀幹轉動、肩胛骨外展充分。

## 總結

位於肘關節遠端的腕關節、手指抓握機能低下，與肘內側疼痛有關。評估時不僅肘關節，腕關節排列、活動度、抓握機能等也要詳細評估，說明與疼痛間的關聯，這很重要。此部位乍看之下很容易忽略，可想見認知到這也是評估、治療對象的一部分很重要。

**參考文獻**

1) Kim NR, et al：Stress ultrasound in baseball players with ulnar collateral ligament injuries: additional value for predicting rehabilitation outcome. J Shoulder Elbow Surg, 26 (5)：815-823, 2017.

# 2 腕關節、手指抓握機能低下對肘關節之影響②

**摘要**

■ 本患者在反手擊球時產生肘外側部分疼痛。

■ 肩胛骨機能等沒有大問題，而腕關節背屈位穩定性低下及尺側的抓握機能低下增大了施加於橈側伸腕短肌（ECRB）的應力，可想見會產生疼痛。

■ 改善舟狀骨可動性及遠端橈尺關節相合度之後，進行尺側抓握機能訓練及改善背屈肌力訓練，便有可能復出網球比賽。

■ 比肘關節遠端的機能低下可能與產生疼痛有關，根據疼痛情況及機能評估，施行適當的技法很重要。

## 患者資訊

**ECRB：**
extensor carpi radialis brevis muscle

➤**一般資訊**

年齡：57 歲

性別：男性

身高：165 cm

體重：65 kg

主訴：反手擊球時右肘外側部分疼痛。

體育活動：網球（休閒等級）。

➤**醫學資訊**

診斷名稱：右肘外上髁炎

既往病史：腰痛

➤**影像資訊**

●**X 光影像**

沒有問題

➤**目前病史**

從超過半年前起反手抽球時在右肘外側部分出現疼痛。2 週前起日常生活中也逐漸產生疼痛，因此來本院看診，開始物理治療。

## 物理治療評估

➤**問診**

• 日常生活活動（ADL）：拿杯子等時候會疼痛。

• 網球：反手抽球或截擊時會疼痛。

➤視診、觸診
- 外上髁周圍腫脹（圖1）。
- 外上髁遠端1～2㎝處、肱橈關節部分有壓痛。

➤評估排列、可動性
●**肘關節、前臂、腕關節可動性**
- 肘關節伸直（右／左，單位：°）：-5／0
- 遠端橈尺關節處尺骨頭上浮，腕骨尺側下陷（圖1）。
- 抓握時前臂旋後受限（圖2a）。
- 前臂旋前時橈骨頭往前方位移。
- 右腕關節背屈受限，舟狀骨掌側可動性低下。

➤評估肌肉機能
- 右腕關節背屈阻力測試時會疼痛且有無力感。
- 握力測試，右28㎏（有疼痛），左35㎏（無疼痛）。

圖1　視診

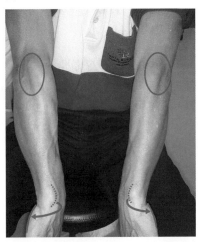

外上髁周圍腫脹，很難看出外上髁的輪廓。此外，遠端橈尺關節處尺骨頭往背側上浮，腕骨尺側下陷。

圖2　抓握時前臂旋前旋後可動性的評估

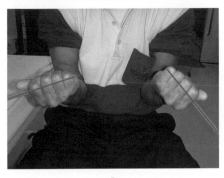
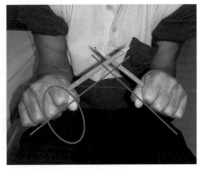

a　　　　　　　　　　　　　　　　　b

可見到右前臂旋後活動度受限（a）。另一方面，雖然沒有旋前限制，但抓握時可見到會用拇指、食指用力抓握（b）。

- 抓握動作時有食指、拇指用力的傾向（圖2b）。
- 反手抽球時球拍穩定性低下（圖3a），正手抽球時沒有這種情況（圖3b）。

### ▶統整與解釋

問題點有：（a）外上髁部位在腕關節背屈時及抓握動作時疼痛、（b）腕關節背屈穩定性低下、（c）用橈側強勢抓握。

本患者主訴反手抽球時會肘外側部位疼痛，後來逐漸連日常生活中都會產生疼痛。盂肱關節、肩帶機能沒有大問題，可見到舟狀骨掌側活動度低下及腕關節背屈肌力較弱，擊球姿勢中球拍穩定性低下，所以可想見腕關節背屈位穩定機能低下是造成症狀的主要原因。除此之外，抓握時有用食指、拇指用力的傾向，有可能使位於橈側的橈側伸腕短肌（ECRB）產生過度活動。

旋前時橈骨頭往前位移也可能對ECRB產生摩擦應力，不過正手抽球時沒有症狀，推測不會造成重大損傷。發炎狀態方面，可見到外上髁周圍有慢性腫脹，但握力低下停在正常側的⅔左右，可想見能夠較早復出（Ⅱ-1的圖10，p35）。

圖3　擊球姿勢中球拍穩定性的評估

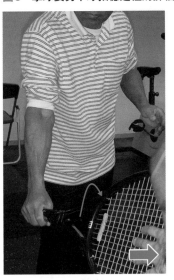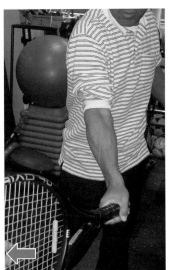

　　a 反手　　　　　　　　　　b 正手

以反手擊球姿勢在球拍上施加阻力，結果無法穩定球拍，球拍會朝上（a）。
相對的，正手抽球時可穩定球拍（b）。

# 治療及其效果

## ➤治療計畫與治療方針

### ●治療計畫

①改善腕關節背屈可動性

②獲得使用尺側的抓握機能

③改善腕關節伸肌肌力

　　根據評估結果改善改善腕關節背屈可動性、獲得使用尺側的抓握機能之後，以努力改善腕關節伸肌肌力為目標。

### ①改善腕關節背屈可動性

FCR：
flexor carpi
radialis

　　舟狀骨掌側可動性低下的要因可想見是橈側屈腕肌（FCR）與屈拇長肌緊繃，所以改善前臂旋後活動度很重要。開始物理治療起便要讓旋前圓肌（Ⅲ-A-3的**圖9**，p81）、FCR、屈拇長肌（Ⅲ-A-3的**圖8**，p80）放鬆。除此之外，還要施行舟狀骨往掌側的鬆動術（Ⅲ-B-1的**圖18**，p94），改善腕關節背屈限制。

### ②獲得使用尺側的抓握機能

ECU：
extensor carpi
ulnaris

FDS：
flexor digitorum
superficialis

　　以藉由抑制尺骨上浮增加腕關節尺側穩定性為目的，要改善尺側伸腕肌（ECU）、橈側伸腕短肌（ECRB）之間的滑動性（Ⅲ-A-3的**圖10**，p81）。等到外上髁壓痛或抓握動作時的疼痛消失時，進行位於尺側的無名指、小指屈指淺肌（FDS）收縮訓練（Ⅲ-A-2的**圖20**，p71）。訓練時不要讓ECRB緊繃，要同時拉伸此肌肉。

### ③改善腕關節伸肌肌力

　　等到變成尺側強勢的抓握動作，就抓著重物像要從小指側往上抬一般伸直腕關節，來訓練腕關節伸直肌（Ⅲ-B-1的**圖21**，p95）。此外，要施行尺側抓握下的前臂旋前旋後訓練（Ⅲ-A-3的**圖11**，p82），來作為ECRB離心收縮與使用尺側抓握機能的複合訓練。

### ●治療方針

短期目標（2週）：改善腕關節背屈可動性。

中期目標（1個月）：獲得尺側抓握機能，開始短距離的來回對擊。

長期目標（2個月）：改善腕關節背屈穩定性，復出賽事。

## ➤治療效果及治療經過

　　物理治療中肘部運動時疼痛消失。改善使用尺側的抓握機能後，便可執行所有的日常生活活動ADL。由於訓練腕關節伸直肌、提升腕關節背屈穩定性，逐漸能承受反手抽球時的衝擊，復出網球比賽時症狀消失。

## 總結

患者主訴反手抽球時肘外側部分疼痛，可想見腕關節背屈位的固定性很重要。橈側強勢的抓握動作下反覆前臂旋前旋後運動，再加上腕關節背屈時固定性低下，便有可能對橈側伸腕短肌（ECRB）造成負擔。透過穩定腕關節背屈位及獲得腕關節尺側抓握機能，改善了球拍的穩定性，便能減輕同部位的負擔。

Ⅳ

機能損傷別病例研究

# 3 肩複合關節、胸廓活動度障礙對肘關節之影響

## 摘要

■ 本患者是大學生投手，投球時在肘關節內側產生疼痛。

■ 施行全身即時調整法（IBC）的結果，可以認為主因是胸廓柔軟度不足，進行調整時疼痛減輕了。

■ 有必要從全身評估肘關節疼痛的主因，視各選手狀況提供調節訓練。

## 患者資訊

**IBC：**
immediate body
conditioning

### ➤一般資訊

年齡：20歲

性別：男性

身高：175 cm

體重：75 kg

主訴：投球時右肘疼痛。

### ➤體育活動資訊

開始打棒球的年齡：9歲

慣用手：右手、右投

位置：投手

練習時間：3小時／次（每週6天）

### ➤醫學資訊

診斷名稱：右肘內側副韌帶損傷

### ➤目前病史

在1個月前的比賽中，投球時自己發覺到肘關節疼痛。之後持續疼痛，但為了大賽仍舊繼續投球。大賽結束前2週起到現在都沒有投球。產生肘關節疼痛之前，就已經常常感覺到腰背部緊繃。

## 物理治療評估

### ➤外翻應力測試

肘關節60°、90°時，內側副韌帶部位出現疼痛（圖1）。

### ➤零度位置外翻應力測試

　　肩關節外轉125°左右時，出現肘關節內側疼痛（**圖2a**）。往肩關節外轉方向的阻力也很強。

### ➤全身即時調整法IBC

　　從Ⅲ-B-2**表3**（p105）A的頸部開始依序施行，用C的鬆弛髖關節前方將肩關節外轉角度改善為135°（＋10°），在D鬆弛背肌群及E鬆弛腹肌群中肩關節外轉角度改善到150°（＋25°），肘關節內側疼痛消失（**圖2b**）。此外，自主運動中也確認了肩關節外轉角度有改善（**圖3**）。

### ➤統整與解釋

　　本患者是大學生投手，約1個月前起投球時有自覺肘關節內側疼痛。

**圖1　肘關節外翻應力測試（60°）**

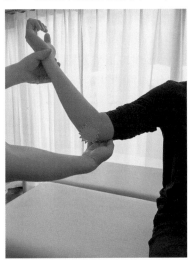

**圖2　零度位置外翻應力測試**

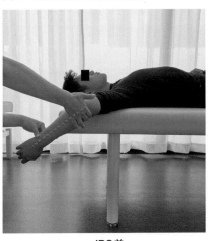

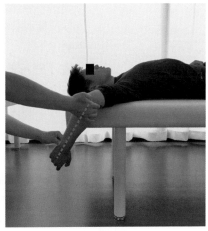

| **a IBC前** | **b IBC後** |
|---|---|
| 125°時肘關節內側會疼痛。 | 改善到150°。肘關節內側的疼痛消失了。 |

圖3　肩關節自動外旋角度

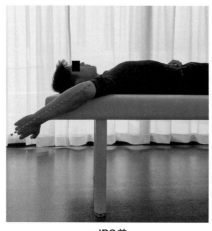 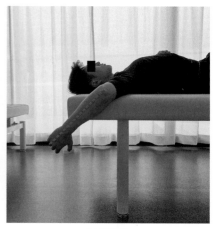

　　　　　a IBC前　　　　　　　　　　　　　　　b IBC後

從120°改善到135°。

2週前起便沒有投球，但仍舊持續疼痛，因此來本院看診。

　　肘關節外翻應力測試時，患者說肘關節內側副韌帶處會疼痛，與磁振造影（MRI）所見一致。零度位置外翻應力測試時，在肩關節125°左右出現肘關節內側疼痛。此外往肩關節外轉方向的終末感覺（end feel）方面，肌肉性的阻力很強。

　　由於肩關節外轉阻抗強，可能會對肘關節內側產生應力，考慮到肩關節外轉角度也會受到盂肱關節以外的肩胛骨、胸廓（軀幹）及骨盆（髖關節）的影響，所以使用全身即時調整法（IBC）篩檢來自全身的影響。

　　從A的頸部依序施行IBC，透過D背肌群及E腹肌群的鬆弛技法將肩關節外轉角度從125°改善到150°（＋25°），肘關節內側疼痛消失。本投手目前病史方面，產生肘關節疼痛之前，就已經常常自己感覺到腰背部緊繃。雖然詳細情形不明，但有可能是因為連投等的影響，使得腰背部肌肉處於過度緊繃的狀態，使胸廓柔軟度低下，進而影響到上肢。所以可想見有必要進行改善不良姿勢的訓練，並確認深蹲、弓箭步、跑步動作等投擲動作以外體育活動中的基礎動作。接著最後也有必要確認投球姿勢。

　　施行F～G的活化技法時，肩關節外轉角度並無改變。C的鬆弛髖關節前方中，雖然只有10°左右，但肩關節外轉角度有改善了。投擲時患者會採取下肢前後大開的姿勢，所以髖關節前方柔軟度很重要。如果髖關節前方緊繃，會產生骨盆前傾，出現腰椎引起的過度伸直（腰痛風險）或軀幹前傾（前突），有可能需要肩關節過度代償。因此，雖然可能直接對肘關節疼痛的影響小，但在開始投擲動作之前，可想見髖關節柔軟度是應該改善的重點之一。

　　由以上可知，假設肘關節內側疼痛是源自肩關節外轉受限，利用IBC探尋其要因，結果發現施行鬆弛類技法的效果顯著，活化類技法則並沒有變化。也就是說，腹肌、背肌群緊繃影響了肩關節（肩胛骨），可想

見會引起肘關節內側疼痛。

## 治療及其效果

### ➤治療計畫與治療方針

#### ●治療計畫

按照優先順序從①施行到⑥。

①鬆弛背肌群訓練（背肌壓球）：**圖4**

②鬆弛腹肌群訓練（腹肌壓球）

③改善胸廓可動性（屈膝旋轉運動）：**圖5**

④調節髖關節

⑤活化軀幹類訓練

⑥肩帶、盂肱關節、肘關節訓練

#### ●治療方針

投擲損傷治療計畫（Ⅲ-B-2的**圖9**，p107）在「疼痛期」中，是以盡早消除疼痛、讓患者重新開始投球為目的。然而並非只施行消除疼痛的對症治療，思考為什麼肘內側會產生疼痛並進一步處置也很重要。

施行全身即時調整法（IBC）時有反應的部位要最優先處理（上述治療計畫①③④），專注預防復發、獲得投球動作之後，再逐漸追加調節髖關節、活化類訓練以及針對患部的技法。

此外，投擲損傷治療計畫有必要每項各自反覆進行，即使「疼痛期」

**圖4　鬆弛背肌群訓練**

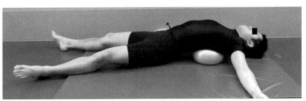

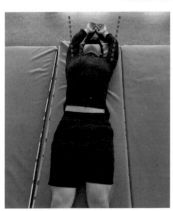
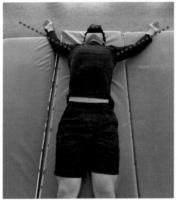
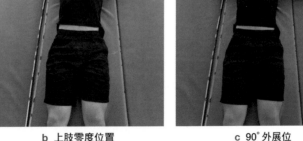

a　上肢上舉位　　　　　　　b　上肢零度位置　　　　　　　c　90°外展位

瑜珈球放在背部下方，改變肩關節的位置。

圖5　D、G、E、F複合訓練：鬆弛及活化

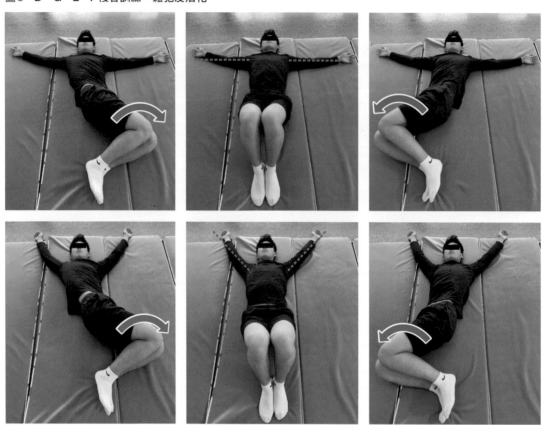

改變肩關節的位置。

中疼痛沒有完全消失，也必須要逐漸開始於「投球準備期」進行訓練。

### ▶治療效果及治療經過

　　初期評估進行零度位置外翻應力測試時，肘關節內側副韌帶附近會疼痛。施行全身即時調整法（IBC）後，結果鬆弛軀幹類測試有改善肩關節外轉角度，也減輕了肘關節內側疼痛。因此，以軀幹為中心施行調節項目，確認可擴大肩關節外轉角度及使零度位置外翻應力測試呈陰性。第2週時進行專注投擲動作的單腳站立、弓箭步及深蹲等動作，第3週起重新開始投球。開始物理治療後6週時變得可以全力投球，以比賽形式踏上投手丘，確認疼痛沒有復發，便結束了復健。

### 總結

　　引起棒球肘的身體要因遍及全身，因此光要找出問題點就需要龐大的時間。根據上肢零度位置的外翻應力測試得到的結果，利用IBC篩檢全身狀況，便能鎖定主要問題點。「疼痛期」中如何盡早消除疼痛、讓患者重新開始投球是最優先的課題。

# 4 肩複合關節、軀幹穩定機能損傷對肘關節之影響

**摘要**

■ 為了能強力投球，下肢產生的能量必須要順利經過軀幹傳往上肢，最後從手部將球投出去。

■ 本患者肘關節本身並無機能低下，但肩複合關節、軀幹穩定機能損傷成為不良投擲動作的要因，明顯引起肘關節疼痛。

■ 由於改善了肩複合關節、軀幹穩定機能，得以重新建構起良好的投擲動作，減輕投球時過度施加於肘關節的機械應力，所以投球時的肘關節疼痛就消失了。

## 患者資訊

### ➤一般資訊

**BMI :**
body mass index

年齡：19歲（大學2年級）

性別：男性

身高：174 cm

體重：69 kg

BMI：20.3（正常值：18.5～25.0）

體育活動：棒球（右投右打，投手）。

主訴：右肘關節內側部分疼痛（只有投球時會痛）。

慣用手：右手

### ➤醫學資訊

診斷名稱：棒球肘內側損傷

既往病史：棒球肘（小學5年級）、投擲肩損傷（高中2年級）

### ➤影像資訊

#### ●X光影像

正面、側面影像沒有異常。

**UCL :**
ulnar collateral
ligament

#### ●磁振造影 MRI

肘內側副韌帶（UCL）沒有明顯損傷。

### ➤目前病史

　　約4個月前的投球練習中感覺到肩關節後方僵硬及肘關節內側部分疼痛，但沒有停下練習。再1個月後，比賽中肘關節內側部分疼痛增強，變得無法投球。就近就醫後診斷為棒球肘，施行了冰敷、超音波治療、前臂肌群拉伸等物理治療。由於3個月確實進行了保守治療，日常生活

中的疼痛及肘關節內側部分疼痛減輕，因此重新開始投球，然而肘內側部分疼痛復發，無法提高投球強度。來本院看診，肘關節影像上沒有明顯組織損傷，因此除了肘關節，再加上以改善肩複合關節或軀幹機能來改善投球時疼痛為目的，開始物理治療。

## 物理治療評估

### ➤問診

### ●目前病史詳情

在自覺到肘關節疼痛之前，冬季強化體能訓練約持續了1個月，除了長距離跑步、各種間歇跑等跑步項目，還有目標在強化瞬間爆發肌力，以重量訓練為中心的訓練內容。之後開始用球實際練習，但身體活動並不流暢無法好好投球，所以比平常更加用力練習。

### ●主訴

現在的狀況與保守治療前不同，日常生活或學校生活中肘關節疼痛消失。此外，短距離下輕度傳接球不怎麼感覺疼痛。如果逐漸提高投球強度，疼痛會增強（25m的距離下投球強度提高到70～80％時會出現疼痛）。尤其揮臂後期到加速期時肘關節內側部分會產生疼痛（圖1）。

### ➤評估排列

### ●站立排列

靜止站立的排列從矢狀面可見到伴隨胸椎後彎增大的頭部往前姿勢。腰椎前彎略略增加，類似Kendall姿勢分類中的後彎－前彎姿勢。（圖

**圖1　肘關節疼痛出現的投球時期**

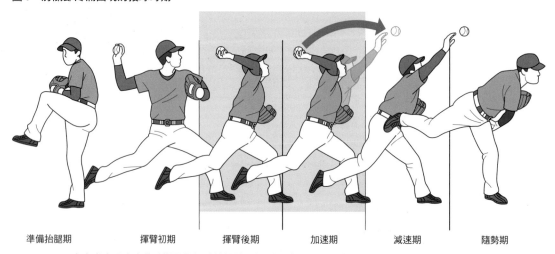

| 準備抬腿期 | 揮臂初期 | 揮臂後期 | 加速期 | 減速期 | 隨勢期 |

本患者出現疼痛的時期是從投球的揮臂後期到加速期（淺藍底色部分），顯示對肘關節施加了某種過度的機械應力。

2）。冠狀面上，從後方看，可見到頸椎往左轉動、右肩胛骨下沉及往下轉動。從前方看，伴隨鎖骨下沉，右上肢比左上肢要來得長。

●**肩帶排列**

　仰臥時可見到右肩胛骨前傾，盂肱關節相對地處於伸直、外轉位。此外，確認上肢放鬆下垂時前臂相對於肱骨的排列，可見到肱骨外轉、前臂旋前（**圖3**）。

**圖2　站立排列**

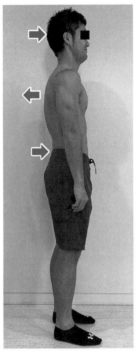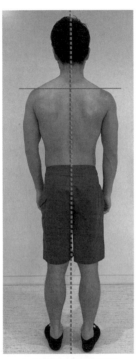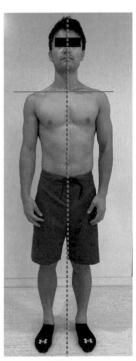

　　a 矢狀面站立排列　　　　　b 冠狀面排列後方觀　　　　　c 冠狀面排列前方觀

**圖3　肩帶排列**

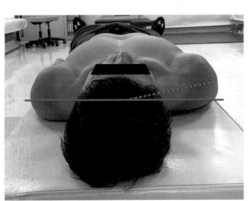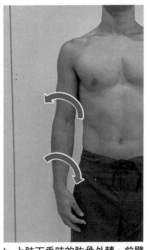

　　　a 仰臥時的肩帶前傾　　　　　　b 上肢下垂時的肱骨外轉、前臂
　　　　　　　　　　　　　　　　　　　　旋前

➤觸診（壓痛所見）

　　肘關節內上髁：±；內側副韌帶起端：－；內側副韌帶著骨點：－；
肱橈關節部分：－；鷹嘴突及鷹嘴窩：－

➤評估可動性（右／左，單位：°）、柔軟度

CAT：
combined
abduction test

HFT：
horizontal flexion
test

●肘關節

・屈曲：135／140；伸直：-5／0

●肩複合關節

・請參考表1、圖4。

表1　肩複合關節的關節活動度測試、柔軟度測試

| | 屈曲 | | 外展 | | 下垂外轉（1st外轉） | | 下垂內轉（1st內轉） | |
|---|---|---|---|---|---|---|---|---|
| | 右 | 左 | 右 | 左 | 右 | 左 | 右 | 左 |
| 主動（被動） | 170°（180°） | 180°（180°） | 170°（180°） | 180°（180°） | 70°（70°） | 65°（65°） | 75°（75°） | 75°（75°） |
| | 外展外轉（2nd外轉） | | 外展內轉（2nd外轉） | | 屈曲外轉（3rd外轉） | | 屈曲內轉（3rd內轉） | |
| | 右 | 左 | 右 | 左 | 右 | 左 | 右 | 左 |
| 主動（被動） | 110°（120°） | 100°（105°） | 25°（30°） | 45°（60°） | 95°（105°） | 90°（95°） | 20°（30°） | 40°（50°） |
| | 複合外展測試（CAT） | | 水平屈曲測試（HFT） | | 肩內轉背後綁帶動作（脊椎～拇指） | | | |
| | 右 | 左 | 右 | 左 | 右 | 左 | | |
| | + | － | + | － | 22 cm | 12 cm | | |

圖4　肩複合關節的關節活動度測試、柔軟度測試

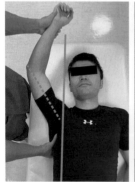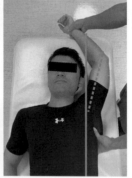

a　複合外展測試CAT

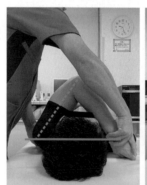

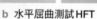
b　水平屈曲測試HFT

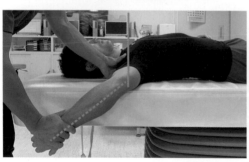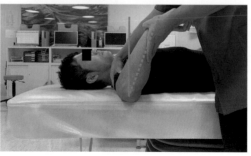

c　外展位下的外轉／內轉活動度測試

FFD：
finger floor
distance

●**軀幹**

• 前彎（指尖離地高度FFD）：＋5㎝；伸直：40；側彎：40／40；轉
動：30／30

＊以上肢上舉位測量軀幹側彎及轉動時，可見到往左活動度低下（圖
5）。

➤**評估肌肉機能（右／左）**

●**徒手肌力測試（MMT）**

**諤肘關節**

• 屈曲：5／5；伸直：5／5

**諤肩關節**

• 屈曲：4／5；伸直：5／5；外展：4／5；內收：5／5

**諤軀幹**

• 屈曲：5；伸直：5；轉動：4／5

IV

機能損傷別病例研究

圖5　軀幹活動度測試、柔軟度測試

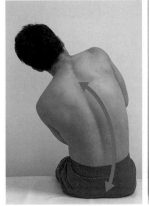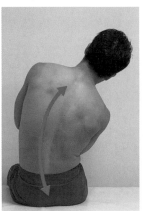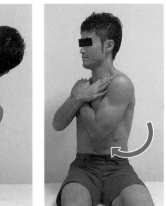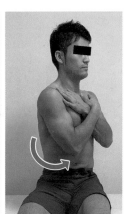

a　側彎活動度測試　　　　　　　　　b　轉動活動度測試

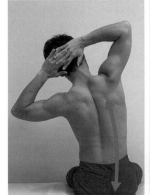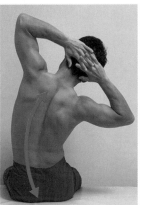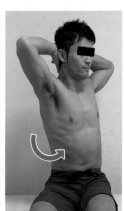

c　上肢上舉位的側彎活動度測試　　　d　上肢上舉位的轉動活動度測試

一般活動度檢查中看不出明顯的左右差異，上肢上舉位的檢查中則明顯出現左側彎、往左轉動
的可動性低下。

●肩複合關節

**諤旋轉肌（圖6）**

- 棘上肌　滿罐測試：＋／－；空罐測試：＋／－
- 棘下肌：＋／－
- 肩胛下肌　壓腹測試：＋／－；抱熊測試：＋／－

**諤肩關節周圍肌肉（圖7）**

- 前鋸肌：＋／－（徒手肌力測試MMT：4／5）
- 下斜方肌：＋／－（MMT：4／5）
- 肩胛骨內收（菱形肌）：＋／－（MMT：5／5）

●軀幹

- 動態穩定性測試（從上方壓迫測試）：－／－
- 主動直膝抬腿測試（active SLR test，圖8）：＋／－
  ＊壓迫髂後上棘（PSIS）時症狀沒有變化，但壓迫髂前上棘（ASIS）時減輕了左下肢的沉重感。

PSIS：
posterior superior
iliac spine

圖6　旋轉肌機能測試

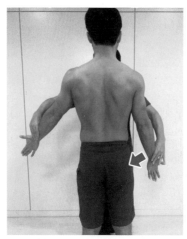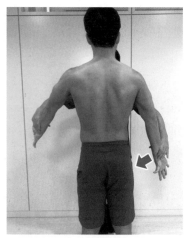

a　滿罐測試 full can test（＋／－）　　　b　空罐測試 empty can test（＋／－）

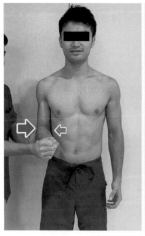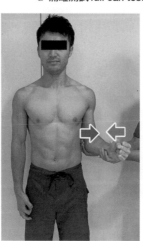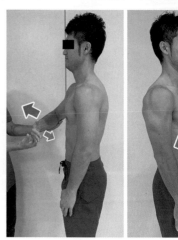

c　棘下肌測試（＋／－）　　　　　d　壓腹測試 belly press test（＋／－）

**圖7　肩關節周圍肌肉機能測試**

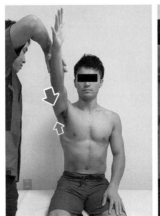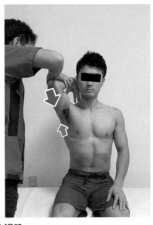

a　前鋸肌

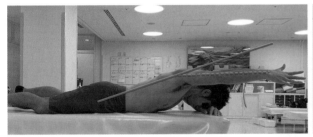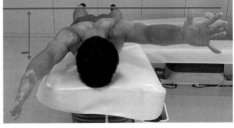

b　下斜方肌

**圖8　主動直膝抬腿測試 active SLR test**

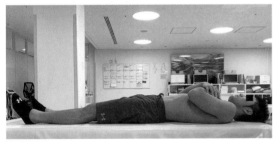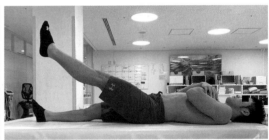

a

患者表示抬高左下肢時（a）有沉重遲鈍的自覺症狀，而壓迫兩側ASIS（b）時出現左下肢沉重感減輕的反應。

b

- 側邊伸取測試（圖9）：＋／－
  ＊往右側的伸直不充分，可以進行肩胛骨在內的整體上肢外展運動，不過尤其右腰部的延展性低下且離心收縮不充分。

➤確認投球姿勢

患者的投球姿勢在投球時期整體比起下半身更依賴上半身，可見到腳底觸地時軀幹的早期轉動。配合這種姿勢，前腳觸地起到肩關節最大外轉（MER）時的肘部位置也比雙肩連線來得低，呈現「肘部降低」（圖10）。

MER：
maximum external rotation

➤統整與解釋

本患者是由於重複的運動動作（投球動作）引起肘關節疼痛。4個月前起開始自覺到投球時肘關節疼痛，但沒有休息，仍舊持續練習，結果

圖9　側邊伸取測試

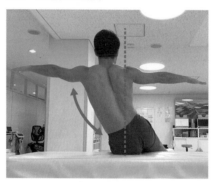 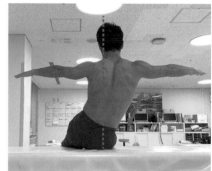

a　往左伸取動作（reach）　　　　　　　　b　往右伸取動作

以承重側坐骨結節為基準來看，往左側伸取的活動度大，相對的，往右伸取的活動度小。疑似是右側軀幹的延展性低下。

圖10　確認投球姿勢

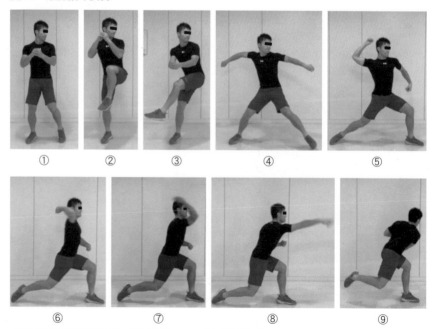

尤其圖⑤可見到早期旋轉，到圖⑦的MER可見到「肘部降低」，可看出球離手的位置變低了。

1個月後肘關節內側部分激烈疼痛變得無法投球。受傷起3個月間在其他醫院確實進行了物理治療，所以患部的肘關節局部機能損傷幾乎改善了。此狀態下回歸練習，試著重新開始投球，但肘關節疼痛復發。這意味著肘關節疼痛的原因並非單純在於肘關節局部，必須視為重複投球動作產生的肘節過度使用損傷。因此施行物理治療時，不僅要改善會疼痛的患部——肘關節機能，更要努力提升相鄰關節的肩複合關節及軀幹機能，藉此重新打造對肘關節負擔小的投擲動作，這很重要。

本患者主訴「可以短距離輕度投球，但一用力就會疼痛，便無法投球了」。換句話說，本患者有「無法用力投球」的動作損傷，藉由觀察、分析動作明確找出問題點便很重要。

### ●投擲動作與肘關節損傷

所謂投擲動作，本來是為了強力正確地把球投出去，必須要藉由將下肢產生的能量經過軀幹順利地傳遞至上肢，一點一點地增加能量的威力，最後從手部把球投出去。因此可想見投擲動作最好是由下半身主導進行。

觀察投擲動作，可見到比起下半身，本患者的投球姿勢更依賴上半身，而且腳底觸地時軀幹早期旋轉。配合此姿勢，肩關節最大外轉（MER）時呈現肩關節外轉角度減少的「肘部降低」[1]。通常無論多良好的投球姿勢都會對肘關節施加強大的外翻應力，而肘部降低的姿勢更會產生極度強烈的肘關節外翻應力。物理治療評估時，有必要明確找出構成所謂肘部降低異常動作的機能損傷為何。

### ●投擲動作與不良姿勢間的關聯

本次的關鍵字是「肘部降低」，要逐一檢驗這種異常動作與各關節機能損傷之間的關聯性。首先有必要說明投擲動作與不良姿勢間的關聯。良好的站立姿勢是競技運動等高度發揮運動表現時的重要因子。本患者的站姿伴隨胸椎後彎、骨盆前傾，強調腰椎前彎，再加上引起右肩胛骨下沉的肩胛骨排列，可輕易推測出會助長上肢上舉時肩胛肱骨節律紊亂。此外，過度腰椎前彎將招致背部肌群過度緊繃，結果可預想到很有可能引起軀幹屈曲或軀幹旋轉受限。要基於這些不良姿勢逐一檢討與各關節機能損傷間的關聯性。

### ●投擲動作與各關節機能損傷間的關聯性

肘關節方面，患者已在其他醫院努力物理治療3個月消除疼痛，已充分恢復了關節活動度或肌力，很難將其認為是投擲動作異常的要因。肩複合關節出現的活動度限制（尤其構成肩後方部分的限制）也可認為是經常出現於棒球選手身上特徵性的變化[3,4]，而長期的活動度受限則會引起肱骨頭相對於關節盂的相合度不良（肱骨頭向心位的偏移），可想

見會成為投擲損傷的要因。旋轉肌機能及肩胛骨周圍肌力會對投擲動作中的上肢運動產生重大影響。旋轉肌機能是動態穩定肱骨頭脫離關節盂的應力，也就是說無論上肢在空間中有怎樣的關節角度或運動速度，旋轉肌都能適度地讓肱骨頭與關節盂相合、維持其向心位[5]。投擲動作中從加速期到球離手時需要肩胛下肌在內的內轉肌活動，隨勢期在肩關節處產生等同於體重的巨大拉扯力量[6]，相對的，小圓肌及棘下肌則與後三角肌同心協力吸收應力[7]。此外，前鋸肌在揮臂後期呈現激烈的離心性肌肉活動，中斜方肌、下斜方肌及菱形肌主要在減速期[8]活動，而本患者身上則可見到肌肉出力低下。

軀幹部位沒有明顯的活動度限制，不過以上肢上舉的姿勢旋轉、側彎軀幹時，卻出現了平常見不到的左右差異。這些情況可認為是反映出附著於軀幹到上肢的雙關節肌群的影響，以及闊背肌或胸大肌等柔軟度低下。側邊伸取測試中往右側的伸展不足，判斷是包含右闊背肌延展性低下在內的右背部肌群過度緊繃所引起的限制。這些軀幹柔軟度低下與軀幹動態穩定性有強烈關聯，原因在於腹橫肌或腹內斜肌的機能低下會助長以豎脊肌為中心的背部肌群過度收縮。

藉由改善各個關節機能重新構築良好的投擲動作，減輕投球時過度施加於肘關節的機械應力，結果可想見會讓投球時的肘關節疼痛消失。

## 治療及其效果

### ➤治療計畫

#### ●姿勢改善運動（圖11）

以改善增加胸椎後彎及腰椎前彎的姿勢為目的，利用瑜珈柱、牆壁或支撐棒等進行運動。本運動與軀幹深層肌肉運動一起進行效果更好。

#### ●軀幹深層肌肉運動（圖12）

即使當上專業運動員也一定要從基礎的核心運動開始。尤其運動時要導入正確的姿勢，注意別出現腰椎過度前凸的情況。

#### ●提升肩複合關節柔軟度的技法

除了針對肩後方肌群的硬結部位徒手改善肌肉滑動性、持續拉伸的靜態伸展，可動終端角度附近的維持－放鬆（Hold-relax）手技也大多有效（圖13）。

**圖11 姿勢改善運動**

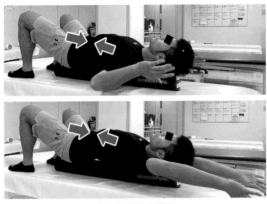

a 利用瑜珈柱的運動

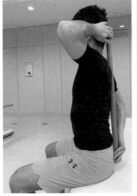
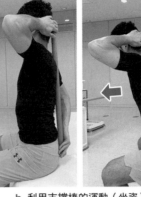

b 利用支撐棒的運動（坐姿）

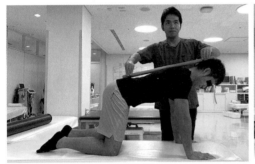
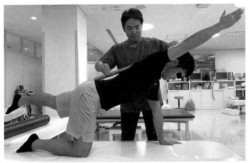

c 利用支撐棒的運動（四肢著地）

**圖12 軀幹深層肌肉運動（基礎核心運動）**

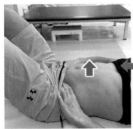
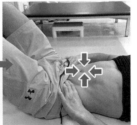

a 收緊draw-in運動

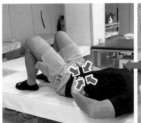
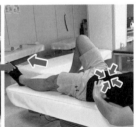

b 腳跟滑動運動

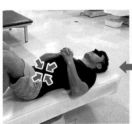
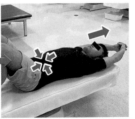

c 上肢上舉運動

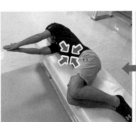
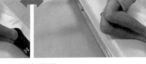

d 風車運動

### ●強化肩複合關節肌力的技法

　　旋轉肌機能負責投擲動作中肩關節的動態穩定性，是最應該優先改善的機能（圖14）。改善前鋸肌及中斜方、下斜方肌機能時，應該要誘導肌肉往正確的方向運動，同時以良好的肩胛肱骨節律進行運動（圖15）。

圖13　提升肩複合關節柔軟度的技法

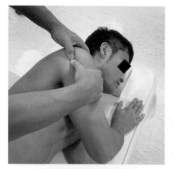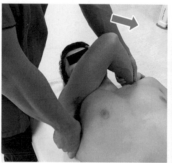

a　改善後三角肌的滑動性　　　　　　　　b　被動靜態伸展

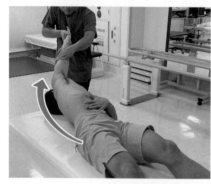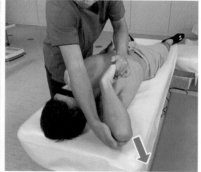

c　在可動終端角度的維持－放鬆（Hold-relax）技法

圖14　旋轉肌運動

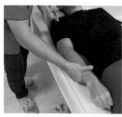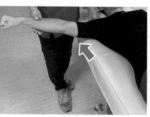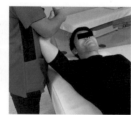

a　仰臥的外展運動　　　　　　　　　　　b　仰臥的內轉運動

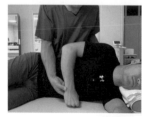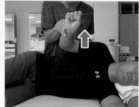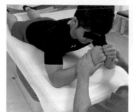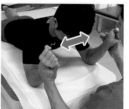

c　側臥的外轉運動　　　　　　　　　d　俯臥（承重）的外轉運動

　　旋轉肌運動以低負荷高頻率為原則，從和緩的運動速度開始，確認在活動度中充分維持向心位的情況下，逐漸有節奏地增加運動速度。

圖15　肩胛骨周圍肌肉的技法

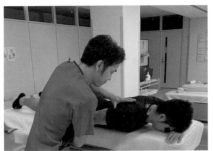
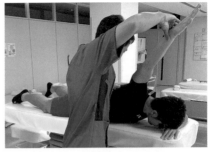

a　專注在下斜方肌的運動

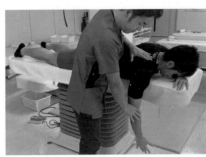
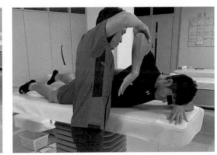

b　專注在斜方肌中間纖維的運動

針對肩胛骨周圍肌肉的運動最好在充分理解肩胛肱骨節律的基礎上進行。

### ●改善軀幹機能的技法（圖16）

　　改善軀幹機能是前述姿勢改善、軀幹深層肌肉運動的延伸。以類似投擲動作的姿勢，進行動態的運動，努力改善被人為是肘部降低要因的軀幹側彎及旋轉柔軟度。

### ▶治療結果

　　透過1個月6次到院治療及每天居家訓練，可見到肩複合關節及軀幹機能損傷改善，恢復到能以100％強度投球40m。然而肩胛下肌或前鋸肌的肌力仍舊可見到左右差異，可想見照樣繼續自主訓練很重要。本患者與其說是改善了軀幹機能損傷，不如說是伴隨肩複合關節的改善，疼痛大幅減少的例子。

### ●觸診（壓痛所見）

　　所有部位：—

### ●評估可動性（右／左，單位：°）、柔軟度

**謢肘關節**
　・屈曲：135／140；伸直：-5／0

**謢肩複合關節**
　・請參考**表2**

圖16　改善軀幹機能的技法

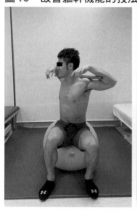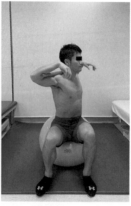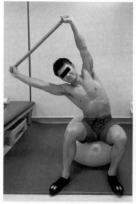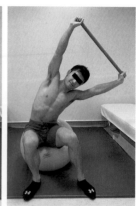

a　坐在平衡球上軀幹旋轉運動　　　　　　　b　坐在平衡球上軀幹側彎運動

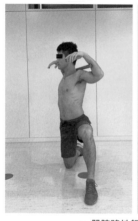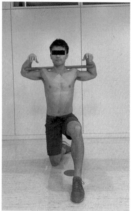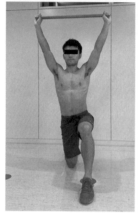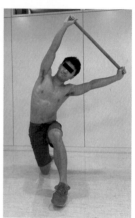

c　單膝跪地軀幹旋轉運動　　　　　　　　d　單膝跪地軀幹側彎運動

表2　1個月後肩複合關節的關節活動度測試、柔軟度測試

| | 屈曲 | | 外展 | | 下垂外轉（1st外轉） | | 下垂內轉（1st內轉） | |
|---|---|---|---|---|---|---|---|---|
| | 右 | 左 | 右 | 左 | 右 | 左 | 右 | 左 |
| 主動（被動） | 180°（180°） | 180°（180°） | 180°（180°） | 180°（180°） | 70°（70°） | 65°（65°） | 75°（75°） | 75°（75°） |
| | 外展外轉（2nd外轉） | | 外展內轉（2nd內轉） | | 屈曲外轉（3rd外轉） | | 屈曲內轉（3rd內轉） | |
| | 右 | 左 | 右 | 左 | 右 | 左 | 右 | 左 |
| 主動（被動） | 110°（120°） | 100°（105°） | 40°（55°） | 45°（60°） | 95°（105°） | 90°（95°） | 35°（45°） | 40°（50°） |
| | 複合外展測試（CAT） | | 水平屈曲測試（HFT） | | 肩內轉背後綁帶動作（脊椎～拇指） | | | |
| | 右 | 左 | 右 | 左 | 右 | 左 | | |
| | — | — | — | — | 17 cm | 12 cm | | |

### 軀幹

- 指尖離地高度（FFD）：＋10 cm；伸直：40；側彎：45／45；旋轉：35／35

＊即使抬高上肢也沒有左右差異。

## ●評估肌肉機能（右／左）

**諤徒手肌力測試（MMT）**

- 肘關節　屈曲：5／5；伸直：5／5
- 肩關節　屈曲：5／5；伸直：5／5；外展：5／5；內收：5／5
- 軀幹　屈曲：5；伸直：5；旋轉：4／5

**諤肩複合關節**

- 旋轉肌
  棘上肌　滿罐測試：－／－；空罐測試：－／－
  棘下肌：－／－
  肩胛下肌　壓腹測試：±／－；抱熊測試：－／－
- 肩關節周圍肌肉
  前鋸肌：－／－（MMT：5／5）
  下斜方肌：－／－（MMT：5／5）
  肩胛骨內收（菱形肌）：－／－（MMT：5／5）

**諤軀幹**

- 動態穩定性測試（從上方壓迫測試）：－／－
- 主動直膝抬腿測試：－／－
- 側邊伸取測試：－／－

## ●確認投球姿勢

　　與初診時相比，變成下半身主導的投擲動作，跨步幅度也變大了。肩關節最大外轉（MER）時的肘部降低改善，所以球離手點位置變高。此外加速期到球離手時可充分維持軀幹前傾（圖**17**）。

**圖17　比較投球姿勢**

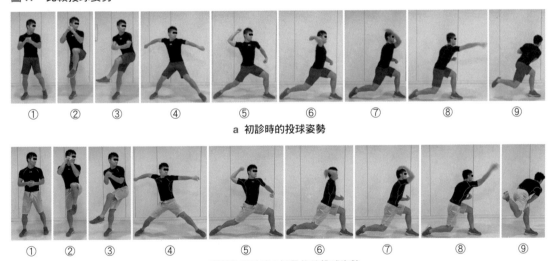

① ② ③ ④ ⑤ ⑥ ⑦ ⑧ ⑨
**a　初診時的投球姿勢**

① ② ③ ④ ⑤ ⑥ ⑦ ⑧ ⑨
**b　開始物理治療1個月後的投球姿勢**

尤其從④起變得可放開使用下半身，⑥的肘部降低改善。⑥以後伴隨右側腰背延展性改善，在⑧球離手或⑨隨勢期便能充分旋轉軀幹。

## 總結

　　如本患者一般因為反覆的投擲動作引起肘關節疼痛中，產生症狀的肘關節之外的機能異常造成運動鏈缺損或不適當的投球姿勢，會是損傷發生的要因之一，結果也大多變成肘關節疼痛的導火線。因此不僅要改善患部機能，也有必要將一連串的投擲動作放在心上，以改善全身機能及重新建構投擲動作為中心施行技法。此外，針對像本患者這類從學童期到成長期反覆產生運動傷害者，教導患者、讓患者能進行調節訓練在內的自我管理也很重要。

**參考文獻**

1)　鈴木　智：高校生・大学生・社会人野球選手の上肢スポーツ障害に対するリハビリテーション. MB Med Reha, 239：8-17, 2019.

2)　坂田　淳, ほか：内側型野球肘患者の疼痛出現相における投球フォームの違いと理学所見について. 整スポ会誌, 32：259-266, 2012.

3)　鈴木　智, ほか：高校野球選手における投球障害とCAT・HFTの関連性. 第8回肩の運動機能研究会誌, p37, 2011.

4)　Takamura T, et al：Abduction, Horizontal flexion, and Internal Rotation in Symptomatic and Asymptomatic Throwing Athletes. 4th International Congress of Shoulder and Elbow therapist, p234, 2013.

5)　鈴木　智：投球障害肩および肘に対する理学療法－身体機能改善のポイント－（菅谷啓之, 能勢康史 編）, 新版 野球の医学, p97-105, 文光堂, 2017.

6)　Werner SL, et al：Relationship between throwing mechanism and shoulder distraction in professional baseball pitchers. Am J Sports Med, 29 (3)：354-358, 2001.

7)　Digiovine NM, et al：An electromyographic analysis of the upper extremity in pitching. J Shoulder Elbow Surg, 1 (1)：15-25, 1992.

8)　橘内基純, ほか：投球動作における肩甲骨周囲筋群の筋活動特性. スポーツ科学研究, 8：166-175, 2011.

# 5　動力鏈缺損對肘關節之影響

摘要

■ 本患者是在投擲動作的肩關節最大外轉時，因為動力鏈缺損引起肘關節內側疼痛。

■ 局部的問題點可見到肘關節內側有輕度的不穩定，下肢關節的問題點為骨盆的自主控制及髖關節產生機能低下，可想見這些問題在投擲時會施加過度的肘關節外翻應力。

■ 透過以強化肘關節部位的動態穩定結構及改善髖關節、骨盆動作為目的的訓練介入，投擲動作獲得改善，投擲時疼痛消失，便能復出賽事。

■ 藉由考慮並評估局部問題點再加上來自下肢關節的影響、分析投擲動作，便能從動力鏈的觀點處理投擲損傷。

## 患者資訊

➤一般資訊

年齡：17歲（高中2年級）

性別：男性

身高、體重：176㎝／72㎏

主訴：投球時肘關節內側部分疼痛

位置、競技等級：投手，全國大賽出賽等級

投球側：左

➤醫學資訊

診斷名稱：左側肘內側副韌帶損傷、尺骨神經炎

既往病史：內側型棒球肘（國中1年級冬天～國中2年級）

➤影像資訊

　X光影像：屈曲位下施加應力的影像中，可見到輕度的不穩定（圖1）。

➤目前病史

　比賽中投滑球時出現疼痛。國中時代曾經歷過因為左肘關節疼痛使得

圖1　X光影像

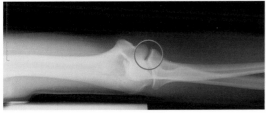
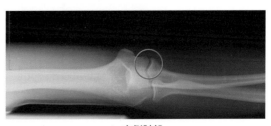

a 左側肘部　　　　　　　　　　　　　　　　　　b 右側肘部

投球困難的時期，不過進入高中後，頂多投球練習時左肘關節內側處有
異樣感，沒有產生不得不降低投球強度的疼痛。

## 物理治療評估

### ▶問診

肩關節最大外轉（MER）時在左肘關節內側出現疼痛。

**MER：**
maximum external
rotation

### ▶觸診

- 壓痛：前臂屈肌旋前肌共同肌鍵、屈指淺肌（FDS）、尺側屈腕肌
  （FCU）
- 應力測試：輕度屈曲位下外翻應力測試時會內側部分疼痛。
- 狄內勒氏徵象（Tinel's sign）：尺神經在上臂內側肌間中隔處有狄內勒
  氏徵象。

**FDS：**
flexor digitorum
superficialis

**FCU：**
flexor carpi ulnaris

### ▶評估可動性

- 肘關節：屈曲－伸直活動度沒有受限
- 肩關節：沒有明顯的活動度限制
- 髖關節：屈曲、內收活動度沒有左右差異

### ▶評估肌肉機能

- 手指：握力42kg（健側46kg），小指對掌肌徒手肌力測試MMT 4分
  （圖2）
- 肘關節、肩關節、肩胛胸廓關節：沒有明顯的肌力低下
- 發力姿勢：呈現骨盆前傾不足的不良姿勢
- 髖關節：跨步腳內收肌肌力測試100N，體重比1.38N/kg
- 下肢總肌力：單腳上下測試（SLUD）可執行10cm

**MMT：**
manual muscle
testing

**SLUD：**
single leg up down

**圖2　指示患者伸直食指、中指、無名指並同時拇指小指對掌時的運動**

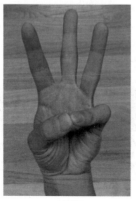
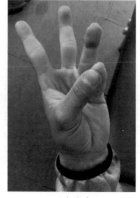

a　正常　　　　　　　b　本患者

➤**評估關節鬆弛性**
• 肘關節：如前所述，一般X光影像上可見到輕度不穩定性。
• 肩關節（前後位移A/P translation）：A1／P1

➤**分析投擲動作**
●**身體張開**
　根據從後方的評估，軸心腳膝關節中央點比通過腳尖的垂直線還要前面，因此判斷產生了骨盆的早期旋轉（**圖3a**）。

●**軀幹往非投球側的傾斜**
　腳部到頭部中央的距離比起頭部寬度大大地往非投球側偏移，因此判斷軀幹往非投球側過度傾斜（**圖3b**）。

➤**統整與解釋**
　本患者主訴投球時在左肘關節內側部分產生疼痛。首先肘關節機能方面，不知是否因為成長期城縣內側型棒球肘影響的關係，可見到輕度不穩定，從出現尺骨神經狄內勒氏徵象（Tinel's sign），或手內在肌肌力低下，也可推測出由於器質性異常，使得投球時對在關節內側施加過度的應力。
　投球時軸心腳髖關節動作不良產生骨盆早期旋轉，以及軀幹往非投球側過度傾斜，會造成投擲動作中增大肘關節外翻應力的不良下肢關節動作[1,2]。再者，肩關節最大外轉（MER）時的動作，呈現所謂「肘部突出」、肩關節水平內收角度增大的揮臂姿勢，無法斷定這是為了應對肘關節內側的輕度不穩定呢？還是其原因呢？不過以肩關節水平內收動作來代償跨步腳髖關節動作引起不良的骨盆旋轉動作，也可推測是增加肘關節外翻應力的要因之一。

**圖3　初期評估時的投擲動作**

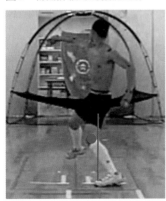
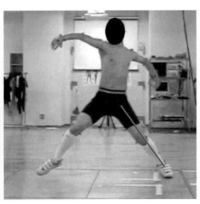

a

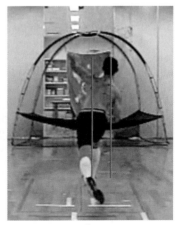

b

誘發這些不良動作的機能不全方面,雖然髖關節活動度沒有左右差異,不過從髖關節內收肌力不足及發力姿勢不良可知,問題點在於以骨盆前傾位進行髖關節動作的肌力不足,以及基本動作的不良姿勢。

根據以上評估結果,下肢關節機能不全及基本動作的不良姿勢,會造成產生肘關節外翻力矩的投擲動作,可想見與動力鏈缺損引起的肘關節疼痛有關。

## 治療及其效果

➤治療計畫與治療方針
●治療計畫
①改善肘關節技能(請參考Ⅲ-A-2 p68～72,尤其圖15～18)
②改善手指抓握機能(請參考Ⅲ-B-1 p93～97,尤其圖19～27)
③強化髖關節內收肌力(請參考Ⅲ-B-4的圖29,p149)
④改善功能性動作(請參考Ⅲ-B-4的圖31～36,p150～152)
⑤改善投擲動作

●治療方針
著眼於動力鏈破損介入,首先要藉由髖關節鉸鏈獲得發力姿勢的髖關節動作,再藉由後跨弓箭步或硬舉穩定矢狀面上的動作,同時藉由側向弓箭步獲得冠狀面上的動作,接著進行複合旋轉運動的訓練,以獲得修正投擲動作的必要機能為目標。

改善機能的同時也以改善投擲動作為目的指導患者。指導重點在於軸心腳動作,以軸心腳進行平移動作時要注意維持髖關節屈曲角度,指導模擬投球給打者空想練習等的動作,努力修正投擲動作。

為了復出賽事,設定適度的投球負荷很重要,基本上分為「恢復期、調整期、強化期」3階段。

恢復期是努力恢復患部機能的階段。肘關節內側解剖學方面的見解來看,Hoshika等人的報告指出屈指淺肌(FDS)、旋前圓肌、肱肌與前臂屈肌旋前肌群的共同腱膜相連,具有動態穩定(dynamic stabilizer)的機能,也強化這些肌肉[3]。接著,由於可見到手內在肌明顯機能低下,所以應該努力獲得抓握球體必須要的手部機能。針對患部的技法請參考Ⅲ-A-2(p68～72,尤其圖15～18),針對手部的技法則請參考Ⅲ-B-1(p93～97,尤其圖19～27)。

調整期是投無數的球、逐步朝重新全力投球前進的準備階段。要一邊聽取「能否確實揮臂」之類感覺方面的表達,一邊漸進地拉長投球距離,不過投球中多少感覺到異樣的也不在少數。此時有必要根據隔天是否出現疼痛,來判斷要縮短投球距離或者持續採用相同強度。此時期的計畫並非一成不變,而是要根據個人恢復的情況來改變治療計畫。

強化期是朝向重新走進牛棚投球或以實戰形式投球的最終階段。隨著區分這些階段，不僅要施行針對機能損傷的技法，如何幫助患者復出賽事也是投擲損傷物理治療處置的重要思慮之處[4]。

---

> **Memo　揮臂初期時的骨盆傾斜與投擲損傷之關聯**
>
> 準備抬腿期到揮臂初期時，骨盆會從後傾轉變成前傾，已知其變化量小的腳觸地時也呈後傾位的投擲動作，容易變成投擲損傷發生的原因[5]。該姿勢會造成跨步腳動作不良，接著可想見會對上肢關節的動作產生壞影響，因此有必要多注意（請參考 III-B-4 的「動力鏈缺損的評估與機能損傷的關聯性」，p138）。

---

### ▶治療效果

受傷後經過 2 週不投球的期間，受傷後用 1 個半月的時間便復出賽事。之後 1 年以上症狀沒有復發，恢復情況良好。以下記錄再評估 1 年後投擲動作的測量值，作為定量評估治療效果的結果。

#### ●一般資訊

• 身高、體重：176 ㎝，77 ㎏

#### ●評估肌肉機能

• 發力姿勢：獲得維持骨盆前傾的良好姿勢。
• 髖關節：跨步腳內收肌肌力測試 133 N，體重比 1.73 N/kg（初期評估：1.38 N/kg）

#### ●分析投擲動作

##### ①身體張開

從後方評估時，軸心腳膝關節中央點比通過腳尖的垂直線還要後面。此外從側邊評估時，髖關節—膝關節中心—踝關節維持一直線的狀態下，髖關節外展角度增大，因此可以說靠軸心腳的平移動作有改善（圖 4a）。圖 5 表示的是，根據 3D 動作分析獲得的軸心腳髖關節屈曲角度隨時間推移的變化（橫軸的 0% 是投球側手部在最下方的時機點，100% 是腳觸地的時機點）。從定量的探討也可看出患者能以軸心腳髖關節屈曲位進行平移動作。

##### ②軀幹往非投球側的傾斜

從足部到頭部中央的距離減少，可確認軀幹往非投球側的傾斜減少了（圖 4b）。

TER：
total external rotation

##### ③外轉總和 TER

由於骨盆前傾角度增大，改善了脊柱、胸廓伸直、骨盆前傾、跨步腳

**圖4 再評估時的投擲動作**

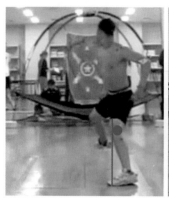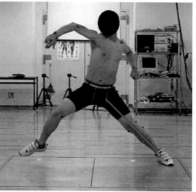

a

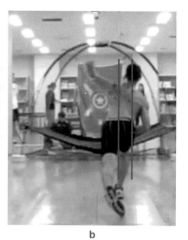

b

**圖5 軸心腳髖關節屈曲角度的變化**

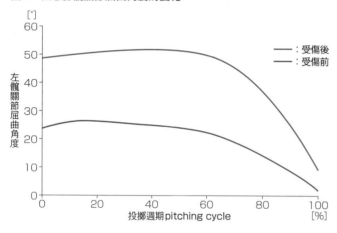

左髖關節屈曲角度 [°]

—— : 受傷後
—— : 受傷前

投擲週期pitching cycle [%]

**圖6 肩關節最大外轉MER時的比較**

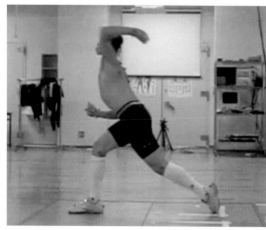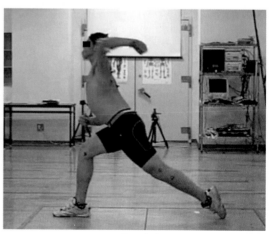

a 初期評估時　　　　　　　　　　　　　　b 再評估時

髖關節屈曲等複合動作形成的TER。受傷前有所謂「肘部突出」、肩關節最大外轉（MER）時肩關節水平內收角度增大的投擲動作，再評估時該動作已改善（**圖6**）。

## 總結

棒球肘治療中，也有必要施行考慮動力鏈缺損對肘關節影響的物理治療。局部靜養及改善肘關節機能損傷不用說，但光靠如此，很多患者重新開始投球後疼痛復發。因此不僅肘關節，也要著眼於以髖關節為中心的下肢關節機能，施行改善該機能損傷及投擲動作的技法，這是處理動力鏈缺損引起肘關節疼痛時不可或缺的推論過程。

時至今日，我們已獲得無數投擲相關的有益見解，該研究的最終目標在於逐步達成「精彩表現」，並「將損傷產生的風險降到最低」這兩點。投擲動作與身體機能關係密切，單純修正1個動作也無法解決問題。用1個「流程」的角度來看待針對其背後機能低下施行的技法或投擲動作時，評估患者能否順暢地完成也是很重要的觀點吧。這些觀念並非要各位只著眼於損傷發生的風險，進行僵化的分析或指導，而是希望各位能注意「如何讓選手發揮更好的表現」、「選手本身修正姿勢後感覺會如何變化」來分析投擲動作，並應用至實踐物理治療技法上。

**參考文獻**

1) Aguinaldo AL, et al：Effects of upper trunk rotation on shoulder joint torque among baseball pitchers of various levels. J Appl Biomech. 23（1）：42-51, 2007.

2) Oyama S, et al：Effect of excessive contralateral trunk tilt on pitching biomechanics and performance in high school baseball pitchers. Am J Sports Med, 41（10）：2430-2438, 2013.

3) Hoshika S, et al：Medial elbow anatomy：A paradigm shift for UCL injury prevention and management. Clin Anat, 32（3）：379-389, 2019.

4) 能勢康史：投球動作への介入 野球肘の競技復帰のマネジメントー投球負荷選択の基準ー. 臨床スポーツ医学, 32（7）：678-683, 2015.

5) 太田憲一郎, ほか：中学生野球選手における早期コッキング期の骨盤傾斜角度の推移と投球障害との関係. 日本臨床スポーツ医学会誌, 27（1）：90-96, 2019.

**IV**

機能損傷別病例研究

# 索引

## 三劃

三角肌 ⋯⋯⋯⋯⋯⋯⋯⋯⋯⋯⋯ 115
三角纖維軟骨複合體（TFCC） ⋯⋯ 87
下肢平衡測試 ⋯⋯⋯⋯⋯⋯⋯⋯ 147
下肢關節機能之評估 ⋯⋯⋯⋯⋯ 142
小指拇指對掌動作 ⋯⋯⋯⋯⋯⋯ 94
小魚際肌群 ⋯⋯⋯⋯⋯⋯⋯⋯⋯ 87
小魚際肌群之萎縮 ⋯⋯⋯⋯⋯⋯ 88
小圓肌測試 ⋯⋯⋯⋯⋯⋯⋯⋯⋯ 119

## 四劃

不良姿勢 ⋯⋯⋯⋯⋯⋯⋯⋯ 101,116
不良姿勢下的投擲動作 ⋯⋯⋯⋯ 102
內上髁下端損傷 ⋯⋯⋯⋯⋯⋯⋯ 28
內側肌間中隔 ⋯⋯⋯⋯⋯⋯⋯⋯ 42
尺外側副韌帶（LUCL） ⋯⋯⋯⋯ 9
尺神經 ⋯⋯⋯⋯⋯⋯⋯⋯⋯⋯⋯ 14
尺神經之損傷 ⋯⋯⋯⋯⋯⋯⋯⋯ 29
尺骨 ⋯⋯⋯⋯⋯⋯⋯⋯⋯⋯⋯⋯ 6
尺骨內翻誘導測試 ⋯⋯⋯⋯⋯⋯ 44
尺骨外轉誘導測試 ⋯⋯⋯⋯⋯⋯ 45
尺骨鬆動術 ⋯⋯⋯⋯⋯⋯⋯⋯⋯ 69
尺側外翻半脫位 ⋯⋯⋯⋯⋯ 57,65
尺側屈腕肌（FCU） ⋯⋯⋯⋯ 13,91
尺側屈腕肌之訓練 ⋯⋯⋯⋯⋯⋯ 94
尺側握球 ⋯⋯⋯⋯⋯⋯⋯⋯⋯⋯ 90
手指抓握機能 ⋯⋯⋯⋯⋯⋯⋯⋯ 89
手指抓握機能之訓練 ⋯⋯⋯⋯⋯ 94
水平屈曲測試 ⋯⋯⋯⋯⋯⋯⋯⋯ 117

## 五劃

主動直膝抬腿測試 ⋯⋯⋯⋯⋯⋯ 123
以改善骨盆運動為目的之運動 ⋯⋯172
加速期 ⋯⋯⋯⋯⋯⋯⋯⋯⋯⋯⋯132
外上髁炎 ⋯⋯⋯⋯27,30,35,77,84,185
外滑測試（LST） ⋯⋯⋯⋯⋯⋯⋯ 147
外翻伸直負荷過度症候群 ⋯⋯⋯ 28,77
外翻制動機能 ⋯⋯⋯⋯⋯⋯⋯⋯55
外翻壓力測試 ⋯⋯⋯⋯⋯⋯⋯⋯62
外翻應力 ⋯⋯⋯⋯⋯⋯⋯⋯⋯⋯ 85
外翻應力測試 ⋯⋯⋯⋯⋯⋯⋯⋯ 103
外轉總和 ⋯⋯⋯⋯⋯⋯⋯⋯⋯⋯ 136
外轉總和之評估 ⋯⋯⋯⋯⋯⋯⋯ 139

平背姿勢 ⋯⋯⋯⋯⋯⋯⋯⋯⋯⋯ 121
正中神經 ⋯⋯⋯⋯⋯⋯⋯⋯⋯⋯ 15
正中神經損傷 ⋯⋯⋯⋯⋯⋯ 29,168
瓦騰堡氏症候群 ⋯⋯⋯⋯⋯⋯⋯ 30

## 六劃

全身即時調整法 (IBC) ⋯⋯⋯ 104,193
全身即時調整法改善運動 ⋯⋯⋯ 107
冰敷／結冰／冰療 ⋯⋯⋯⋯⋯⋯ 33
成熟期 ⋯⋯⋯⋯⋯⋯⋯⋯⋯⋯⋯ 35
肌肉協調性運動 ⋯⋯⋯⋯⋯⋯⋯ 129
肌纖維母細胞 ⋯⋯⋯⋯⋯⋯⋯⋯ 40
舟狀骨之可動性評估 ⋯⋯⋯⋯⋯ 92
舟狀骨之動態穩定機能 ⋯⋯⋯⋯ 87
舟狀骨之嵌合低下 ⋯⋯⋯⋯⋯⋯ 91
舟狀骨掌側鬆動術 ⋯⋯⋯⋯⋯⋯ 94

## 七劃

伸指（總）肌 ⋯⋯⋯⋯⋯⋯⋯⋯ 13
佛羅氏弓 ⋯⋯⋯⋯⋯⋯⋯⋯⋯⋯ 16
抑制浮腫效果 ⋯⋯⋯⋯⋯⋯⋯⋯ 33
投擲平面 ⋯⋯⋯⋯⋯⋯⋯⋯⋯⋯ 136
投擲平面之評估 ⋯⋯⋯⋯⋯⋯⋯ 138
投擲計畫 ⋯⋯⋯⋯⋯⋯⋯⋯⋯⋯ 37
投擲時肘關節內翻力矩 ⋯⋯⋯⋯ 85
投擲動作 ⋯⋯⋯⋯⋯⋯⋯⋯⋯⋯ 84
投擲動作分析 ⋯⋯⋯⋯ 138,178,213
投擲動作的階段分期 ⋯⋯⋯⋯⋯ 132
投擲傷害預防方案橫濱棒球9式(YKB-9) ⋯⋯ 148
投擲損傷（手肘）（棒球肘） ⋯⋯⋯⋯⋯⋯
⋯⋯⋯ 28,85,89,91,114,132,195
投擲損傷診療之流程 ⋯⋯⋯⋯⋯ 107
投擲損傷預防方案 ⋯⋯⋯⋯⋯⋯ 148
改善肘關節外翻制動之流程圖 ⋯⋯ 68
改善肘關節伸直活動度之流程圖 ⋯⋯ 48
改善肘關節屈曲活動度之流程圖 ⋯⋯ 51
肘內側副韌帶（UCL） ⋯⋯⋯⋯⋯ 6
肘內側副韌帶前斜向纖維（AOL） ⋯⋯⋯ 6
肘內側副韌帶前斜向纖維之形態與組織特性 ⋯⋯ 7
肘內側副韌帶前斜向纖維之前部纖維、後部纖維 ⋯
⋯⋯⋯⋯⋯⋯⋯⋯⋯⋯⋯⋯⋯⋯ 8
肘內側副韌帶前斜向纖維之斷裂強度 ⋯⋯⋯ 7,56
肘內側副韌帶損傷 ⋯⋯⋯⋯⋯⋯⋯⋯
⋯⋯⋯ 26,28,57,161,168,174,190,211

肘內側副韌帶橫向纖維 ……………… 6

肘內側關節間隙之張開幅度 ………… 76

肘內側關節間隙之評估 ……………… 66

肘外側副韌帶（LCL） ……………… 9

肘外側副韌帶損傷 …………………… 26

肘外翻角／肘關節提物角度 ………… 16

肘肌 …………………………………… 12

肘後側組織之柔軟度改善 …………… 51

肘部降低 ……………………………… 115

肘隧道 ………………………………… 14

肘隧道症候群 ………………………… 29

肘關節之生物力學 …………………… 16

肘關節之接觸運動學 ………………… 18

肘關節之構造 ………………………… 5

肘關節之機能解剖 …………………… 5

肘關節之應力測試 …………………… 103

肘關節內側副韌帶後斜向纖維（POL）… 6,42

肘關節內側副韌帶後斜向纖維之損傷 … 77

肘關節內側副韌帶後斜向纖維之斷裂強度 … 7

肘關節內側損傷 ……………………… 101

肘關節內翻力矩 ……………………… 85

肘關節外翻制動機能 ………………… 55,161

肘關節外翻制動機能 ………………… 86

肘關節外翻制動機能之治療 ………… 68

肘關節外翻制動機能之評估 ………… 62

肘關節外翻排列 ……………………… 65,91

肘關節外翻排列之改善 ……………… 68

肘關節伸直機能損傷 ………………… 40,156

肘關節伸直機能損傷之治療 ………… 48

肘關節伸直機能損傷之評估 ………… 43

肘關節周圍肌肉 ……………………… 11

肘關節動態外翻制動機能 …………… 55

肘關節動態外翻制動機能之改善 …… 70

肘關節動態外翻制動機能之評估 …… 66

肘關節脫臼 …………………………… 26,156

肘關節靜態外翻制動機能 …………… 55

肘關節靜態外翻制動機能之評估 …… 66

肘關節關節囊 ………………………… 10

豆狀骨周圍之解剖 …………………… 87

身體張開 ……………………………… 137

身體張開之評估 ……………………… 139

**八劃**

屈肌支持帶 …………………………… 88

屈指深肌之訓練 ……………………… 159

屈指淺肌 (FDS) ……………………… 13,89

屈指淺肌（FDS） ……………………… 13,89

屈指淺肌之訓練 ……………………… 95

屈指淺肌之訓練 ……………………… 95

屈指淺肌之機能低下 ………………… 91

屈指淺肌之機能低下 ………………… 91

承重指數 (WBI) ……………………… 144

承重指數（WBI） ……………………… 144

抱石 …………………………………… 156

抱熊測試 ……………………………… 119

拇指小指對掌機能 …………………… 92

物理治療 ……………………………… 34

空罐測試 ……………………………… 119

肩胛胸廓關節機能損傷 ……………… 120

肩胛骨周圍肌肉自主運動 …………… 127

肩胛骨周圍肌肉運動 ………………… 126

肩胛骨固定力低下 …………………… 120

肩胛骨排列異常 ……………………… 133

肩複合關節、胸廓活動度障礙 ……… 100

肩複合關節、軀幹穩定機能損傷 …… 113

肩複合關節之可動性檢查 …………… 117

肩複合關節之肌力檢查 ……………… 119

肩複合關節之肌肉施力、肌肉協調性低下 …… 114

肩複合關節柔軟度低下 ……………… 114

肩複合關節損傷之可動性改善 ……… 125

肩複合關節損傷之治療 ……………… 125

肩關節外展角度及肘外翻應力 ……… 115

肯德爾等人的姿勢分類 ……………… 121

肱二頭肌 ……………………………… 11

肱二頭肌之柔軟度改善 ……………… 48

肱二頭肌之緊度 ……………………… 41

肱三頭肌 ……………………………… 12,42

肱三頭肌內側頭機能之評估 ………… 47

肱三頭肌外側頭之柔軟度改善 ……… 52

肱三頭肌機能之改善 ………………… 53

肱尺關節 ……………………………… 5,16

肱尺關節之吻合度 …………………… 41

肱尺關節的運動學上的屈伸軸 ……… 17

肱尺關節動作之評估 ………………… 46

肱尺關節解剖學上的屈伸軸 ………… 17

肱尺關節過度外翻排列 ……………… 55

肱肌 …………………………………… 11

肱肌之柔軟度改善 ……………………… 50

肱骨 ……………………………………… 5

肱骨小頭剝離性軟骨炎 ………… 28, 32, 75

肱骨外上髁炎 ……… 27, 30, 35, 77, 84, 185

肱橈肌柔軟度之改善 ………………… 49, 68

肱橈關節 …………………………………… 5, 16

肱橈關節面吻合度之改善 ……………… 70

肱橈關節面吻合度之評估 ……………… 66

肱橈關節動作之評估 …………………… 46

近端橈尺關節外翻可動性之改善 ……… 80

附著於前方共同肌腱肌群之訓練 ……… 70

附著於後方共同肌腱肌群之訓練 ……… 71

附屬副韌帶 ………………………………… 9

雨刷效應 ……………………………… 28, 77

## 九劃

前方共同肌腱 …………………………… 58

前方關節囊損傷 ………………………… 26

前臂之生物力學 ………………………… 18

前臂之排列 ……………………………… 113

前臂之運動軸 …………………………… 18

前臂伸肌群機能不全 …………………… 91

前臂骨間膜 ……………………………… 10

前臂旋前屈肌群之解剖 ………………… 58

前臂旋前時之關節附屬動作 …………… 19

前臂旋前旋後運動之改善 ……………… 80

前臂旋前攣縮 …………………………… 75

前臂旋後、尺骨外轉誘導測試 ………… 44

前臂旋轉運動 …………………………… 75

前臂旋轉機能損傷 ……………………… 75

前臂旋轉機能損傷之治療 ……………… 80

前臂旋轉機能損傷之評估 ……………… 77

姿勢 …………………………………… 101, 121

姿勢改善運動 ………………………… 128, 204

後內側夾擠 …………………………… 28, 77

後方共同肌腱 …………………………… 58

後骨間神經麻痺 ………………………… 30

後跨弓箭步 ……………………………… 150

後彎－前彎姿勢 ………………………… 121

急性創傷 ………………………………… 32

指腹握球 ………………………………… 90

美式足球 ………………………………… 117

## 十劃

核心穩定性運動 ………………………… 128

疼痛減弱、誘發測試（肘關節外翻制動機能損傷） …

……………………………………………… 62

疼痛減弱、誘發測試（肘關節伸直機能損傷）………

………………………………………… 43, 44, 45

疼痛管理 ………………………………… 35

病期別處置 ……………………………… 32

病態別處置 ……………………………… 30

神經損傷 ………………………………… 29

胸椎後彎姿勢 …………………………… 101

胸椎後彎增大 …………………………… 117

胸廓旋轉運動 …………………………… 127

退化性關節炎 …………………………… 28, 41

針對下肢、軀幹肌力不足之治療技術 … 149

針對肘關節外翻制動機能之治療技術 … 166

針對肩胛胸廓關節機能之治療技術 …… 166

針對肩胛骨周圍肌肉之治療技術 ……… 207

針對肩膀後方緊繃之拉筋 ……………… 172

針對前臂旋前屈肌群之神經支配 ……… 61

針對動力鏈缺損處之治療 ……………… 148

針對軀幹穩定機能損傷之治療 ………… 127

骨折 ……………………………………… 30

骨盆旋轉時機 (TPR) …………………… 137

骨膜性纖維軟骨 ………………………… 31

高壓間歇式直流電刺激 ………………… 33

## 十一劃

側向弓箭步 150

側邊伸取測試 124

動力鏈 131

動力鏈原則 131

強制肘關節外翻時疼痛之評估 ………… 62

排球 ……………………………………… 117

接觸性運動 ……………………………… 117

旋前肌症候群 …………………………… 29

旋前圓肌 ………………………………… 13

旋前圓肌之緊繃 ………………………… 76

旋後肌 …………………………………… 13

旋轉肌運動 …………………………… 125, 206

旋轉肌機能低下 ………………………… 120

旋轉肌機能檢查 ………………………… 119

球的握法 ………………………………… 90

異位性骨化 …………………………… 33, 35

脛前半脫位 ……………………………… 57

脫臼 ……………………………… 26, 156

## 十二劃

單腳上下測試 (SLUD) ………………… 144
單腳硬舉 …………………………… 150
復出體育賽事 ……………………… 36
掌長肌 ……………………………… 13
提升肩複合關節柔軟度之治療技術 ……… 206
揮臂初期 …………………………… 132
揮臂後期 …………………………… 132
斯特拉瑟氏弓／肱二頭肌溝 …………… 14, 29
棒球肘（投擲肘損傷）………………………
　　　　 28, 85, 89, 91, 114, 132, 195
減速期 ……………………………… 132
渦流 ………………………………… 40
痙攣 ……………………………… 33, 40
發力姿勢／位置 …………………… 142
發炎期 ……………………………… 33
發熱 ………………………………… 32
等長纖維 …………………………… 7
腕骨橫弓 …………………………… 88
腕骨橫弓之評估 …………………… 92
腕骨橫弓之獲取 …………………… 93
腕橈關節之緊度 …………………… 41, 55
腕隧道症候群 ……………………… 29
腕關節、手指抓握機能 …………… 84
腕關節、手指抓握機能損傷之治療 ……… 93
腕關節、手指抓握機能損傷之評估 ……… 90
腕關節尺側穩定機能 ……………… 87
腕關節伸肌訓練 …………………… 94
腕關節背屈可動性之評估 ………… 92
腕關節背屈穩定性之評估 ………… 91
腕關節背屈穩定機能 ……………… 86
腕關節橈側偏移限制 ……………… 89
腕關節機能之改善 ………………… 93
評估肘關節內翻阻力測試時的疼痛 ……… 62
韌帶損傷單腳上下測試 (SLUD) ……… 144
單腳硬舉 …………………………… 150
復出體育賽事 ……………………… 36
掌長肌 ……………………………… 13
提升肩複合關節柔軟度之治療技術 ……… 206
揮臂初期 …………………………… 132
揮臂後期 …………………………… 132
斯特拉瑟氏弓／肱二頭肌溝 …………… 14, 29

棒球肘（投擲肘損傷）………………………
　　　　 28, 85, 89, 91, 114, 132, 195
減速期 ……………………………… 132
渦流 ………………………………… 40
痙攣 ……………………………… 33, 40
發力姿勢／位置 …………………… 142
發炎期 ……………………………… 33
發熱 ………………………………… 32
等長纖維 …………………………… 7
腕骨橫弓 …………………………… 88
腕骨橫弓之評估 …………………… 92
腕骨橫弓之獲取 …………………… 93
腕橈關節之緊度 …………………… 41, 55
腕隧道症候群 ……………………… 29
腕關節、手指抓握機能 …………… 84
腕關節、手指抓握機能損傷之治療 ……… 93
腕關節、手指抓握機能損傷之評估 ……… 90
腕關節尺側穩定機能 ……………… 87
腕關節伸肌訓練 …………………… 94
腕關節背屈可動性之評估 ………… 92
腕關節背屈穩定性之評估 ………… 91
腕關節背屈穩定機能 ……………… 86
腕關節橈側偏移限制 ……………… 89
腕關節機能之改善 ………………… 93
評估肘關節內翻阻力測試時的疼痛 ……… 62
韌帶損傷 …………………………… 32

## 十三劃

微弱電流刺激 ……………………… 33
搖擺背姿勢 ………………………… 121
準備抬腿期 ………………………… 132
腫脹 ………………………………… 32
腰椎骨盆節律 ……………………… 134
過度伸直應力測試 ………………… 103
零度位置外翻應力測試 …………… 103
頑固性網球肘 ……………………… 30

## 十四劃

慢性期 ……………………………… 35
滿罐測試 …………………………… 119
網球 ……………………………… 84, 185
蓋恩氏通道／尺骨管／尺隧道 ………… 14
遠端橈尺關節旋後可動性之改善 ……… 80

## 十五劃

增生期 ································· 33
膝蓋橫向偏移 ···················· 142
膝蓋縱向偏移 ···················· 135
複合外展測試 (CAT) ··········· 117
複合式全身即時調整法 (CIBC) ··· 106
餘音假影 (RDA) ····· 57, 163, 168, 175, 176
駝背 ································ 101

## 十六劃

橄欖球 ······························ 117
橈尺關節 ·························· 5, 18
橈尺關節旋前、旋後可動性之改善 ··· 80
橈神經 ····························· 16
橈骨 ································· 6
橈骨後方自我鬆動術 ··············· 70
橈骨背側擠壓測試 ················· 44
橈骨頭後方可動性 ················· 41
橈骨頭後方可動性之改善 ··········· 48
橈骨頭運動異常之評估 ············· 79
橈側伸腕長肌 (ECRL) ············· 13
橈側伸腕短肌（ECRB）········ 13, 77, 84
橈側伸腕短肌之柔軟度改善 ········· 51
橈側伸腕短肌之著骨點炎 ··········· 27
橈側屈腕肌 (FCR) ················ 13
橈側偏移活動度運動 ··············· 94
橈側副韌帶 (RCL) ················ 9
橈隧道症候群 ···················· 30
機械應力 ·············· 28, 100, 113
橫腕韌帶 ························· 88
貓與駱駝式運動 ·················· 127
隨勢期 ··························· 132
頭部前移姿勢 ···················· 117

## 十八劃

壓腹測試 ························· 119
環狀韌帶 ·························· 9
環繞構造 ························· 30
舉物深蹲 ························· 143
闊背肌測試 ······················ 117
闊背肌緊度之評估 ················ 164
擲標槍 ··························· 161

軀幹可動性檢查 ·················· 122
軀幹肌群之肌力檢查 ·············· 121
軀幹活動度測試 ·················· 199
軀幹動態穩定性測試 ·············· 123
軀幹旋轉肌群訓練 ················ 150
軀幹深層肌肉運動 ················ 204
軀幹傾斜之評估 ·················· 141
軀幹機能改善技術 ················ 208
軀幹穩定機能損傷 ················ 117
離背測試 ························· 119

## 十九劃

關節內餘音假影 (RDA) ····· 57, 163, 168, 175, 176
關節軟骨 ·························· 6
關節囊 ··························· 10
關節囊纖維化 ···················· 33

## 二十三劃

纖維軟骨鈣化層 ·················· 31

## 二十四劃

鷹嘴突軌跡之評估 ················ 47
鷹嘴突疲勞性骨折／鷹嘴突應力性骨折 ···
··································· 28, 32, 77
鷹嘴突骨骺線損傷 ················ 28
鷹嘴突－鷹嘴窩間距擴大 ·········· 52

## 二十六劃

髖關節、軀幹柔軟度之改善 ········· 149
髖關節內收、外展訓練 ············· 149
髖關節活動度測定 ················ 144
髖關節鉸鏈 ······················ 150

HIJIKANSETSU RIGAKURYOHO MANAGEMENT

by Jun Sakata

Copyright © 2020 MEDICAL VIEW CO., LTD.

Originally published in Japan by MEDICAL VIEW CO., LTD.,

Chinese (in traditional character only) translation rights arranged with

MEDICAL VIEW CO., LTD., through CREEK & RIVER Co., Ltd.

# 肘關節物理治療實務
## 改善**棒球肘等運動傷害**的理學療法

出　　　　版／楓葉社文化事業有限公司

地　　　　址／新北市板橋區信義路163巷3號10樓

郵 政 劃 撥／19907596　楓書坊文化出版社

網　　　　址／www.maplebook.com.tw

電　　　　話／02-2957-6096

傳　　　　真／02-2957-6435

編　　　　輯／坂田淳

審　　　　定／吳欣穎

翻　　　　譯／李依珊

責 任 編 輯／陳鴻銘

內 文 排 版／謝政龍

港 澳 經 銷／泛華發行代理有限公司

定　　　　價／850元

出 版 日 期／2024年 4 月

國家圖書館出版品預行編目資料

肘關節物理治療實務：改善棒球肘等運動傷害
的理學療法 / 坂田淳編著；李依珊譯. -- 初版
. -- 新北市：楓葉社文化事業有限公司,
2024.04　　面；　公分

ISBN 978-986-370-665-6（平裝）

1. 肘 2. 關節 3. 運動傷害 4. 物理治療

416.614　　　　　　　　　　113002147